● 全科医学系列教材 ●

丛书主编：单　鸿
丛书副主编：夏瑾瑜　薛　青　李中和

COMMUNITY NURSING OF
GENERAL PRACTICE MEDICINE

全科医学社区护理

于翠香 ◎ 主编

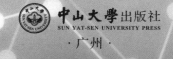
·广州·

版权所有　翻印必究

图书在版编目（CIP）数据

全科医学社区护理/于翠香主编. —广州：中山大学出版社，2022.6
（全科医学系列教材）
ISBN 978-7-306-07411-9

Ⅰ.①全… Ⅱ.①于… Ⅲ.①社区—护理学—教材 Ⅳ.①R473.2

中国版本图书馆 CIP 数据核字（2022）第 026050 号

出 版 人：	王天琪
项目策划：	徐　劲
策划编辑：	鲁佳慧
责任编辑：	鲁佳慧　邓子华
封面设计：	曾　斌
责任校对：	袁双艳
责任技编：	靳晓虹
出版发行：	中山大学出版社
电　　话：	编辑部 020-84111996，84113349，84111997，84110779
	发行部 020-84111998，84111981，84111160
地　　址：	广州市新港西路 135 号
邮　　编：	510275　传　真：020-84036565
网　　址：	http://www.zsup.com.cn　E-mail：zdcbs@mail.sysu.edu.cn
印 刷 者：	佛山市浩文彩色印刷有限公司
规　　格：	787mm×1092mm　1/16　20 印张　490 千字
版次印次：	2022 年 6 月第 1 版　2022 年 6 月第 1 次印刷
定　　价：	95.00 元

如发现本书因印装质量影响阅读，请与出版社发行部联系调换

丛书编委会

主　　编：单　鸿

副 主 编：夏瑾瑜　薛　青　李中和

编写人员（以姓氏笔画为序）：

于翠香　王　成　王建英　田　琳　孙　辽

李中和　李绍林　李啸峰　张　雷　陈　剑

陈红涛　陈新野　林岫芳　尚斌芳　罗礼云

单　鸿　夏瑾瑜　黄燕霞　曹庆东　赖开兰

薛　青　戴英波

本书编委会

主　　编：于翠香
副 主 编：赖开兰　黄燕霞　王建英
编写秘书：杨小莹　周　松

编写人员(以姓氏笔画为序)：

于翠香　王建英　方晓娟　刘　燕　麦美芳
杨　昊　杨小莹　李碧香　肖菲娜　吴冰虹
吴翠兴　宋丽青　张江平　林　红　欧梦党
罗小青　罗晓琴　郑凯兰　郑燕芳　姚冬英
郭莉兰　陶红梅　黄必山　黄宝珠　黄燕霞
龚小华　梁　桃　彭丽萍　董　杰　曾莉容
谢蓉芝　赖开兰

全科医学系列教材

序 一

"共建共享、全民健康"是建设健康中国的战略主题。其核心是以人民健康为中心,坚持以基层为重点,以改革创新为动力,预防为主,中西并重。我国于20世纪80年代后期引进全科医学的理念,并一直致力于全科医学教育体系、医疗服务模式和全科医学人才培养模式的建设。国务院办公厅于2020年颁发的《关于加快医学教育创新发展的指导意见》对全科医学学科建设提出了明确的要求:系统规划全科医学教学体系,3年内推动医学院校普遍成立全科医学教学组织机构,加强面向全体医学生的全科医学教育,建设100个左右国家全科医学实践教学示范基地,加强师资培训,推进毕业后医学教育基地认证和继续医学教育学分认证,将住院医师规范化培训结业考核通过率、年度业务水平测试结果等作为住院医师规范化培训基地质量评估的核心指标。

加强党的全面领导是新时期教材建设工作的根本遵循。教材是解决培养什么人、怎样培养人、为谁培养人这一根本问题的重要载体,是国家意识在教育领域的直接体现。全科医学教材建设更要面向党和国家对健康事业发展的需求。

为了加快培养以岗位胜任力为导向的全科医生队伍,夯实全科住院医师医学理论基础,强化评判性临床思维和临床实践能力培养,在全科医学毕业后教育的不断实践基础上,来自临床实践与教学一线的教材编写团队,在单鸿教授的带领下,根据全科领域的发展现状及国家对全科医生培养的长远要求,不断总结经验,紧扣全科专业住院医师规范化培训的内容与标准,形成理论、实践教学与临床实际有效衔接的课程体系。在全科医学教育教材相对匮乏的当下,有针对性地组织编写这套全科医学系列教材,这一工作值得推荐。

中国工程院院士、教授、主任医师

2021年10月

序 二

以生物医学和前沿技术为支持的专科医学是现代临床医学的主体，体现"以疾病为中心"的指导思想；"以人为本"和"以健康为中心"的理念则是当下社会经济发展与进步的必然，于是，全科医学应运而生，乘势而起。

全科医学从"全科医生"（general practitioner，GP）而来，后演变为"家庭医生"（family physician）和"家庭医学"（family medicine）。1972年，世界家庭医生组织（The World Organization of National Colleges, Academies and Academic Association of General Practitioners/Family Physicians，WONCA）成立，系统地提出了全科医学的学科概念。我国著名的医学教育家陈竺院士、曾益新院士、付小兵院士及杨秉辉教授等是全科医学理念最早的传播者、设计者与先行者。全科医学历经30多载的建设发展，已形成具有鲜明中国特色的理论、教育、实践相融合的学科体系，面向人民的生命健康，风帆劲起正当时。

全科医学（general practice medicine，GPM）是现代生物医学、工程与信息科学、社会科学的前沿交叉与高度融合的学科，是现代临床医学的重要组成部分。"以人民健康为中心"是该学科的核心思想，用以指导医生为个人、家庭及社会提供连续性、综合性与专业性的医疗与健康保障服务。

医学教育是卫生健康事业发展的重要基石。在实施健康中国战略的新任务的过程中，我国全科医学教育还存在人才培养结构亟须优化、培养质量亟待提高、创新能力有待提升等问题。为加快全科医学教育的创新发展，本教材编写团队以科学规划全科医学教育、培养服务基层群众的全科医学人才作为抓手，充分发挥广东省全科师资培训基地、广东省重点全科住院医师规范化培训基地的引领示范作用，在积极承担广东省骨干全科师资及全科医生培训任务的实践基础上，认真总结经验，针对全科医生规范化培训特点，组织编写了全科医学系列教材，包括《全科医学慢性病管理》《全科医学临床思维》《全科医学社区护理》《全科医学辅助检查》《全科医学临床操作》五个分册，重点在于提升全科住院医师规范化培训内涵建设及培训质量，加强岗位胜任力培养。后续还将编写关于社区感染防控、智慧医疗方面的两个分册，以完善全科医学系列教材的设置，初步形成具有理论引领与实践操作并重的专业特色教材。

本系列教材的特点是紧扣全科规范化培训大纲和最新基层防治指南，图文并茂，将严谨、规范、实用结合在一起。

各位编委历时 3 年，在完成繁重的临床、教学工作之余，尽心尽力，博采众长，倾囊相授，顺利完成了本系列教材的编写工作。衷心感谢来自中山大学孙逸仙纪念医院的熊小强主任医师、金小岩副主任医师、张璟璐副主任医师，中山大学附属第三医院张扣兴主任医师、周凤丽副主任医师、董睿敏副主任医师，中山大学附属第一医院刘敏主任、陈妙虹副主任护师，中山大学护理学院张利峰副教授，华中科技大学同济医学院附属同济医院王良主任医师，南方医科大学深圳医院陈龙副主任医师、张楠楠副主任医师，深圳市宝安人民医院（集团）吴华主任医师对教材提出的宝贵意见和建议。在编写过程中，中山大学附属第五医院全科医学办公室的老师们进行了大量的素材、图片、表格处理，以及稿件校正、查实文献出处等工作，也一并致以感谢！

由于编者学识和经验有限，本系列教材仍会有许多不足之处，希望各位读者及专家予以批评指正。

丛书主编、教授、主任医师

2021 年 10 月

前　言

按照 2017 年全国基层卫生工作会议精神，国家将持续推动社区卫生服务发展，使更多社区居民能够享受到优质的服务。同时，为持续深化医药卫生体制改革，贯彻落实《"健康中国 2030"规划纲要》，培养能够满足人民群众多样化、多层次健康需求的医疗卫生人才，《全科医学社区护理》应运而生。本书也可作为社区护理教师、社区卫生服务工作者的参考用书。本书是在吸取国内外社区护理的理论与实践方法的基础上，结合我国社区护理的现状及发展趋势编写而成，体现了我国社区卫生服务及社区护理的基本理念，以及社区护理的新技术、新动态。

本书从社区护理的基本知识和技能着手，以社区、群体、家庭及个体的预防保健、基本疾病管理和健康促进作为基本编写框架，注重知识的使用价值和可操作性，侧重社区护理方法和技巧等内容，以促进和维护人群健康为最终目的，提供连续、动态和综合的专业护理服务，从实践的角度出发，以提高医务人员社区卫生服务的核心能力。本书共 11 章：第一章主要介绍社区护理的概念、特点、工作范畴、护理程序、发展现状及趋势等；第二章主要介绍社区健康护理评估、居家护理、居民健康档案的建立与管理；第三章主要介绍健康教育的基本概念、制订社区健康教育计划、社区健康教育的方法与技巧；第四章主要介绍社区儿童、妇女、老年人和残疾人等社区重点人群的保健；第五章主要介绍慢性非传染性疾病的社区护理与管理；第六章主要介绍传染病及突发公共卫生事件的社区管理；第七章主要介绍社区常见急重症的护理知识和技能；第八章主要介绍精神疾病患者的社区护理；第九章主要介绍社区临终关怀护理；第十章主要介绍社区常见的中医护理技术；第十一章主要介绍社区护理质量管理、监督及评价。

本书的编者均为临床护理工作者和管理者，具有丰富的实践经验和教学经验，各位编者通力合作，以科学、严谨的态度和极大的热忱完成了本书的编写工作。在此向各位编者及所有支持、帮助本书编写的人士表示诚挚的感谢！从编写到定稿，中山大学护理学院的张利峰副教授和中山大学附属第一医院的陈妙虹副主任护师对本书给予了精心指导，谨向两位指导专家致以衷心的感谢和崇高的敬意！

由于时间和能力有限，本书难免有疏漏、不妥之处，殷切希望得到读者的批评指正。

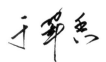

2021 年 3 月

目 录

第一章 绪论 ·· 1
- 第一节 社区护理的概述 ·· 1
- 第二节 社区护理程序的应用 ·· 4
- 第三节 社区护理的发展趋势 ·· 7

第二章 社区居民健康管理 ·· 10
- 第一节 社区居民健康管理 ·· 10
- 第二节 社区健康评估 ·· 13
- 第三节 家庭健康评估 ·· 18
- 第四节 居家护理 ·· 24
- 第五节 居民健康档案的建立与管理 ·· 29
- 附录 居民个人健康档案 ·· 32

第三章 健康教育与支持 ·· 44
- 第一节 社区健康教育的特点 ·· 44
- 第二节 制订社区健康教育计划 ·· 47
- 第三节 社区健康教育的实施与评价 ·· 50

第四章 社区重点人群保健 ·· 54
- 第一节 社区儿童保健 ·· 54
- 第二节 社区妇女保健 ·· 70
- 第三节 社区老年人保健 ·· 87
- 第四节 社区残疾人的评估与康复指导 ·· 98

第五章 慢性非传染性疾病的社区护理 ·· 105
- 第一节 概述 ·· 105
- 第二节 原发性高血压 ·· 107

第三节	冠状动脉粥样硬化性心脏病	116
第四节	慢性心力衰竭	121
第五节	慢性阻塞性肺疾病	131
第六节	糖尿病	137
第七节	脑卒中	144
第八节	慢性肾脏病	152
第九节	慢性骨关节病与骨质疏松症	160
第十节	恶性肿瘤	165

第六章 传染病及突发公共卫生事件的社区管理 … 172

- 第一节 传染病概述 … 172
- 第二节 传染病的预防及社区护理管理 … 173
- 第三节 儿童常见传染病的社区护理与管理 … 175
- 第四节 其他常见传染病的社区护理与管理 … 182
- 第五节 突发公共卫生事件的管理与应急处置 … 192

第七章 社区常见急重症的护理 … 199

- 第一节 院前急救的概述 … 199
- 第二节 心搏呼吸骤停 … 202
- 第三节 急性冠状动脉综合征 … 207
- 第四节 气道异物梗阻 … 211
- 第五节 急性脑血管病 … 213
- 第六节 消化道出血 … 215
- 第七节 休克 … 217
- 第八节 外伤 … 219
- 第九节 中暑 … 221
- 第十节 烧伤与烫伤 … 223

第八章 精神疾病患者的社区护理 … 228

- 第一节 精神疾病患者危机状态的社区护理 … 228
- 第二节 精神疾病患者的社区康复训练 … 233

第九章　终末期患者的社区护理 ························ 237
第一节　终末期患者及其家庭的特点 ················· 237
第二节　临终关怀（安宁疗护）护理 ················· 240
第三节　居家安宁疗护 ····························· 249

第十章　中医护理学在社区中的应用 ···················· 257
第一节　中医护理学概述 ··························· 257
第二节　中医的基础理论 ··························· 258
第三节　社区中医护理 ····························· 264
第四节　社区常用中医护理技术 ····················· 267

第十一章　社区护理质量管理与评价 ···················· 280
第一节　社区护理管理基本要求 ····················· 280
第二节　社区护士任职资格与岗位职责 ··············· 281
第三节　社区护理质量管理与评价 ··················· 284

附录　中英文名词对照表 ····························· 298

第一章 绪 论

学习目标：
- 掌握社区护理程序的运用。
- 熟记社区护理的工作范畴。
- 熟悉社区护理的概念和特点。

第一节 社区护理的概述

社区护理学是基于护理学、临床医学、康复医学、公共卫生学等相关学科理论，结合社区特色发展而来的，有其特定的概念、特点、工作范畴，是社区卫生服务中不容忽视的学科。社区护士应综合运用护理学、临床医学、康复医学、公共卫生学等学科的理论知识与技能，以达到维护与促进社区内个人、家庭和群体健康的目标。

一、社区护理的概念

社区护理（community nursing）是综合运用护理学与公共卫生学的理论与技术，以社区为基础，以社区人群为对象，以健康为中心，将医疗、护理、预防、保健、康复等融于其中，并以促进和维护居民健康为最终目标，提供持续、全面的护理服务。

社区护理以社区全体居民的基本卫生服务需求为导向，主要包含以下三方面的内容：

（1）促进健康。社区护士给社区居民提供相关的健康教育指导，使其形成良好的生活方式，达到促进健康的目的。

（2）保护健康。社区护士及时发现并阻断有害物质侵袭，保护社区居民健康，防止社区环境中的有害物质对社区居民健康造成危害。

（3）预防疾病及残障。社区护士通过合适的护理技术及宣教预防疾病的发生、发展及减少并发症的出现，指导患者进行康复锻炼，减少残障的发生。

二、社区护理的特点

社区护理是基层护理人员在社区范围内，向居民提供综合、连续、便捷的健康服务。

（一）以健康为中心

社区护理工作的核心内容是人群健康，其工作目标是保障社区居民健康。社区护士运用专业的知识和技术为居民提供良好的护理服务，预防疾病的发生，保障居民的健康，最终提升居民的生活质量。

（二）以社区人群为对象

社区护理的对象包含所有的患者和健康人士，无论是临终患者还是亚健康的人士，都可以在社区护理上得到个体化的服务。同时，特殊阶段人群的护理在社区护理工作中也具有重要意义，如儿童的护理、孕产妇的护理、老年人的护理。

（三）社区护士的独立性与自主性

社区护士的护理对象繁杂，工作内容琐碎，服务范围广。在工作中，社区护士经常单独拜访居民住所，对护理对象进行居家护理。社区护士需要具备流行病学的相关知识，对社区现存和潜在的健康问题进行预测判断，以便对社区整体进行健康护理。由于工作对象和服务内容的要求，社区护士往往具有较强的独立性与自主性。

（四）服务内容的综合性

社区护理服务的目标是维持和提升社区人群的健康水平。因为影响人群健康的因素是多方面的，所以社区护士在进行连续护理的过程中需要使用综合护理方案，从卫生管理、社会支持、家庭和个人保护、健康咨询等方面进行系统、全面的综合服务。

三、社区护理的工作范畴

社区护理的工作范畴如下。

（一）社区健康护理

社区健康护理也被称为以社区为单位的护理。社区护士对社区进行健康评估，收集社区内人群健康状况、社区生活设施、社会生产生活特点等资料，并进行整合分析，确定社区健康的护理诊断，制订社区健康干预计划，按计划实施干预措施，并对干预效果进行评价以不断改进。

（二）社区家庭健康护理

社区家庭健康护理是以家庭为服务对象，护士与家庭共同参与以维护家庭健康的护理系列活动。社区家庭健康护理主要包括居家护理和家庭访视，除提供居家治疗性护理、康复护理等护理服务外，还注重整体家庭功能健康的维护，如及时评估及发现家庭成员间是否协调不当、家庭发展阶段是否出现调适不良等问题，按照护理程序的工作方法，给予相应的干预及护理。

（三）社区预防保健服务

预防保健服务是社区服务的一项重要工作。社区预防保健服务应采取三级预防措施：一级预防是对暴露于危险因素的人群进行干预，减少疾病发生；二级预防是及早发现健康问题，尽早进行诊断及治疗；三级预防是对患者群进行治疗和护理，降低并发症的发生率，减少残障的发生，促进康复。服务内容包括计划免疫接种、青少年不同发育期生长发育监测及疾病预防、成人健康评估与健康筛查、妇女围生期保健、计划生育技术指导与咨询等。

（四）社区健康教育指导与健康促进

健康教育指导与健康促进这两个概念的联系非常紧密，两者相互依存，也是社区护理工作的核心。社区护理需要合理地使用各种方法和理论为社区人群进行健康教育，从而提升社区人群对健康的重视程度，让更多的社区人群养成健康的生活习惯。

（五）社区慢性身心疾病患者的管理

社区护士与社区全科医生共同为慢性身心疾病患者及其家庭提供指导、支持与管理服务，帮助其提高自理能力、提升生活质量。同时，通过心理评估，确认患者心理健康状况，提高其社会适应能力，使其保持心理健康，同时，依靠社区的各种力量，帮助精神障碍者改善健康状况，促进其康复。

（六）社区突发公共事件的预防与管理

社区护士参与社区传染病的预防与控制工作，定期对社区居民进行传染病预防知识的培训，随时监测传染病的发生与发展，早期发现疫情并进行监控。发现疫情时，社区护士按法律规定的程序上报疫情，并通过家庭访视有效管理传染病患者。同时，社区护士还应做好社区其他突发公共事件的预防及处理。

（七）急重症患者的急救与双向转诊服务

社区护士除了需要掌握院前急救的知识与技能，还需要对居民进行急救知识教育，增加社区人群的应急知识储备，提高其自救与互救能力。双向转诊服务是将社区内无法进行有效救治的急危重症患者转入具备相应救治能力的上级医疗机构；或者接收经上级医院评估后适合返回社区卫生服务中心或在家疗养的患者。

（八）社区康复护理

社区护士应在康复治疗师的指导下，为残障者提供康复护理服务，最大限度地恢复残障者的自理能力，促进其身心健康，提高其生活质量。同时，社区护士还应在社区内开展残疾预防教育，纠正不良行为，预防残障发生。

（九）社区临终关怀

对无法治愈的晚期癌症及其他疾病的临终患者，社区护士应从生理、心理、宗教信仰等方面尽量满足患者的需求，减少患者的身心痛苦，提高他们生命终末阶段的生活质量。同时，社区护士也应为临终患者及其家属提供心理护理，鼓励他们表达内心感受，释放不愉快的情绪，并对其进行死亡教育，使其坦然面对死亡。

第二节 社区护理程序的应用

护理程序（nursing procedure）是以确认和解决服务对象健康问题为主要目标的一种系统、科学和有计划的护理工作方法。社区护理程序（community nursing procedure）是社区护理工作人员基于系统论、人的基本需要理论、信息交换理论和问题解决理论，通过社区护理评估、诊断、计划、实施、评价进行干预，进而科学、有效地解决服务问题的工作方法。社区护理程序的运用是社区护士从事社区护理工作的必要手段。

一、社区护理评估

社区护理评估是社区护理程序的第一个环节，主要通过家庭访谈、现场调查等方式收集个人、家庭、社区整体健康状况的相关资料，对资料进行整合，分析社区人群的实际情况和健康信息，为护理诊断提供依据。

对于个人，可以从以下方面进行资料收集并评估：体温、呼吸状况、皮肤状况、营养状况、循环状况、生殖系统状况、神经活动状况、水电解质平衡状况、感觉状况、社会心理状况、精神情感状况、环境状况、排泄状况、舒适和休息状况。社区护士通过对患者的主观评价及客观检查结果，评估患者各方面指标是否正常。

对于家庭，护理评估则需要了解服务对象的家庭结构和功能，分析家庭健康状况、资源等，从而为促进家庭健康提供依据。主要评估内容如下：

（1）客观评估：家庭环境、背景、结构及功能。

（2）主观评估：家庭成员的主观感觉、愿望和反应。

（3）分析评估：家庭结构学、家庭系统原理和家庭发展规律等是分析评估的理论基础，主要对家庭结构和功能、家庭生活周期状况等情况进行分析。

对于社区整体，护理评估内容主要包括自然环境（地理条件与气候）、人为环境（居住条件、小区和相关配套设施）、人口群体（构成分布和健康情况）、社会系统。社区护理评估方法有很多，例如，可以通过问卷调查收集资料，通过重点人物访谈的方式获取信息，还可以进行社区实地考察了解情况。此外，查阅文献、参与式观察、社区讨论等方法也适用于社区护理评估。

二、社区护理诊断

护理诊断需要结合以下三方面的因素进行分析：首先是健康问题，其次是影响健康的相关因素和健康问题存在的原因，最后是健康问题表现出来的具体症状和情况。护理诊断陈述方法主要有三种，见表1-1。

表 1-1　护理诊断陈述方法的应用

陈述方法	结构	适用范围
三部分陈述法	PES 方式	用于现存的护理诊断
二部分陈述法	PE 方式	多用于"有……危险"的护理诊断
一部分陈述法	P 方式	用于健康的护理诊断或潜在性的护理问题

例如，以 PES 方式陈述"体温过高（P）：与肺部感染相关（E）；体温为 39.5℃，皮肤发热（S）"；以 PE 方式陈述"有皮肤完整性受损的危险（P）：与长期卧床相关（E）"；以 P 方式陈述"社区儿童营养状况良好（P）"。

社区护理诊断有以下四种类型：现存问题、高危问题、医护合作性问题和良好健康状态。现存问题是指护士进行评估时，评估对象当下确实存在的问题。高危问题是指尚未发生，但存在高危因素，若不进行干预就一定会发生的问题。医护合作性问题是指护理对象存在的，但并非单凭护士个人可以处理的，需要护士与医生合作才能解决的问题，如"潜在并发症：出血性休克"。良好健康状态是指护理对象（个人、家庭或社区）表现的状态良好，并有潜力达到更佳的健康状态，如"家庭沟通良好"。

社区在同一时间段可能存在多个健康问题，但并非所有问题都需要优先解决。为了有效利用社区资源及提高护理效率，在时间、人力、物力有限的前提下，社区护士应判断护理诊断的先后顺序。而 Muecke 法和 Stanhope and Lancaster 法就是判断护理问题重要程度的常用方法。

Muecke 法包含以下 8 个评分项目：社区对健康问题的认识、问题的动机、问题的严重性、可用资源、采取措施的预防效果、解决问题的时效性、护士解决问题的能力、现有健康政策的目标。每个项目的最高得分为 2 分，2 分表示该问题非常重要，必须优先处理；1 分表示该问题有些重要，可以处理；0 分表示该问题不太重要，无须立即处理。所有项目得分相加之和为总分。社区护理诊断按 Muecke 法的评分标准对社区健康问题进行重要性评价，得分越高代表该问题越需要优先处理。

Stanhope and Lancaster 法：每个评分项目得分为 0~10 分，与 Muke 法的 8 个评分项目相关，但 Stanhope and Lancaster 法更注重"可利用的资源"对实施护理计划的重要性。评价方法是将评估因素中的"可利用的资源"单独提出，并分别对其余 7 个评分项目的"可利用的资源"状况进行评价，再用"可利用的资源"的分值乘以其余 7 个评分项目"重要性"的分值，得到该健康问题的最后分数。得到的分数越高，表示该问题越重要，亟需解决。

三、社区护理计划

确定护理诊断后，社区护士需要根据实际情况制订相关的社区护理计划。社区护理计划是社区工作的重要环节，包括确定护理对象、活动目标及制订实施措施的方案。社区护理计划的制订必须遵循社区居民的健康需求，得到居民的理解与支持，并激发其参与的兴趣，为社区居民提供连续的高质量的社区护理。

制订社区护理计划前应先制订社区护理目标，即通过护理措施干预后期望得到并有可能得到的结果，可以为功能改进、行为改变、应对有效等。社区护理目标的制订应遵守"SMART"原则，即特定的对象（specific）、可测量的（measurable）、可达到的（achievable）、相关的（relevant）、有期限的（timely），如"在未来6个月内，本社区中小学生的心肺复苏急救技能普及率达到80%"。通常，为了有效改善问题，一个护理诊断可以根据情况制订多个护理目标，但是一个护理目标只能对应一个社区护理诊断。

制订社区护理计划时应邀请个人、家庭或相关部分人员一同协商，要充分考虑社区可利用资源的局限性，制订的措施要有效且实际可行。社区护理计划的制订包含5个步骤：①选择合适的社区护理措施；②确定措施实施所需要的资源及其来源；③为社区护理措施排序；④记录社区护理计划；⑤评价和修改社区护理计划。

四、社区护理计划实施

社区护理计划实施是指制订社区护理计划以后，社区护士根据计划的要求有目的、有组织地开展护理实践活动。

计划的实施包含以下步骤：

（1）在实施计划前，参与者需要明确计划实施的时间、地点、方法、分工等。

（2）实施时，应将计划实施地点、环境因素、设施与设备等考虑在内，为护理对象营造一种安全舒适的氛围。所有工作人员应分工明确，团结协作，按照护理计划完成各项工作。在实施过程中，社区护士要对每天的活动进行调查了解，如确认人力、时间、地点安排是否合理，以随时进行调整。

（3）记录护理实施情况。社区护士要对护理计划实施情况和服务对象的反应进行及时、客观、真实、准确的记录。记录应体现护理过程的连续性和动态性。

五、社区护理效果评价

社区护理评价主要评价社区实施护理活动后的效果，将护理对象的实际情况与护理目标做比较，评定是否达到目标。社区护理评价的内容是多方面的，如护理活动的效果如何、效率是否达标、是否具有影响力、健康目标是否达到。进行效果评价只是对上一阶段护理活动进行评定，并不代表护理程序就此终止。该评价结果如果达到目标，表示通过一系列的护理活动，该问题的解决效果较好；如果未达到目标，护理人员则要进行原因分析，然后重新进行护理评估，从而形成护理程序的循环。

社区护理评价方法主要有两种：一种是结构-过程评价，另一种是结果评价。

（一）结构-过程评价

在护理程序各个阶段中，护理人员需要对其质量标准进行评价：在护理评估阶段，对从社区各个渠道收集的数据进行评价，判断这些数据是否及时、准确、真实、全面；在确定护理诊断阶段，判断提出的健康问题是否体现居民真实的健康需求、是否具备解决的条件等；在制订护理计划阶段，检查制订的护理目标是否合理、制订的护理计划是否具体可行；在护理计划实施阶段，评价实施进度是否如期达到。社区护士通过结构-过程评价，在实施护理干预中随时发现问题，随时进行调整，指导护理活动的不断改善。

（二）结果评价

顾名思义，结果评价是指在社区护士实施一系列护理措施后，评价各项护理效果是否达标，并形成一个总体评价。各项评价标准通常包含 3 个维度：完全达到、部分达到、未达到。结果评价又可细分为近期结果评价和远期结果评价。近期结果评价主要指衡量干预后护理对象的知识、态度和行为的变化等。远期结果评价指对疾病及其高危因素的变化情况、经济效益等指标进行判断等。

第三节　社区护理的发展趋势

随着社会科技及经济的发展，我国老龄化社会的到来，社区卫生服务的发展势在必行。妇女、儿童、残障人士等群体对社区卫生服务的需求日益增加。解决社区居民基本医疗卫生服务需求，是我国公共卫生服务改革和发展的趋势。社区护理是社区卫生服务的重要组成部分，也是 21 世纪我国护理发展的着力点，具有较大的发展潜力。在政府的大力支持和宏观调控下，社区护理制度必将日趋完善，服务内涵将日趋丰富。

一、社区老年护理工作日益重要

加大社区护理服务中对老年病、慢性病的资源投入将成为社区护理的发展趋势。由于人类平均寿命普遍延长及人口出生率下降，人口老龄化逐渐加剧。根据国家统计局 2017 年统计数据，我国 60 岁以上老年人达到总人口的 17.3%，我国已进入老龄化社会，社会化的养老需求正不断上升。除了老年人日常生活的照顾性护理需求增加，老年病、慢性病的社区护理服务也越来越重要。

二、精神心理健康逐渐受到重视

精神心理健康在社区护理中将会越来越受到重视。一方面，社会经济快速发展及信息爆炸时代的来临，使人们的生存竞争压力逐渐增大，心理疾病发生率逐渐增加。另一方面，现代的医学模式是多方面结合的，包括了生物学、心理学、社会学等内容，其中精神心理健康越来越受重视。因此，更加重视社区人群的精神心理健康将是社区护理的发展趋势。社区护士除了要关心社区人群的身体健康，还需要将精力放在人群的心理问题上，如开设心理健康讲座、开展心理咨询等。

三、社区护理发展的专业化

社区护理的专业教育将越来越规范。社区护理发展需要大量业务素质高的护理技术骨干，只有科学规范的教学培训才能推动社区护理的传承及持续发展。发展社区护理教育，需要设立系统、规范的社区护士培养制度，优化护理院校课程体系。一方面，社区护理管理者要对社区护士进行相应系统的知识与技能培训，以适应目前社区护理发展的需要；另一方面，护理院校应增设社区护理专业以系统地培养社区护士，同时注意培养不同学历层次的社区护士，以适应社区护理发展的需要。

四、信息时代社区护理服务网络的构建

目前，各个社区服务站点运作相对独立。随着国家推动"医疗联合体"的建设，社区卫生机构将依托核心医院的优势，形成"资源共享、优势互补、互惠共赢、联动发展"的合作机制。在计算机技术的助力下，社区护理发展将以信息网络为桥梁，与上级医院联动，组成医疗大数据信息库。社区护理工作将产生变革，例如，社区护士可以通过计算机进行病历共享，对各种医学资料进行查询，对各种医学文献进行阅读和学习。通过融合计算机技术构建完善的信息网络服务系统，让社区、医院和家庭三者之间的联系更加紧密，让社区护理的工作具备更高的效率。

案例拓展

[案例1]

广东某社区对辖区内幼儿园进行健康评估，发现社区内幼儿园的幼儿龋齿率比例较高（达到70%）。社区护士对此问题进行问卷调查，发现65%的幼儿园的幼儿没有养成晚上刷牙的习惯；80%的家长认为，幼儿的乳牙会自然更换为恒牙，于是不重视乳牙的卫生情况，没有督促幼儿早晚刷牙。请运用护理诊断知识，用PES方式对案例中的情况进行护理诊断陈述。

[案例2]

随着社会经济的发展与计算机技术的普及，"互联网+护理服务"试点工作在全国各地掀起一股浪潮。这对基层卫生服务而言是一种全新的尝试，将有利于居家护理的推广与发展。这种改革对护理工作人员而言机遇与挑战并存，但是不容忽视的是，这其中可能蕴含着风险。目前，没有相关文件对"网约护士"这种新兴角色进行资质界定，其工作内容也没有受到明确的法律保护。请讨论：假设你是决策者，在推行"网约护士"进行多点执业的过程中，如何界定合适的工作范畴？

（于翠香　杨小莹）

参考文献

[1] 国家卫生健康委办公厅. 国家卫生健康委办公厅关于开展"互联网+护理服务"试点工作的通知（国卫办医函〔2019〕80号）[EB/OL]. [2012-6-20]. http://www.cac.gvv.cn/2019-02/13/c-/1124107507.htm.

[2] 何国平，赵秋利. 社区护理理论与实践[M]. 北京：人民卫生出版社，2018：9-18.

[3] 孔春辉，钱凌鹰. 全面预算管理下的社区卫生服务中心人力成本测算策略与实证研究[J]. 中国

全科医学，2018，21（25）：3044-3050.
[4] 李小妹，冯先琼.护理学导论［M］.北京：人民卫生出版社，2017：157-180.
[5] 庞亚娟，李玉霞，王梅，等.上海市社区护士参与家庭护理工作的田野研究［J］.中华现代护理杂志，2020（11）：1406-1410.
[6] 孙婷，汪文新，夏挺松，等.护理人员从事老年社区护理工作意愿及其影响因素的调查分析［J］.中国护理管理，2015，15（5）：610-613.
[7] 王朝昕，陈宁，刘茜，等.我国全科医学科研发展的回溯与展望：发展历史、研究领域及瓶颈分析［J］.中华全科医学，2019，17（7）：1069-1072.
[8] 章弦，黄美玲，张永，等.南方医院太和分院托管形式下紧密型医联体模式探讨［J］.中国医院管理，2020，40（12）：96-97.
[9] 赵红，杨丽，杜文建.社区护理［M］.北京：人民卫生出版社，2017：31-35.
[10] 中华人民共和国卫生和计划生育委员会.国家基本公共卫生服务规范（第三版）［S/OL］.［2012-06-10］.http://www.nhc.gov.cm/jws/s3578/201703/d20c37e23e1f4c7db7b8e25f34473e1b.shtml.

第二章 社区居民健康管理

学习目标：
- 掌握社区居民健康管理的概念、内容与步骤。
- 掌握家庭健康评估的内容与方法。
- 掌握居家护理的定义及服务流程。
- 掌握居民健康档案的定义、内容及使用。
- 熟悉社区健康评估的内容与方法。
- 熟悉健康档案的建立原则及管理内容。
- 了解社区居民健康管理的内涵与分类。

第一节 社区居民健康管理

一、社区居民健康管理的概念与内涵

（一）社区居民健康管理的概念

健康管理是以不同健康状态下人们的健康需要为导向，通过对个人和人群健康状况及各种影响健康的危险因素进行全面的检测、分析、评估及预测，向人们提供有针对性的健康咨询和指导服务，并制订健康管理计划，协调社会、组织和个人的行为，针对所有健康危险因素进行系统的干预和管理的全过程。社区居民健康管理，是指针对社区的居民个人和人群进行的一系列健康管理全过程，管理对象为社区全体人群，包括处于健康状态、亚健康状态、亚临床状态和疾病状态的全体居民。

（二）社区居民健康管理的内涵

1. 医学角度

随着疾病谱的变化与人们生活方式的改变，社区居民健康管理与传统的以患者或疾病为中心的诊疗模式不同，它是以社区居民为主要对象，以个体和群体的健康为中心，

针对健康危险因素进行健康风险评估，并提供干预指导的具有前瞻性和全面性的健康保健服务。

2. **管理科学角度**

社区居民健康管理属于一种流程式的管理范畴，是医护人员运用医学知识、信息技术等科学手段，对居民健康危险因素、人体健康信息进行检测、分析、评估、指导的服务过程，从而达到对社区居民的健康进行有效管理与社会健康资源优化配置的目的。

3. **信息技术角度**

社区居民健康管理的实现离不开现代信息科学技术，通过计算机对健康信息数据的收集、存储、分析并应用网络进行健康动态管理，能够提高社区居民健康管理的准确性与医护人员的工作效率，并为健康管理手段的改进提供科学的数据资源，这是实现社区居民规范化健康管理的基础平台。

二、社区居民健康管理的内容与分类

（一）社区居民健康管理的内容

社区居民健康管理包含四方面内容：①了解和掌握社区居民健康状态，居民健康状况监测和信息收集；②居民健康和疾病风险性评估；③改善和促进居民健康，开展居民健康危险因素干预和健康促进；④进行干预效果评价。

（二）社区居民健康管理的分类

1. **按疾病类别划分**

按慢性病类别划分，社区居民健康管理可分为糖尿病健康管理、冠心病健康管理、高血压健康管理、肥胖健康管理、痛风健康管理、脑卒中健康管理等。

2. **按危险因素程度划分**

按危险因素程度划分，社区居民健康管理可分为低危险因素健康管理、中危险因素健康管理、高危险因素健康管理、极高危险因素健康管理。

3. **按不同职业人群划分**

按不同职业人群划分，社区居民健康管理可分为教师健康管理、公务员健康管理、医务人员健康管理、企业家健康管理、IT人士健康管理等。

4. **按管理人群划分**

按管理人群划分，社区居民健康管理可分为个人健康管理、家庭健康管理、群体健康管理等。

5. **按功能属性划分**

按功能属性划分，社区居民健康管理可分为体重健康管理、运动健康管理、压力健康管理、睡眠健康管理、控烟健康管理、限酒健康管理、慢性病健康管理等。

6. **按不同生命周期划分**

按不同生命周期划分，社区居民健康管理可分为围生期健康管理、新生儿期健康管理、婴儿期健康管理、幼儿期健康管理、儿童健康管理、青少年健康管理、青年健康管理、中年健康管理、老年健康管理等。

7. 按健康状态划分

按健康状态划分，社区居民健康管理可分为健康管理、亚健康管理、亚临床健康管理、疾病健康管理、特殊生理状态健康管理等。

三、社区居民健康管理的模式

（一）城市医疗联合体

我国城市社区居民健康管理还处于探索阶段，国家出台的"十四五"规划、"中国防治慢性病中长期规划（2017—2025年）""健康中国2030"等均对促进健康管理的发展措施提出了指导性意见。社区居民健康管理模式以加强慢性病防治、规范居民健康档案、提高社区卫生服务能力为宗旨，包括社区老年健康管理模式、生命全过程的社区健康管理模式、社区卫生服务中心与医院联盟的模式等。家庭医生签约服务模式、区域医疗联合体模式是目前国家正在推行的社区居民健康管理模式。

在目前的医疗联合体工作模式中，最常用的方式是双向转诊。双向转诊可分为两种情况：一是根据不同的疾病种类进行转诊，急危重症和疑难杂症患者需要在三级医院进行治疗，常见病、一般大病患者需要在二级医院进行治疗，多发病、慢性病患者等需要在社区进行治疗；二是根据同一种疾病的病程进行转诊，前期治疗需要在高级别医院进行，而后期的康复则需要回到低级别医院进行。

（二）"互联网+"平台社区居民健康管理

基于"互联网+"平台的社区智慧医疗，针对目前社区居民健康管理存在的问题，利用移动互联网、物联网、智能传感技术、云计算技术、大数据技术等现代信息化技术手段，可以实现覆盖范围内的患者和医疗服务机构之间的电子健康档案信息共享；利用各种通信和互联网的手段实现联动医疗机构之间的双向转诊、委托检验和医学影像学检查及图像和报告传递，实现个人医疗卫生保健服务的跟踪。

以社区卫生服务高血压患者为例。在医院，医生发现来诊者是高血压患者，通过数据交互中心服务平台查询该患者的电子健康档案，了解该患者的高血压是长期存在的，还是由其他因素引起的，由此制订合适的诊疗方案。确诊为高血压的患者在医院基本治愈或病情稳定后，医生通过双向转诊服务平台将患者转诊至社区，并将该患者此次就诊记录归档至该患者在智慧医疗的数据交互中心的健康档案中。社区通过双向转诊服务平台接诊，平台提醒为该患者建立高血压档案，并将该患者在医院的就诊记录展现在社区健康档案界面上。此外，该患者在社区进行康复治疗后回家休养时，若社区家庭医生时间有限，无法及时跟踪随访，则可以通过可穿戴的智能医疗设备实时采集患者的血压变化状况。平台根据反馈信息产生实时预警，并且及时向社区家庭医生及患者家属提供相关注意事项。

四、社区居民健康管理基本流程

社区居民健康管理是一种前瞻性的卫生服务模式，它以较少的投入获得较大的健康效果，从而增加医疗服务的效益，提高医疗保险的覆盖面和承受力。社区居民健康管理基本流程见图2-1。

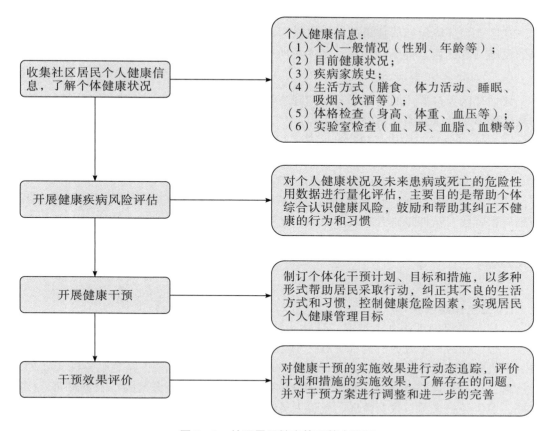

图 2-1 社区居民健康管理基本流程

第二节 社区健康评估

一、社区健康评估内容

（一）社区环境

评估居民生活圈和周围生活环境是否安全、健康。

1. 社区地理环境

（1）社区基本情况，如社区地理位置是位于都市还是乡村、占地面积、绿化面积、四周环境是否接近山川河流或重工业区等。

（2）自然环境与气候，如社区环境是否为平原地貌、气候是寒冷还是炎热、年平均气温、年平均降水量、年平均日照时间等。

2. 社区人为环境

社区人为环境包括居住条件、用水供应、小区的空间和绿化及垃圾处理情况、周边服务设施（如医院、商店、银行、休闲场所等）、噪声、工业废气和污水排放情况等。

(二) 社区人群特征

评估社区人口群体的构成、分布和健康状况，寻找有常见健康问题和共同健康问题的社区群体是社区健康评估的重要工作。

(1) 人口分布与构成：包括社区总人口、性别和年龄构成、人口密度、婚姻状况、家庭模式、民族特征、价值观、宗教信仰等。

(2) 人口流动现状：包括常住人口、流动人口。

(3) 群体健康状况：包括自然人口增长率、出生率、平均寿命、患病率、发病率、传染病患者数、精神障碍者和残障者数、老年痴呆患者数、未婚母亲及酒精中毒者等具有潜在健康问题的人数，以及各种死亡率（如各种疾病的死亡率、孕产妇死亡率、新生儿及婴幼儿死亡率等）。

(三) 社会系统特征

1. 卫生保健系统

(1) 卫生保健机构基本情况：评估为社区提供健康管理服务的一切机构，如医院急救中心、社区卫生服务机构（如社区卫生服务中心、社区卫生服务站、诊所等）、公共卫生服务机构（如防疫站、妇幼保健院、眼病牙病防治所等）、养老服务机构（如老年公寓、老人院等）的种类、数量、地理位置、所能提供的服务范围、服务时间、技术水平、卫生经费来源、收费情况、就诊人员特征等。

(2) 卫生保健服务资源利用和接受程度：评估卫生保健服务资源的利用率、居民的接受程度和满意度。

(3) 卫生保健机构的连续性服务：评估这些医疗服务机构是否能够为社区所有居民包括患者、高危人群、健康人群和特殊人群提供全面和持续的卫生服务。

(4) 双向转诊情况：评估社区双向转诊程序、医疗机构转诊制度及与其他机构的合作情况。

2. 交通与安全系统

(1) 交通情况：评估居民生活的可及性，特别是在获得医疗保健设施方面；社区中是否有路标，是否有交通混乱、行人和车辆混杂的现象；是否为残障者设置了无障碍通道。

(2) 治安现状：评估社区治安状况、居民安全意识、社区消防设施（如消防通道、灭火器，附近是否有消防队和公安局）。

3. 通信系统

主要了解社区居民最能接受的资讯，如电视、报纸、杂志、网络、电话、公告牌、电台、信件等，为未来健康管理计划选择合适的沟通渠道提供依据。

4. 社会服务及福利系统

了解社会服务机构包括商店、餐馆、超市和满足特殊需要的机构，如幼儿园、家政服务公司等，这些机构的存在可以方便居民的生活。在评估中，必须了解这些机构的分配和利用，以及政府提供的福利政策和适用条件，福利政策的覆盖范围及居民的接受程度和满意度。

5. **健身及娱乐系统**

完善的社区应为居民提供健身和娱乐休闲的场所，以便提高居民的生活质量。

（1）娱乐设施与机构：评估现时社区娱乐设施的种类、数量、分布和用途，以及居民的满意程度。例如，是否有公园、居民健身场地、儿童活动区域，这些活动场所是否向公众开放、所需成本及管理机构。

（2）娱乐活动项目：评估运动和健康的集体活动情况，如做操、运动会、节庆等活动，这些活动关系到社区居民的健康状况和生活质量。

（3）是否有棋牌室、酒吧、网吧等可能威胁健康的娱乐场所，判断其对社区居民健康的影响。

6. **教育系统**

（1）教育资源：评估社区中正规和非正规的教育资源，如类型、人数、地域分布、教师、设备、教育投资、学校保健系统等，以及学校、老年大学和继续教育机构的利用情况，居民对其的接受程度和满意度。

（2）居民的文化程度：评估居民的学历构成，包括文盲、小学学历、中学学历和大学学历人员各占社区人口的比例。

（3）适龄人口的入学率：评估社区中所有家庭是否都有能力送子女上学，以及社区中所有适龄儿童是否均可完成义务教育。

7. **政治体系**

评估社区居民的卫生保健政策、政府对居民健康的关心情况和卫生服务资金的提供情况等，还需要了解居民委员会、民政局等主要社区管理机构的分布、工作时间及其管理者的联系方式，以便在计划实施过程中得到他们的帮助和支持。

8. **社区经济与就业**

评估社区内产业的性质和社区居民的生活水平、医疗保险状况、收入和职业特点、职业分布、失业率和低收入阶层。经济能够反映社区的贫富状况，社区的经济发展有利于医疗机构设备的更新和社会福利的提升。

9. **宗教系统**

评估是否存在宗教组织，及其宗教类型、信徒人数、领导者、活动场所，以及对居民健康的影响等。

二、社区健康评估方法

（一）查阅文献

查阅文献主要是查看现有的社区卫生相关数据和各类记录数据。可以从很多途径获得已有资料，如区政府、居民委员会或派出所等机关存储的资料，全国性及地方性普查的资料，医疗、卫生防疫、社区卫生服务等机构提供的资料，以及卫生主管部门的统计报告和会议记录，健康年鉴及相关期刊、杂志、报纸提供的信息和其他信息等。

（二）实地访问

实地访问是指社区护士直接到社区观察人们的生活环境、设施、交通工具、医疗保健服务机构的类型和地点、垃圾处理、居民的生活方式和互动方式等。通过观察能够认识到社区现象及其本质，分析其发展和变化趋势，对进一步研究居民行为和生活习惯与健康、疾病之间的关系具有重要的应用价值。

（三）社区调查

1. 社区访谈

利用访谈法获取社区居民对社区健康问题的理解、态度等有价值的主观数据，有时可以找出社区健康问题的焦点。与社区中了解相关事项或发挥决定性作用的人进行交谈，在了解情况的同时，也能获得他们对社区的看法及其健康理念和价值观念方面的资料。

2. 问卷调查

问卷调查或抽样调查是通过一定的方式进行的，如对社区中高血压、糖尿病和乳腺癌患病率的问卷调查或抽样调查。抽样调查包括整群抽样调查、系统抽样调查、分层抽样调查和简单随机抽样调查。

（四）社区讨论

为了解居民的需要及居民对社区问题的态度和意见，社区护士可举办社区讨论会；同时，也可了解居民参与社区活动的积极性，以及找到解决社区健康问题的途径和方法。

1. 专题小组讨论

专题小组讨论主要用于收集有关受访者（讨论的参与者）的想法、意识、信仰、行为和态度的信息。可将讨论分成几个专题小组，每个小组由 6～12 人组成，以广泛、深入和自由的方式就所调查的问题交换意见与看法。据此，社区护士可以进行数据获取、归纳、分析和总结。

2. 选题小组讨论

选题小组讨论的目的是将已出现或发现的问题按其重要程度排出顺序，小组一般由 5～10 人组成。在主持人列出问题清单后，每位参与者根据自己的意见对问题的重要程度排出顺序。主持人总结意见（得分）并反馈给参与者，不同意新议题清单顺序的与会者，可在达成协议之前（按问题的先后次序）书面提出意见或在现场实地讨论这些意见，直至达成一致。选题小组讨论的主要优点是其可用于确定问题的严重程度和工作的优先次序，即每位参与者都有平等的机会独立表达自己的意见，而不受其他人的影响，每次讨论都有一个积极的结果。其缺点是要求参与者具备一定的文化知识，讨论内容受参与者文化水平的制约。

三、社区健康评估结果分析原则

对社区健康评估结果的分析是一个解释、确认、比较、分类及汇总信息和数据的过程，分析社区的健康问题及其影响因素，为社区健康问题的诊断奠定基础。分析资料应遵循的原则如下。

（一）对原始数据进行统计处理

重要的是将原始数据与统计指标如比例或组成比例进行比较，以便有意义。例如：A 社区中肺结核原始数据患者数是 10 人，而 B 社区肺结核原始数据患者数是 20 人，但这不一定说明 B 社区中肺结核患病情况比 A 社区的严重。因为两个社区的人口总数分别是 2 万人和 8 万人，此时用"比例"加以比较，则可以判定 A 社区的肺结核患病率高于 B 社区的。

（二）去粗取精，去伪存真

在收集的资料中，可能存在影响资料准确性和完整性的各种各样的混杂因素，此时，有必要通过分析消除混杂因素，找出基本问题。

（三）横向比较

注意进行不同区域的横向比较，尤其是当疾病的分布有地域性时，需要对该地区居民所具有的特征或该地区的生物、化学、物理、社会环境进行进一步的分析和解释，并与其他地区进行横向比较。

（四）健康问题和诊断的整体性

针对社区健康提出的问题和做出的诊断应从社区整体的角度出发。例如，社区环境（包括自然环境和社会环境）和群体健康等是主要问题，而不是仅仅局限于个人或家庭的健康问题。

四、社区健康护理诊断

社区健康护理诊断是对收集到的社区健康评估资料进行结果分析汇总后，列出或推断出的现存或潜在的社区健康问题，同时找出问题原因或相关影响因素。

（一）社区健康护理问题的陈述

社区健康护理问题的陈述可参考临床护理诊断 PES 三要素陈述法，即社区健康问题名称、问题相关因素及推断问题的主观和客观资料。

P：社区安全应对能力缺乏。

E：社区群体缺乏安全相关知识，社区对安全教育重视不够，未能提供与安全相关的信息或教育。

S：对社区居民安全知识的测试情况不理想。

（二）确定社区健康问题优先顺序

当有多个社区健康问题时，需要按问题急缓程度进行排序，以确定哪个健康问题最重要、最需要优先处理。可结合以下因素综合考虑优先顺序：①社区居民群体强烈要求解决的问题；②属于社区护士工作范围内能解决和协调的问题，或者通过社区护士解决和协调后能减少社区危害的问题；③危害大或者有可能扩散的问题，如影响人数多、故障大、经济损失大的问题；④预算少、收益大的问题；⑤能推动社区健康预防性问题；⑥能带动解决社区其他健康问题的问题。

五、社区健康问题护理干预措施制订原则

在做出社区健康问题护理诊断后,应针对问题一一制订护理干预措施。制订护理干预措施时需要综合考虑社区群体和社区护理能力等实际情况,其原则如下。

(一) 使用以往类似并有效的方法和策略

尽可能选择使用以往有效的解决方案,但也应同时考虑不同社区的不同情况,根据具体问题具体分析后采取不同的措施。

(二) 明确现有资源,选择最佳干预措施

在了解社区内外各种有助于解决问题的资源,如社区卫生服务人员、仪器设备、物资供应和经费等后,尽量选择覆盖最大人群、最易实施的干预措施。

(三) 预算干预实施所需要的工作量及经费

综合考虑所收集到的社区健康问题量与大小、社区范围、群体人数、资源情况及当地社区护士实际能力等因素,计算出干预实施所需要的工作量、经费及所需的护士人数等。

(四) 制订干预实施时间和具体工作安排

根据社区具体健康问题和实际情况,制订干预实施时间和具体工作安排,并与社区相关联系人做好沟通,组织实施。

第三节 家庭健康评估

一、家庭健康评估的概念

家庭健康评估是指评估居民的总体家庭状况,评估家庭系统在生理、心理、社会文化、发展和精神方面的动态变化,以及提供满足家庭和家庭成员身心健康需要的内部和外部资源情况等,它强调的是家庭整体功能的发挥。家庭健康评估是社区护士用来接触、了解社区居民健康状况,开展社区护理和健康管理的重要方法,其主要目的是收集与家庭健康相关的信息,发现和协助解决家庭健康问题,提高家庭自我保健能力,促进和维持居民家庭健康。

二、家庭健康评估的基本原则

(1) 家庭健康评估工作的先后顺序:一天中评估多个家庭时,结合患者及其家庭健康问题的重要性来决定先后顺序。例如,首先评估新生儿、无传染病的儿童、孕妇等,最后评估结核病等传染病患者。结合患者及其家庭健康问题的轻重缓急决定优先次序。

(2) 与受评估者一起制订家庭健康评估计划和实施方法。
(3) 按计划进行家庭健康评估。
(4) 熟练运用人际交往和沟通技巧，获得护理对象的信任。
(5) 保守受评估者及其家庭的健康诊断。
(6) 掌握并充分利用社会资源。

三、家庭健康评估的基本流程

家庭健康评估的流程主要是评估工作准备，与评估对象预约时间和协商评估计划，实际评估，预约下次需要评估的时间，记录和评价。

四、家庭健康评估的方法

(一) 会谈法

会谈内容主要为患者的家庭类型、生活周期与家庭结构等。

(二) 观察法

观察内容主要为家庭环境、家庭沟通过程、父母的角色行为及有无家庭虐待等。

在与家庭联系的过程中，通过观察家庭各成员的反应和情绪，可了解家庭的内部关系。出现下列情况时，提示家庭关系不良：①在家庭成员之间的交流过程中，经常出现敌意或者有害的语言；②家庭成员过于严肃，家规过于严格；③所有问题都由家庭成员中某一人回答，而其他成员只是附和；④家庭成员之间很少交换意见；⑤有家庭成员在家庭中被忽视。如果评估的对象是家庭某一成员，则应重点关注他（她）与家庭其他成员的互动方式，如是否积极表达自己的想法，是否与家庭其他成员有充分的眼神交流，是否允许他人表达自己的意见等。

评估父母角色行为可以通过观察以下三个方面来判断父母是否胜任自己的角色，以判断其是否具有良好的抚养孩子的能力。

(1) 父母的情绪状态。胜任父母角色者的情绪表现，往往是父母对自己所承担的角色感到愉快和满意。不能胜任该角色的父母常常表现为焦虑、沮丧或疲惫，对孩子的行为感到失望、不满甚至愤怒。

(2) 父母与子女的沟通方式。称职的父母经常与子女沟通，对子女的反应也较敏感。缺乏抚养能力的父母不注意子女的需要和反应，也不允许他们质疑或提出反对意见。

(3) 子女的表现。胜任父母角色者，其子女健康快乐，并且有依赖父母的行为。缺乏抚养能力的父母，其子女可能会有抑郁、冷漠、孤独、怪癖、拒绝或过度顺从父母的表现，对父母没有依赖性。

(三) 量表法

社区护士可以使用评估量表来评估受评估者的家庭功能状态及对其能从家庭中获得的支持情况进行测评。常用的家庭评估量表有 Procidano 与 Heller 的家庭支持量表和 Smilkstein 的家庭功能量表（表 2-1 和表 2-2）。

表 2-1 Procidano 与 Heller 的家庭支持量表

评估内容	是	否
（1）我的家人给予我所需的支持。		
（2）遇到棘手的问题时，我的家人会帮我出主意。		
（3）我的家人愿意倾听我的想法。		
（4）我的家人给予我情感支持。		
（5）我与我的家人能开诚布公地交谈。		
（6）我的家人能分享我的爱好与兴趣。		
（7）我的家人能时时察觉到我的需求。		
（8）我的家人善于帮助我解决问题。		
（9）我与家人感情深厚		

说明：是=1分，否=0分。得分越高，说明家庭支持程度就越高。

资料来源：吕探云，孙玉梅．健康评估［M］．北京：人民卫生出版社，2012：228．

表 2-2 Smilkstein 的家庭功能量表

评估内容	经常	有时	很少
（1）当我遇到困难时，可从家人处获得满意帮助。			
补充说明：			
（2）我很满意家人和我讨论和分担问题的方式。			
补充说明：			
（3）当我希望发展或从事新的活动时，家人能接受并给予我支持。			
补充说明：			
（4）我很满意家人对我的情绪（如愤怒、悲伤、爱）的反应及面对我表达感情的方式。			
补充说明：			
（5）我很满意家人与我共度时光的方式			

说明：经常=3分，有时=2分，很少=1分。总分在7～10分表示家庭功能良好；4～6分表示中度家庭功能障碍；0～3分表示重度家庭功能障碍。

资料来源：吕探云，孙玉梅．健康评估［M］．北京：人民卫生出版社，2012：228．

五、家庭健康评估内容

（一）家系图

家系图即家庭基本信息结构图，是提供整个家庭的构成及结构、健康问题、家庭人口学信息、家庭生活事件、社会问题和信息的图示。通过家庭基本信息结构图可以了解家庭的疾病史及家庭成员间的相互关系（图 2-2）。

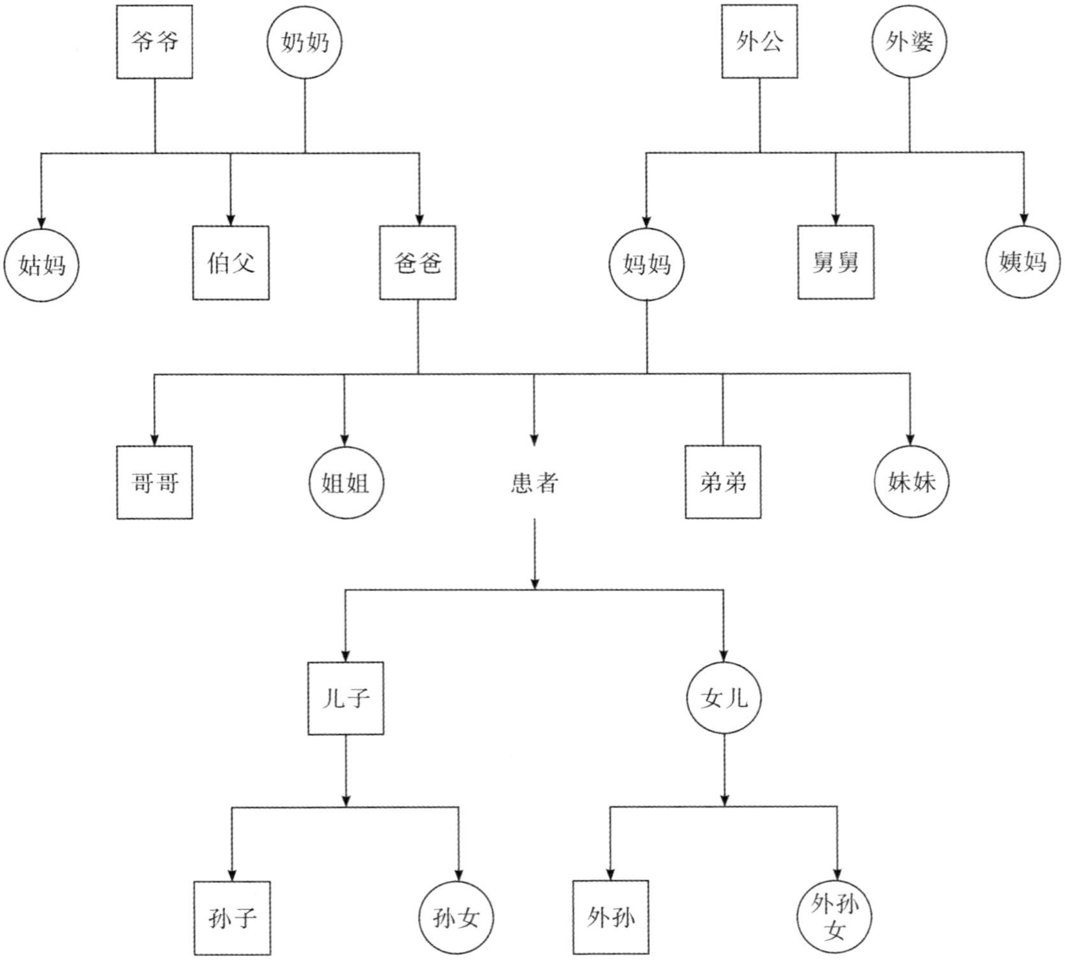

图 2-2　家系图基本结构

家系图常根据不同情况采用不同的样式，应注意：①长辈在上，子孙在下；同辈中，长者在左，幼者在右；夫妇双方的家庭都应包含在内。②从婚姻线的近中点向下做垂线，下端连子女记号，子女如在 2 人以上，可按出生顺序从左向右排列。③个人记号旁边，可按需要加注年龄、病例、婚姻、死亡等生活事件。④一般可在 5～15 分钟内完成。

（二）家庭健康评估内容

家庭健康评估的内容见表 2-3。

表2-3 家庭健康评估的内容

评估项目	评估具体内容
家庭一般资料	（1）家庭地址、联系电话。 （2）家庭成员情况（如姓名、性别、年龄、家庭角色、文化程度、婚姻状况、职业、社会阶层、宗教信仰等）。 （3）家庭成员生活习惯（如饮食、睡眠、家务、育婴、运动、休假等）。 （4）家庭成员健康状况与医疗保险形式。 （5）家庭健康管理状况。 （6）家庭经济状况（如主要的经济来源、医疗保险、养老保险等）
家庭环境	（1）住宅环境（如住房面积、地理位置、交通便利情况等）。 （2）周围环境（如空气、绿化、噪音、辐射、食物和水的安全等）。 （3）社区环境（如与邻居和友人的交往、社区健身设施、保健设施等）
家庭中患病成员的状况	（1）疾病的种类和预后。 （2）日常生活能力和受损程度。 （3）家庭角色履行情况。 （4）疾病带来的经济消费
家庭发展阶段和家庭发展任务	（1）家庭目前的发展阶段和发展任务。 （2）家庭履行发展任务的情况
家庭结构	（1）家庭成员之间的关系（如患者与家庭成员之间、其他家庭成员之间的关系）。 （2）沟通与交流（如语言交流、情感交流、思想交流等是否轻松顺畅）。 （3）原有角色和变化后角色（如家庭成员患病前后的角色变化等）。 （4）家庭权力分配（如权威型、平等型等）。 （5）家庭价值观与信仰（如家庭成员的个人观念、态度、信仰、健康观及家庭价值观与信念等）
家庭功能	（1）家庭成员间的情感。 （2）培养子女社会化的情况。 （3）家庭的自我保健行动
家庭资源	（1）家庭内资源：经济、维护、医疗、情感、信息和教育支持。 （2）家庭外资源：社会保障设施（如居民委员会、社区卫生服务机构、医疗保险机构、养老院等）

续表2-3

评估项目	评估具体内容
家庭与社会的关系	（1）家庭与亲属、社区和社会的关系。 （2）家庭成员对社区的看法。 （3）家庭与社会的交流。 （4）家庭对社会资源的需求及收集和利用社会资源的能力
家庭应对和处理问题及危机的能力与方法	（1）家庭成员对健康问题的认识（如对疾病的理解和认识等）。 （2）家庭成员的情绪变化（如不安、动摇、压力反应等）。 （3）家庭战胜疾病的决心。 （4）家庭应对健康问题的方式（如接受、回避、逃避、交换意见与达成共识、角色调整与转变、有效利用社会资源等）。 （5）生活调整（如饮食、运动及作息等）。 （6）家庭成员的照顾能力（如家庭成员参与照顾和护理等情况）。 （7）对家庭成员健康状况的影响（如疲劳、失眠、精神压力等）。 （8）家庭的经济应对能力

六、家庭健康评估的注意事项

（一）从家庭成员中获得有价值的信息

社区护士收集患者信息的同时也应收集其家属的资料，了解其家属和照顾者有无烦恼和痛苦。而护士只有在与患者的家庭成员建立信任关系的基础上，才能挖掘和发现家庭的深层次问题。此时，护士应表现出积极帮助患者的家庭解决问题的态度，谈话时必须注意方法。例如："您一直在家里疗养，在照顾方面一定会遇到很多困难吧？你们有什么困难或者需要帮助的地方，请告诉我，我们会尽心尽力为你们提供帮助。"

（二）正确分析资料并做出判断

家庭健康护理比对医院患者的护理更加复杂，对数据的分析和判断是非常重要的。护士在收集资料时要注意：

（1）家庭的多样性。不同家庭各自的特点，很难对所有家庭使用统一的标准来要求和帮助他们，只要能使家庭维持正常健康功能的护理方法就是正确的。

（2）避免主观判断。护士往往习惯用自己的经验和感受（如家庭经历等）与护理对象的家庭做对比和判断。由于家庭的多样性，护士的主观判断往往容易导致错误的结果。此时，护士需要运用自己的专业知识，站在对方的立场，明确各自多样的家庭问题。

（3）随时收集信息和修改护理计划。收集信息和修改护理计划应是一个动态的过程，因为家庭成员的情况和家庭问题不是一成不变的，所以护士每次收集的信息只是其中的一部分，因此要注意随时收集新信息，及时修订护理计划。

（4）充分利用其他医务工作者收集的资料，如社区居民的健康档案或医院的体检记录和病历记录等。

第四节　居家护理

一、居家护理的定义

居家护理（home care）主要是指护士到有护理需求的患者家中，应用护理程序为其提供个体化专业性的护理服务，以达到疾病预防、健康维护与健康促进的目标。

二、居家护理的对象

（1）在家疗养的慢性病患者，如患有高血压、冠心病、糖尿病、骨性关节病变以及需要牵引和卧床等的患者。

（2）出院后病情稳定，仍需要在家继续康复治疗的患者，如骨折术后、心脑血管意外和各种截瘫患者等。

（3）晚期重症疾病患者，如癌症晚期，拒绝住院，在家中进行中医治疗、化疗和缓解疼痛支持疗法的患者等。

（4）需要继续康复护理的残疾人，如高位截瘫、先天畸形或后天伤病造成的功能障碍或残疾者等。

三、居家护理的模式

居家护理服务模式主要分为社区卫生服务中心居家护理模式、医院延续性服务部居家护理模式、医院—社区—家庭居家护理模式与互联网＋居家护理模式。

（一）社区卫生服务中心居家护理模式

我国居家护理服务主要是在社区开展，社区护士是提供居家护理服务的主力军。根据居民健康需求和服务内容选配成员，与医生、临床药师、康复治疗师、心理治疗师、营养师等建立居家护理服务团队，应用生物—心理—社会医学模式，提供全方位的服务。这种居家护理模式由服务对象向社区卫生服务中心提出申请，在对服务对象的情况进行初步评估后，社区卫生服务中心安排人员上门服务。

（二）医院延续性服务部居家护理模式

该护理模式是由医院护士为出院患者提供居家护理服务，工作时间由医院支配。在国外，这种居家护理服务模式发展较好，如日本的医院通过建立护理访问站为出院患者提供居家服务，并取得了较好的成效。目前，我国有不少医院也建立了延续性护理服务部，但在构建该居家护理模式过程中，医院需要投入大量的人力和物力，而目前我国医院护士非常紧缺,因此真正开展居家护理服务的医院尚不多。

(三) 医院—社区—家庭居家护理模式

该护理模式主要是由医院、社区护士共同协作为患者提供居家护理。高级别医院主动发挥技能优势,加强对社区护理的技术指导,让医院内的优质护理向社区、家庭延伸。在医联体形式下,我国部分医院与社区进行了点对点的对接,形成了医院与社区联动服务的机制,从多学科团队合作、院内外协调转诊、院外信息传递等方面展开合作,取得了较好的效果。

(四) 互联网+居家护理模式

该模式主要是指医疗机构利用在本机构注册的护士,依托互联网等信息技术,以"线上申请、线下服务"的模式为主,为出院患者或罹患疾病且行动不便的特殊人群提供居家护理服务。

四、居家护理的流程

(一) 护理评估

护士到患者家中访视,通过与患者、患者家属及其他照顾患者的人员进行交谈、查阅病历或检查结果进行评估。评估内容除了患者生理状态、心理状态、居家环境及家庭社会支持外,还包括服务过程中居家护理团队可能面临的风险。此外,也可通过量表来进行居家护理需求评估(表2-4)。

表2-4 居家患者护理需求评估量表

日期		姓名	患者电话	责任医生和护士		
项目	分值	评估情况	项目	分值	评估情况	
年龄	4	>85岁	用药数量	4	>10种	
	3	75~85岁		3	6~10种	
	2	65~74岁		2	3~5种	
	1	65岁以下		1	<3种	
家庭照料(可多选)	4	不可信赖的护理照料者	服药安排	3	每日3次及以上	
	3	一个人独自生活		2	每日2次及以下	
	3	依赖护理照料者提供一切资源及护理		0	没有	
	3	有很多护理照料者				
	1	与家人或其他人同住				

续表 2-4

项目	分值	评估情况	项目	分值	评估情况
认知状态（可多选）	3	不安定/焦虑	对用药的作用及副作用不理解	3	有
	3	认识紊乱/遗忘			
	3	精神病			
	3	抑郁		0	无
	0	无异常			
活动状态（可多选）	4	经常跌倒	用药的不良反应	3	有
	4	不能动			
	2	在护理照料者帮助下能移动躯体			
	2	在医疗辅助物帮助下能移动躯体		0	无
	1	平稳/姿势良好			
感觉状态（可多选）	2	视觉丧失	对家庭外资源的需求*		个人护理（如洗澡、修饰、换床单等）
	2	听觉丧失			
	2	瘫痪			家务（如清洁房屋、买菜等）
	1	失语			用餐服务（一日多餐、一日三餐、一日两餐、一日一餐）
	1	视物困难			
	1	听觉障碍			急诊服务（如救护电话、护理员等）
	0	没有障碍			交通工具
伴随症状（可多选）	3	疼痛	其他指标	3	反复入院或急诊
	2	体重减轻/增加			
	2	恶心/呕吐		3	可疑吸毒/遗弃
	2	大小便失禁			
	2	呼吸困难		3	否认自己患病的事实
	2	便秘/腹泻/皮肤受损/水肿			
	0	无症状		2	患多种疾病并明确医疗诊断
遵医行为	3	不能遵从医疗护理措施			
	0	能遵从医疗护理措施			

*：对家庭外资源的需求。3 分：有 4 个以上需求。2 分：有 3～4 个需求。1 分：有 1～2 个需求。0 分：没有需求。

总分在 50 分以上，有高度护理需求；总分在 40 分以上，有中度护理需求；总分在 30 分以上，有低度护理需求。

资料来源：包家明，胡斌春. 社区护理管理与操作指南［M］. 杭州：浙江大学出版社，2005：155-156.

（二）护理诊断

在评估的基础上，经过认真的归纳、整理、分析后，对居家患者现有的护理问题做出初步的诊断，按其重要性和紧迫性排出主次。

（三）制订护理计划

根据护理诊断制订详细的个体化居家护理计划，包括居家护理的内容、护理频率、预期的目标、护理团队成员等。在开展居家护理服务过程中，要定期评估患者的健康状况及需求，以明确是否需要调整个体化护理计划。

（四）护理实施

在实施护理项目前，应向患者或其监护人说明护理风险，并签订居家护理知情同意书；操作前后均进行手卫生。护理人员操作中认真观察、倾听患者主诉。每次护理结束后，应及时填写居家护理服务记录表并做好垃圾分类处理。

（五）效果评价

评价居家护理服务效果，患者健康问题解决的程度达到的预期护理目标，患者及其家属对居家护理服务质量总体满意度，与护理人员是否沟通顺畅，以及是否有不良事件的发生。

五、居家护理的内容

（一）心理护理

居家患者由于病程较长而易出现紧张、焦虑、抑郁甚至绝望心理，社区护士应鼓励患者表达内心真实想法，并耐心倾听。与患者亲朋联系，鼓励他们多探望患者。在病情许可的情况下，可带患者外出，加强与外界的接触。

（二）运动指导

指导居家患者合理运动，改善生理状况，促进机体功能恢复。社区护士应根据患者病情及耐受情况进行综合评估，对患者进行合理的运动指导。向居家患者及其照顾者详细讲解运动方式、时间、量及强度等。对于卧床患者，应根据病情，指导其在床上进行主动或被动运动，防止肌肉萎缩，促进康复。

（三）环境指导

整洁、干净的家庭环境，能保护和促进健康。阴暗潮湿的家庭环境，不但会损害视力，而且会增加意外伤害的发生率。因此，社区护士应针对居家患者的家庭环境进行相应的指导。应指导家庭采取合适照明措施，保持光线适宜、柔和。注意开窗通风，同时避免穿堂风直接吹在患者身上。对年老、活动能力下降、伴残疾且依赖轮椅的居家患者，应指导其进行无障碍家庭环境改造。

（四）营养指导

合理的膳食能增进居家患者的食欲，改善营养状况，促进机体康复。社区护士应指导居家患者其家庭在食物烹饪时选择食物应多样化，粗细、荤素合理搭配，注意平衡膳食，并尽量满足患者的口味，做到色香味俱全，以促进患者食欲。根据患者病情制订适宜的饮食计划。

（五）康复训练指导

居家患者常常伴有身体缺陷或功能障碍，社区护士应协调全科团队为患者制订合理的康复训练计划,指导、督促患者进行康复训练,防止功能障碍进一步加重。

(六) 居家护理适宜技术

居家护理适宜技术是指护理人员充分利用互联网、移动客户端等新媒体向居家患者或其家属传授居家护理知识技能中适用性广、可用性强的护理技术方法。常见的居家护理适宜技术包括老年人自我保健、慢性病居家护理、儿童居家护理、意外伤害处理、心肺复苏、血压监测等。案例分享和实际操作示范是主要的授课形式。

(七) 导管的家庭护理

由于疾病的影响和康复的需要,居家患者可能需要携带导管,如留置导尿管、T管和鼻饲管,社区护士需要根据居家患者的个性化需求,提供针对性护理服务和指导。居家医护服务具体项目清单见表2-5。

表2-5 居家医护服务项目清单

日期	姓名	患者电话	责任医生和护士

类别	服务项目	服务内容	
一般服务项目 ( ) 项	一般护理服务项目 ( ) 项	1. 小量注射:如肌内注射、皮下注射	
		2. 吸痰、体位引流	
		3. 雾化吸入	
		4. 被动性关节运动	
		5. 深静脉置管护理	
		6. 小换药	
		7. 普通导尿(一次性导尿)	
		8. 更换引流袋	
		9. 一般尿管护理	
		10. 口腔护理	
		11. 一般灌肠	
		12. 一般身体检查	
		13. 一般护理指导	
		14. 物理降温	
		15. 会阴冲洗	
	检验、检查项目 ( ) 项	1. 血液检查	
		2. 一般尿液检查	
		3. 大便常规检查	
		4. 心电图检查	

续表 2-5

类别	服务项目	服务内容
特殊服务项目 （　）项	特殊护理服务项目 （　）项	1. 气管切开护理：气管切开套管的护理或更换气管切开内套管 2. 留置导尿管护理：留置导尿或膀胱引流管 3. 留置鼻胃管护理：胃管插入、更换胃管 4. 膀胱冲洗 5. 压力性损伤伤口护理 　　简单伤口处理：伤口长度 5 cm 以下，压力性损伤分期 Ⅰ～Ⅱ 期者 　　复杂伤口处理：伤口长度 5 cm 以上，压力性损伤分期 Ⅲ～Ⅳ 期者 6. 造口护理
	居家用药咨询服务 （　）项	1. 用药评估与咨询 2. 检查药物治疗合理性 3. 提供服药安全指导
	居家营养服务 （　）项	1. 确认案例营养状况，进行评估 2. 针对案例身体状况、疾病种类、饮食习惯等，设计营养计划 3. 鼻饲饮食制作
	居家康复服务 （　）项	1. 案例康复需求评估 2. 居家环境评估，提供适宜环境改造计划 3. 训练与指导失能老年人走路、站立、移位、穿脱衣服、进食等康复保健活动 4. 训练与指导失能老年人关节运动、肌力训练、平衡训练等物理治疗康复保健活动 5. 其他针对特殊疾病所进行的康复活动

资料来源：郭晶，张玲芝，袁亚琴，等. 医养结合居家医护服务体系的构建与管理［J］. 中华护理杂志，2018，53（7）：773-777.

第五节　居民健康档案的建立与管理

一、居民健康档案的定义

居民健康档案（resident health record）是以居民个体健康为核心、贯穿整个生命过程、涵盖各种健康相关因素的系统化文件记录，是医疗卫生机构为城乡居民提供医疗卫生服务过程的规范、科学的记录。建立居民健康档案可以使社区医护人员较全面地认识社区居民健康状况及社区卫生资源利用状况，并动态掌握社区居民现存在和潜在的健康问题，进而有针对性地实施社区健康干预。个人健康档案、家庭健康档案、社区健康档案是社区居民健康档案重要组成部分。

二、居民健康档案的内容

（一）个人健康档案

个人健康档案以身心健康为中心，动态记录居民生命全过程健康相关的系统信息。国家卫生部门相关规定要求应为辖区内常住居民（包括居留半年以上的户籍及非户籍居民）建立个人健康档案，包括档案封面、个人基本信息表、健康体检记录、重点人群健康管理记录和其他医疗卫生服务记录、居民健康档案信息卡（见本章附录）。

（二）家庭健康档案

家庭健康档案是指以家庭为单元，记录家庭各个成员健康相关问题的系统性文件，通常包括家庭基本资料、家系图、家庭评估资料和家庭主要问题目录等，是全科医生和社区护士以家庭为单位实施医疗护理的重要参考资料。

（三）社区健康档案

社区健康档案是系统性记录社区健康问题、健康需求和评估社区特征的文件。通过记录社区居民健康状况、主要健康问题及社区卫生资源等，便于社区医务人员整体把握社区基本情况，提供整体协调性社区医疗卫生服务。社区健康档案是了解社区居民健康状况、危险因素及卫生需求，制订社区卫生保健计划的主要依据，为社区实施医疗护理提供重要的参考资料。

三、居民健康档案的应用与管理

（一）建立方式

1. 个别建档

个别建档是指辖区居民来乡镇卫生院、村卫生院、社区卫生服务中心（站）就诊或建立家庭病床时建档，由医务人员负责为其建立居民电子健康档案。医务人员根据其主要健康问题和服务提供情况填写相应记录，并发放国家统一标准的医疗保健卡。这种建档对社区患者健康管理起到重要作用，但其仅局限于对来就诊和申请居家护理者的健康管理，因此不能代表社区群体健康状况。

2. 普遍建档

普遍建档是指通过入户服务（调查）、疾病筛查、健康体检等方式，乡镇卫生院、村卫生院、社区卫生服务中心（站）组织全科医生和社区护士为居民建立健康档案，并根据其主要健康问题和服务提供情况填写相应记录。这种建档方式能收集辖区所有家庭及其成员的基础资料，能针对普遍存在的健康问题和其危险因素开展健康教育、健康检查和增进健康的活动等。已建立居民电子健康档案信息系统的地区应由乡镇卫生院、村卫生院、社区卫生服务中心（站）通过上述方式为个人建立居民电子健康档案，并发放国家统一标准的医疗保健卡。

3. **社区建档**

社区建档是指由社区护士每半年或一年定期将社区居民健康资料数据录入计算机，对社区居民健康进行动态监测和分析。可以利用个人和家庭普遍建档的数据资料，也可以利用居委会、街道办事处、派出所、区政府、卫生防疫站、妇幼保健院等的相关资料，运用统计软件进行分析，完善社区群体相关健康资料。这样可以节省人力、物力和时间。

（二）建立原则

（1）完整性。建立健康档案时，一些基本情况通过短期观察和了解即可做出评判，而家庭关系、社会适应状况等问题较为复杂，需要通过长期的观察、分析和综合才能做出正确判断。因此，初步建立档案后还需要不断完善相关健康问题。

（2）动态性。在初次建立健康档案时，收集的资料往往是有限的，随着时间的变化，很多信息需要不断跟进和完善，如家庭成员增减、家庭地址变迁等的及时更新。

（3）保密原则。社区工作人员应充分保障当事人的权利，健康档案中涉及的个人隐私不得随意泄露。

（4）前瞻性。健康档案的记录不仅关注过去和当前个体、家庭、社区存在的健康问题及其影响因素，同时也要重视将来个体、家庭、社区可能存在的健康问题及其影响因素。

（5）客观性和准确性。社区工作人员在健康档案资料收集时，应本着客观的原则，以科学严谨的态度，进行规范记录，决不可弄虚作假。

（三）健康档案的管理

建立的居民健康档案需要配备专职人员保管，做好保密工作，并定期或不定期地分析有关内容，及时发现个人、家庭和社区的主要健康问题，充分发挥健康档案在提高居民健康水平中的作用，有针对性地提出防治措施。在"互联网+"新时代环境下，大数据和云计算等技术明显提升社区居民电子健康档案的管理效率，卫生部门机构可通过网上资源共享社区居民健康信息。

1. **健康档案的保管**

健康档案要以国家统一的编号顺序存放，集中放在社区卫生服务中心（站）或门诊部，并由专人负责保管，以户为单位装订档案资料，家庭健康档案在前，个人健康档案在后。社区居民凭就诊卡向档案室借取个人健康档案，就诊完毕后归还健康档案，换回就诊卡。根据相关规定，非社区卫生机构健康档案管理人员不得随意查阅健康档案，调取和转借健康档案应取得健康档案管理人员同意。

2. **健康档案的使用**

（1）居民到村卫生院、乡镇卫生院、社区卫生服务中心（站）等复诊时，应该持有居民健康档案信息卡去调取已建立的居民健康档案，接诊医生应及时更新和记录复诊情况。

（2）需要会诊、转诊的居民，由接诊医生填写会诊、转诊记录。

（3）医护人员或健康档案管理人员统一汇总和及时归档所有的就诊记录。

案例拓展

小马是社区卫生服务中心的一名医生，该社区位于城乡接合部的一个新兴居民小区。目前，大多数居民以经营小贩、餐饮等为生，文化程度低，收入少；小区楼道拥挤，杂物多；周围配套设施不完备，缺乏统一管理；该小区仅有一个以白天门诊服务为主，无夜间就医条件的社区卫生服务中心；居民健康观念落后，保健意识薄弱，认为"无病就是健康"，接受健康指导是浪费时间。

吴阿姨，65岁，是该小区的一位患有原发性高血压多年的居民，平时以口服降压药控制血压。吴阿姨的丈夫已去世2年余，子女均不在身边，现一个人居住。近日，吴阿姨突发胸口闷、呼吸费力，护士小马在家庭访视时发现吴阿姨血压控制一直不稳定，而且仍维持高脂、高盐饮食习惯。

（1）如何为吴阿姨提供恰当的居家护理？
（2）请建立吴阿姨的居民健康档案。

附录　居民个人健康档案

附录2-1　居民个人健康档案封面

编号□□□□□□-□□□-□□□-□□□□

居民健康档案

姓名：＿＿＿＿＿＿＿＿
现住址：＿＿＿＿＿＿＿＿
户籍地址：＿＿＿＿＿＿＿＿
联系电话：＿＿＿＿＿＿＿＿
乡镇（街道）名称：＿＿＿＿＿＿＿＿
村（居）委会名称：＿＿＿＿＿＿＿＿

建档单位：＿＿＿＿＿＿＿＿
建档人：＿＿＿＿＿＿＿＿
责任医生：＿＿＿＿＿＿＿＿
建档日期：＿＿＿＿年＿＿＿月＿＿＿日

附录 2-2　个人基本信息表

姓名：　　　　　　　　　　　　　　　　　　　　　　　　　　　　　编号□□□-□□□□

性别	1 男　2 女　9 未说明的性别　0 未知的性别　□	出生日期	□□□□□□□□
身份证号		工作单位	
本人电话		联系人姓名		联系人电话	
常住类型	1 户籍　2 非户籍　　　□	民族	1 汉族　9 少数民族　□
血型	1 A 型　2 B 型　3 O 型　4 AB 型　5 不详/Rh：1 阴性　2 阳性　3 不详　□/□		
文化程度	1 研究生　2 大学本科　3 大学专科和专科学校　4 中等专业学校　5 技工学校 6 高中　7 初中　8 小学　9 文盲及半文盲　10 不详　□		
职业	0 国家机关、党群组织、企业、事业单位负责人　1 专业技术人员　2 办事人员和有关人员　3 商业、服务业人员　4 农、林、牧、渔、水利业生产人员　5 生产、运输设备操作人员及有关人员　6 军人　7 不便分类的其他从业人员　8 无职业		
婚姻状况	1 未婚　2 已婚　3 丧偶　4 离婚　5 未说明的婚姻状况　□		
医疗费用 支付方式	1 城镇职工基本医疗保险　2 城镇居民基本医疗保险　3 新型农村合作医疗 4 贫困救助　5 商业医疗保险　6 全公费　7 全自费　8 其他　□/□/□		
药物过敏史	1 无　2 青霉素　3 磺胺　4 链霉素　5 其他_____　□/□/□		
暴露史	1 无　2 化学品　3 毒物　4 射线　□/□/□		

既往史	疾病	1 无　2 高血压　3 糖尿病　4 冠心病　5 慢性阻塞性肺疾病　6 恶性肿瘤_____ 7 卒中　8 重性精神疾病　9 结核病　10 肝炎　11 其他法定传染病 12 职业病_____　13 其他_____ □确诊时间　　年　月/　□确诊时间　　年　月/　□确诊时间　　年　月 □确诊时间　　年　月/　□确诊时间　　年　月/　□确诊时间　　年　月
	手术	1 无　2 有：名称 1_____时间_____/名称 2_____时间_____　□
	外伤	1 无　2 有：名称 1_____时间_____/名称 2_____时间_____　□
	输血	1 无　2 有：名称 1　时间_____/原因 2　时间_____　□

家族史	父亲	□/□/□/□	母亲	□/□/□/□
	兄弟姐妹	□/□/□/□	子女	□/□/□/□
	1 无　2 高血压　3 糖尿病　4 冠心病　5 慢性阻塞性肺疾病　6 恶性肿瘤　7 卒中 8 重性精神疾病　9 结核病　10 肝炎　11 先天畸形　12 其他_____			

遗传病史	1 无　2 有：疾病名称_____　□
残疾情况	1 无残疾　2 视力残疾　3 听力残疾　4 言语残疾　5 肢体残疾 6 智力残疾　7 精神残疾　8 其他疾病_____　□/□/□/□/□

续附录 2-2

生活环境	厨房排风设施	1 无　2 油烟机　3 换气扇　4 烟囱	□
	燃料类型	1 液化气　2 煤　3 天然气　4 沼气　5 柴火　6 其他	□
	饮水	1 自来水　2 经净化过滤的水　3 井水　4 河湖水　5 塘水　6 其他	□
	厕所	1 卫生厕所　2 一格或二格粪池式　3 马桶　4 露天粪坑　5 简易棚厕	□
	禽畜栏	1 单设　2 室内　3 室外	□

填表说明：

（1）本表用于居民首次建立健康档案时填写。如果居民的个人信息有所变动，可在原条目处修改，注明修改时间并重新填写。若失访，在空白处写明失访原因；若死亡，写明死亡日期和死亡原因；若迁出，记录迁往地点基本情况、档案交接记录。0～6岁儿童无须填写该表。

（2）性别：按照国标分为未知的性别、男、女及未说明的性别。

（3）出生日期：根据居民身份证的出生日期，按照年（4位）、月（2位）、日（2位）顺序填写，如19490101。

（4）工作单位：应填写目前所在工作单位的全称。离退休者填写最后工作单位的全称；下岗待业或无工作经历者须具体注明。

（5）联系人姓名：填写与建档对象关系紧密的亲友的姓名。

（6）民族：少数民族应填写全称，如彝族、回族等。

（7）血型：在前一个"□"内填写与ABO血型对应编号的数字；在后一个"□"内填写是否为"Rh阴性"对应编号的数字。

（8）文化程度：指截至建档时间，本人接受国内教育所取得的最高学历或现有水平所相当的学历。

（9）药物过敏史：主要列出青霉素、磺胺或链霉素过敏史。若有其他药物过敏史，请在其他栏中写明名称，可以多选。

（10）既往史包括疾病史、手术史、外伤史和输血史。

A. 在疾病项填写现在和过去曾经患过的某种疾病，包括建档时还未治愈的慢性病或某些反复发作的疾病，并写明确诊时间。若有恶性肿瘤，请写明具体的部位或疾病名称。若有职业病，请填写具体名称。对于经医疗单位明确诊断的疾病，都应以一级及以上医院的正式诊断为依据。有病史卡的以卡上的疾病名称为准，没有病史卡的应有证据证明是经过医院明确诊断的。可以多选。

B. 手术史填写曾经接受过的手术治疗：若有，应填写具体手术时间和名称。

C. 外伤史填写曾经发生的后果比较严重的外伤经历：若有，应填写具体的外伤名称和发生时间。

D. 输血史填写曾经接受过的输血情况：若有，应填写具体输血原因和发生时间。

（11）家族史是指直系亲属（父亲、母亲、兄弟姐妹、子女）中是否患过所列出的具有遗传性或遗传倾向的疾病或症状。有则选择具体疾病名称对应编号的数字，没有列出的请在"_____"上写明。可以多选。

（12）生活环境：农村地区在建立居民健康档案时需要根据实际情况填写此项。

附录2-3 健康体检表

姓名：_____　　　　　　　　　　　　　　　　　　编号 □□□-□□□□

体检日期	年　月　日	责任医生	

内容	检查项目			
症状	1 无症状　2 头痛　3 头晕　4 心悸　5 胸闷　6 胸痛　7 慢性咳嗽　8 咳痰　9 呼吸困难　10 多饮　11 多尿　12 体重下降　13 乏力　14 关节肿痛　15 视力模糊　16 手脚麻木　17 尿急　18 尿痛　19 便秘　20 腹泻　21 恶心呕吐　22 眼花　23 耳鸣　24 乳房胀痛　25 其他			□/□/□/□/□/□/□/□
一般情况	体温	_____℃	脉率	_____次/分
	呼吸频率	_____次/分	血压	左侧 _____/_____ mmHg 右侧 _____/_____ mmHg
	身高	_____cm	体重	_____kg
	腰围	_____cm	体质指数（BMI）	_____kg/m²
	老年人健康状态自我评估*	1 满意　2 基本满意　3 说不清楚　4 不太满意　5 不满意		□
	老年人生活自理能力自我评估*	1 可自理（0～3分）2 轻度依赖（4～8分） 3 中度依赖（9～18分）4 不能自理（≥19分）		□
	老年人认知能力*	1 粗筛阴性 2 粗筛阳性，简易智力状态检查，总分_____		□
	老年人情感状态*	1 粗筛阴性 2 粗筛阳性，老年人抑郁评分检查，总分_____		□
生活方式	体育锻炼	锻炼频率	1 每天　2 每周1次以上　3 偶尔　4 不锻炼	□
		每次锻炼时间	_____分钟　坚持锻炼时间	_____年
		锻炼方式		
	饮食习惯	1 荤素均衡　2 荤食为主　3 嗜盐　4 嗜油　5 嗜糖		□/□/□
	吸烟情况	吸烟状况	1 从不吸烟　2 已戒烟　3 吸烟	□
		日吸烟量	平均_____支	
		开始吸烟年龄	_____岁　戒烟年龄	_____岁
	饮酒情况	饮酒频率	1 从不　2 偶尔　3 经常　4 每天	□
		日饮酒量	平均_____两	
		是否戒酒	1 未戒酒　2 已戒酒，戒酒年龄：_____岁	

续附录 2-3

内容	检查项目			
生活方式	饮酒情况	开始饮酒年龄 _____岁	近 1 年内是否醉酒	1 是　2 否　□
		饮酒种类	1 白酒　2 啤酒　3 红酒　4 黄酒　5 其他	□
	职业病危害因素接触史（毒物种类）	粉尘_____防护措施　1 无　2 有		□
		放射物质_____防护措施　1 无　2 有		□
		物理因素_____防护措施　1 无　2 有		□
		化学物质_____防护措施　1 无　2 有		□
		其他_____防护措施　1 无　2 有		□
脏器功能	口腔	口唇　1 红润　2 苍白　3 发绀　4 皲裂　5 疱疹		□
		齿列　1 正常　2 缺齿　3 龋齿　4 义齿（假牙）		□
		咽部　1 无充血　2 充血　3 淋巴滤泡增生		□
	视力	左眼_____右眼_____（矫正视力：左眼_____右眼_____）		
	听力	1 听见　2 听不清或无法听见		□
	运动功能	1 可顺利完成　2 无法独立完成其中任何一个动作		□
查体	眼底*	1 正常　2 异常_____		□
	皮肤	1 正常　2 潮红　3 苍白　4 发绀　5 黄染　6 色素沉着　7 其他		□
	巩膜	1 正常　2 黄染　3 充血　4 其他_____		□
	淋巴结	1 未触及　2 锁骨上　3 腋窝　4 其他_____		□
	肺	桶状胸　1 否　2 是		□
		呼吸音　1 正常　2 异常		□
		啰音　1 无　2 干啰音　3 湿啰音　4 其他_____		□
	心脏	心率_____次/分　心律　1 齐　2 不齐　3 绝对不齐		□
		杂音　1 无　2 有		□
	腹部	压痛　1 无　2 有		□
		包块　1 无　2 有		□
		肝大　1 无　2 有		□
		脾大　1 无　2 有		□
		移动性浊音　1 无　2 有		□
	下肢水肿	1 无　2 单侧　3 双侧不对称　4 双侧对称		□
	足背动脉搏动*	1 未触及　2 触及双侧对称　3 触及左侧弱或消失　4 触及右侧弱或消失		□
	肛门指诊*	1 未及异常　2 触痛　3 包块　4 前列腺异常　5 其他		□
	乳腺*	1 未见异常　2 乳房切除　3 异常泌乳　4 乳腺包块　5 其他		□

续附录2-3

内容	检查项目			
查体	妇科*	外阴	1 未见异常　2 异常	□
		阴道	1 未见异常　2 异常	□
		宫颈	1 未见异常　2 异常	□
		宫体	1 未见异常　2 异常	□
		附件	1 未见异常　2 异常	□
	其他*			
辅助检查	血常规*	血红蛋白_____g/L　白细胞_____×10⁹L⁻¹ 血小板_____×10⁹L⁻¹　其他_____		
	尿常规*	尿蛋白_____　尿糖_____　尿酮体_____ 尿潜血_____　其他_____		
	空腹血糖*	_____mmol/L 或_____mg/dL		
	心电图*	1 正常　2 异常		□
	尿微量白蛋白*	_____mg/dL		
	大便潜血*	1 阴性　2 阳性		□
	糖化血红蛋白*	_____%		
	乙型肝炎表面抗原*	1 阴性　2 阳性		□
	肝功能*	血清谷丙转氨酶_____U/L　血清谷草转氨酶_____U/L 白蛋白_____g/L　　　　总胆红素_____μmol/L 结合胆红素_____μmol/L		
	肾功能*	血清肌酐_____μmol/L　血尿素氮_____mmol/L 血钾_____mmol/L　　血钠_____mmol/L		
	血脂*	总胆固醇_____mmol/L　甘油三酯_____mmol/L 血清低密度脂蛋白胆固醇_____mmol/L 血清高密度脂蛋白胆固醇_____mmol/L		
	胸部X线片*	1 正常　2 异常_____		□
	B超*	腹部B超　1 正常　2 异常_____		□
		其他　1 正常　2 异常_____		□
	宫颈涂片*	1 正常　2 异常_____		□
	其他*			

续附录 2－3

内容		检查项目	
现存主要健康问题	脑血管疾病	1 未发现 2 缺血性卒中 3 脑出血 4 蛛网膜下腔出血 5 短暂性脑缺血发作 6 其他	□/□/□/□/□
	肾脏疾病	1 未发现 2 糖尿病肾病 3 肾功能衰竭 4 急性肾炎 5 慢性肾炎 6 其他	□/□/□/□/□
	心脏疾病	1 未发现 2 心肌梗死 3 心绞痛 4 冠状动脉血运重建 5 充血性心力衰竭 6 心前区疼痛 7 其他	□/□/□/□/□
	血管疾病	1 未发现 2 夹层动脉瘤 3 动脉闭塞性疾病 4 其他	□/□/□/□
	眼部疾病	1 未发现 2 视网膜出血或渗出 3 视盘水肿 4 白内障 5 其他	□/□/□
	神经系统疾病	1 未发现 2 有	□
	其他系统疾病	1 未发现 2 有	□

内容		入/出院日期	原因	医疗机构名称	病案号
住院治疗情况	住院史				
		建/撤床日期	原因	医疗机构名称	病案号
	家族病史				

内容	药物名称	用法	用量	用药时间	服药依从性 1 规律 2 间断 3 不服药
主要用药情况	1				
	2				
	3				
	4				
	5				
	6				

内容	名称	接种日期	接种机构
非免疫规划预防接种史	1		
	2		
	3		

续附录 2-3

内容	检查项目
健康评价	1 体检无异常 2 有异常 异常 1 _____ 异常 2 _____ 异常 3 _____ 异常 4 _____　　　　　　　　　　　□
健康指导	1 纳入慢性病患者健康管理　　　　　危险因素控制：　　　　□/□/□/□/□/□ 2 建议检查　3 建议转诊　　　　　1 戒烟　2 健康饮酒　3 饮食　4 锻炼　5 减体重 　　　　　　　　　　□/□/□/□　（目标_____）　6 建议接种疫苗　7 其他

填表说明：

（1）本表适用于老年人、高血压、2 型糖尿病和重性精神疾病患者等的年度健康检查。一般居民的健康检查可参考使用，肺结核患者、孕产妇和 0～6 岁儿童无须填写该表。

（2）表中有 * 号的项目，在为一般居民建立健康档案时不作为免费检查项目，不同重点人群的免费检查项目按照各专项服务规范的要求执行。对于不同的人群，完整的健康体检表指按照相应的服务规范要求做完相关检查并记录的表格。

（3）一般情况：

A. 体质指数 = 体重（kg）/身高的平方（m^2）。

B. 老年人生活自理能力评估：65 岁以上老年人须填写此项，详见《老年人健康管理服务规范》附表。

C. 老年人认知功能初筛方法：告诉被检查者"我将要说三件物品的名称（如苹果、报纸、火车），请您立刻重复"。1 分钟后请其再次重复。若被检查者无法立即重复或 1 分钟后无法回忆 3 件物品名称，即为初筛阳性，需要进一步行简易智力状态检查量表检查。

（4）生活方式：

A. 体育锻炼：指主动锻炼，即有意识地为强体健身而进行的活动。不包括因工作或其他需要而必须进行的活动，如上班骑自行车、做强体力工作等。锻炼方式填写最常采用的具体锻炼方式。

B. 吸烟情况：从不吸烟者不必填写"日吸烟量""开始吸烟年龄""戒烟年龄"等。

C. 饮酒情况：从不饮酒者不必填写其他有关饮酒情况项目。"日饮酒量"应折合相当于白酒"××两"。白酒 1 两折合葡萄酒 4 两、黄酒半斤、啤酒 1 瓶、果酒 4 两。

D. 职业暴露情况：指患者因职业原因造成的化学品、毒物或射线接触情况。若有，需要填写具体化学品、毒物或射线名或填不详。

（5）脏器功能：

A. 视力：填写采用视力表测量后的具体数值，对佩戴眼镜者，可戴其平时所用眼镜矫正视力。

B. 听力：在被检查者耳旁轻声耳语"你叫什么名字"（注意检查时检查者的脸应在被检查者视线之外），判断被检查者听力状况。

C. 运动功能：请被检查者完成以下动作：两手触枕后部，捡起这支笔，从椅子上站起、行走几步、转身、坐下。判断检查者运动功能。

（6）查体：若有异常请在横线上具体说明，如可触及的淋巴结部位、个数，心脏杂音的描述，肝脾肋下触诊其大小等。建议有条件的地区开展眼底检查，特别是针对高血压或糖尿病患者。

A. 眼底：如果有异常，具体描述异常结果。

B. 足背动脉搏动：糖尿病患者必须进行此项检查。

C. 乳腺：检查外观有无异常，有无异常泌乳及包块。

D. 妇科：包括记录外阴发育情况及婚产史（未婚、已婚未产或经产式）。若有异常情况，请具体描述。

阴道：记录是否通畅，黏膜情况，分泌物量、色、性状及有无异味等。

宫颈：记录宫颈大小、质地，有无糜烂、撕裂、息肉、腺囊肿，有无接触性出血、举痛等。

宫体：记录宫体位置、大小、质地、活动度，有无压痛等。

附件：记录有无块状物、增厚或压痛。若扪及块状物，记录其位置、大小、质地，表面光滑与否、活动度、有无压痛及与子宫及盆壁关系。左右两侧分别记录。

（7）辅助检查：根据各地实际情况及不同人群情况，有选择地开展。老年人、高血压、2 型糖尿病和重性精神疾病患者的免费辅助检查项目按照各专项规范要求执行。

A. 在尿常规中的"尿蛋白、尿糖、尿酮体、尿潜血"填写定性检查结果。若为阴性，填"－"；若为阳性，根据检查结果填写"＋""＋＋""＋＋＋"或"＋＋＋＋"。也可以填写定量检查结果。对定量结果须写明计量单位。

B. 大便潜血、肝功能、肾功能、胸部 X 线、B 超检查结果若有异常，请具体描述异常结果。其中，B 超写明检查部位。65 岁及以上老年人腹部 B 超为免费检查项目。

C. 其他：表中列出的检查项目以外的辅助检查结果填写在"其他"一栏。

（8）现存主要健康问题：是指曾经出现或一直存在，并影响目前身体健康状况的疾病。可以多选。若有高血压、糖尿病等现患疾病或者新增的疾病需要同时填写在个人基本信息表"既往史"一栏。

（9）住院治疗情况：是指最近 1 年内的住院治疗情况，应逐项填写。日期填写年、月，年份必须写 4 位。若因慢性病急性发作或加重而住院/家庭病床，请特别说明。医疗机构名称应写全称。

（10）主要用药情况：是指对长期服药的慢性病患者了解其一年内的主要用药情况，西药填写化学名称及商品名，中药填写药品名称或中药汤剂，用法、用量按医嘱填写。用法指给药途径，如口服、皮下注射等。用量指用药频次和剂量，如每日 3 次、每次 5 mg 等。用药时间指在此时间段内一共服用此药的时间，单位为年、月或天。服药依从性是指对此药的依从情况，"规律"为按医嘱服药，"间断"为未按医嘱服药，频次或数量不足，"不服药"即为医生开了处方，但患者未使用此药。

附录 2－4 双向转诊记录（转出）

存根

患者姓名_____ 性别_____ 年龄_____ 档案编号_____

家庭住址_____ 联系电话_____

于_____年____月____日

因病情需要，转入_____单位_____科室_____接诊医生。

转诊医生（签字）：
年　月　日

双向转诊（转出）单

_____（机构名称）：

现有患者_____ 性别_____ 年龄_____ 因病情需要，转入贵单位，请予以接诊。

初步印象：

主要现病史（转出原因）：

续附录 2-4

```
主要既往史：

治疗经过：

转诊医生（签字）：
                                    联系电话：
                                    _____（机构名称）
                                                    年  月  日
```

填表说明：
(1) 本表供居民双向转诊转出时使用，由转诊医生填写。
(2) 初步印象：转诊医生根据患者病情做初步判断。
(3) 主要现病史：患者转诊时存在的主要临床问题。
(4) 主要既往史：患者既往存在的主要疾病史。
(5) 治疗经过：经治医生对患者实施的主要诊治措施。

附录 2-5 双向转诊记录（回转）

```
存根
患者姓名_____ 性别_____ 年龄_____ 档案编号_____
家庭住址_____ 联系电话_____
于_____年_____月_____日
因病情需要，转回_____单位_____接诊医生。

                    转诊医生（签字）：
                         年  月  日
```

```
双向转诊（回转）单
_____（机构名称）：
现有患者_____因病情需要，现转回贵单位，请予以接诊。
诊断结果_____住院病案号_____
主要检查结果：

治疗经过，下一步治疗方案及康复建议：

转诊医生（签字）：
                                    联系电话：
                                    _____（机构名称）
                                                    年  月  日
```

填表说明：
(1) 本表供居民双向转诊回转时使用，由转诊医生填写。
(2) 主要检查结果：填写患者接受检查的主要结果。
(3) 治疗经过：经治医生对患者实施的主要诊治措施。
(4) 康复建议：填写经治医生对患者转出后需要进一步治疗及康复提出的指导建议。

附录2-6 居民健康档案信息卡

（正面）

姓名		性别		出生日期	年　月　日
健康档案编号				□□-□□□□	
ABO 血型	□A　□B　□O　□AB		Rh 血型	□Rh 阳性　□Rh 阴性　□不详	

慢性病患病情况：
　□无　□高血压　□糖尿病　□卒中　□冠心病　□哮喘
　□职业病　□其他疾病

过敏史：

（反面）

家庭住址		家庭电话	
紧急情况联系人		联系人电话	
建档机构名称		联系电话	
责任医生或护士		联系电话	

其他说明：

填表说明：

（1）居民健康档案信息卡为正反两面，根据居民信息如实填写，应与健康档案对应项目的填写内容一致。

（2）过敏史：过敏主要指对青霉素、磺胺、链霉素过敏，若对其他药物或食物等物质（如花粉、酒精、油漆等）过敏，请写明过敏物质名称。

资料来源：李春玉，姜丽萍. 社区护理学［M］. 北京：人民卫生出版社，2017：287-301.

（宋丽青　林红）

参考文献

［1］郭红梅，尹卫，夏青，等. 居家护理平台在妊娠期糖尿病患者随访管理中的应用［J］. 中华护理杂志，2018，53（5）：517-521.

［2］何霞，王斌全，冯彦，等. 欧美国家常用居家护理评估工具简析及启示［J］. 护理研究，2017，31（21）：22-25.

［3］黄彩妹，陆柳雪，韦素雨. 慢性病患者居家护理模式研究现状［J］. 右江医学，2020，48（8）：634-637.

［4］李呈，孟爱凤，智晓旭，等. 肿瘤患者居家护理需求研究进展［J］. 护理研究，2018，32（24）：3819-3822.

［5］李玉春，姜丽萍. 社区护理学［M］. 北京：人民卫生出版社，2017.

［6］刘晓侠，陈勇，施燕，等. 我国居民电子健康档案建设现状调查［J］. 中国卫生资源，2015，18（6）：419-421.

［7］沈闵，薛小玲，张莉，等. 苏州市社区居家护理适宜技术需求的现状调查［J］. 护理实践与研究，2017，14（22）：113-115.

[8] 王芳. 空巢老年慢性病患者居家护理评估量表的构建与信效度检验 [D]. 太原：山西医科大学，2018.

[9] 王柳. 大数据时代我国居民健康档案数据平台建设 [J]. 中国统计，2017，5（12）：13-15.

[10] 于晓松，季国忠. 全科医学 [M]. 北京：人民卫生出版社，2016：38-40.

[11] 于晓松，路孝琴. 全科医学概论 [M]. 北京：人民卫生出版社，2018：80-97.

[12] 张立力，孙玉梅. 健康评估 [M]. 北京：人民卫生出版社，2017：228.

[13] 赵红. 社区护理 [M]. 北京：人民卫生出版社，2017：63-65.

[14] BJOMSDOTTIR K. I try to make a net around each patient：home care nursing as relational practice [J]. Scandinavian journal of caring sciences，2017，32（1）：177-185.

[15] CHUNG J，CHO I. The need for academic electronic health record systems in nurse education [J]. Nurse education today，2017，54（7）：83-88.

[16] KIM J G，RODRIGUEZ H P，ESTLIN K A，et al. Impact of longitudinal electronic health record training for residents preparing for practice in patient-centered medical homes [J]. The permanent journal，2017，21（3）：16-122.

[17] MARCON E，CHAABANE S，SALLEZ Y，et al. A multi-agent system based on reactive decision rules for solving the caregiver routing problem in home health care [J]. Simulation modelling practice and theory，2017，74（3）：134-151.

第三章 健康教育与支持

学习目标：
- 掌握社区健康教育的定义及特点。
- 掌握影响健康的因素。
- 熟悉社区健康教育计划的制订。
- 熟悉社区健康教育的实施与评价。

第一节 社区健康教育的特点

一、社区健康教育的定义

社区健康教育（community health education）是指在社区范围内开展有组织性、计划性、评价性的健康宣教活动，教育对象为社区居民，以家庭为单位进行，主要的目的是增加人们的自觉性，真正地做到预防疾病、保障健康，由此提高人们的生活质量。

二、社区健康教育的对象及特点

社区健康教育的对象包括社区居民和社区所辖各企事业单位、学校、商业及其他服务行业的从业人员，重点人群包括儿童、青少年及老年人等特殊人群，既包括慢性疾病患者，也包括健康人群及亚健康人群。应针对健康教育对象的特点有针对性地开展健康教育活动。

（一）社区儿童健康教育

社区儿童健康教育的对象主要是孕晚期夫妇、儿童家长。社区儿童健康教育的主要内容如下：

1. 婴幼儿合理喂养

婴儿出生后6个月内，应坚持纯母乳喂养。自婴儿6个月起，开始逐步为其添加辅食。2岁后应培养幼儿独立进食、不挑食、不偏食等良好的饮食习惯。

2. 生活卫生习惯的教育与培养

培养婴幼儿规律的作息时间及正确的站、坐、行、读书、写字的姿势，保持良好的日常生活卫生习惯。

3. 小儿常见疾病的防治指导

家长应熟知小儿肺炎、腹泻、佝偻病、营养不良等儿童常见疾病的预防和家庭护理知识。了解儿童预防接种的意义，掌握预防接种的具体时间、接种后可能出现的反应及相应的处理方法。

4. 儿童心理卫生教育

婴儿从出生就开始了快速学习的过程。父母给予孩子关爱和支持，有利于他们成长得更快、更好。父母应进行儿童生长发育监测，根据儿童年龄特点，通过和孩子一起做游戏和探索新事物给孩子提供早期刺激，促进他们的感觉、语言和动作发育。

（二）社区妇女健康教育

社区妇女健康教育的主要对象是成年女性。她们的健康素养水平不仅直接影响自身的健康状况，而且还会影响下一代的健康及其家庭幸福。社区妇女健康教育的主要内容如下：

1. 女性生理各期的健康教育

（1）月经期：月经期健康教育包括月经的生理知识、经期的卫生保健常识、痛经的防治等。

（2）围婚期：结婚是人生的重大转折点，婚前体检的重要性、性生活知识、优孕优生等知识，都应在婚前得到普及。

（3）妊娠期：妊娠期的健康教育包括妊娠母体的反应与变化、妊娠期用药注意事项、合理膳食、定期产前检查的意义、住院分娩的重要性、常见妊娠并发症的症状与防治措施等。

（4）围生期和哺乳期：健康教育内容包括有关产褥期的正常生理现象和卫生知识，母乳喂养的好处、母乳喂养的正确方法等。

（5）更年期：普及更年期保健知识，帮助妇女正确对待更年期，保证其身心健康。

2. 妇女常见疾病的防治

（1）妇女生殖道感染是妇科最常见疾病，包括阴道炎、宫颈炎、盆腔炎、性病等，可引起不孕不育，影响广大妇女的身心健康及家庭生活。健康教育内容有：要讲究个人卫生，内裤经常清洗和日晒，使用清洁的月经期卫生用品等，发现不适及时就医。

（2）宫颈癌和乳腺癌是女性常见癌症，35岁以上的人群和高危人群应坚持定期体检，积极参加两癌筛查。早发现、早治疗，最大限度降低癌症带来的危害。

3. 家庭健康教育

妇女是每一个家庭的健康管理者，应做到：

（1）居室定时通风、定期清洁打扫。

（2）一日三餐合理膳食，保证营养摄入。

（3）了解家庭用药与护理知识，如自测血压、监测体温的方法及感冒、腹泻、烫伤、外伤等的处理方法。

(4) 鼓励家庭成员多沟通，相互理解、支持、信任，促进家庭和睦。

（三）社区老年人健康教育

1. 心理卫生教育

组织动员老年人参加集体活动，培养广泛的兴趣和爱好，克服不良的生活习惯，保持良好的心情，促进身心健康。同时，应向老年人的家庭成员和子女进行敬老爱老的教育，让他们常回家看望老年人，满足老年人的心理需求。

2. 生活卫生教育

根据老年人的生理特点和老年人易患疾病的特点进行针对性的、预防为主的教育。例如，起居规律，避免疲劳过度；在日常生活中注意加强个人防护，避免意外伤害；饮食上以富含蛋白质、低脂肪、低胆固醇、少盐、少糖、富含维生素及微量元素的食品为主，食物要求易吞咽、易消化、定时定量、合理平衡。

3. 老年人常见病防治知识教育

对老年人进行常见病的防治知识教育，做到早发现、早治疗，遵医嘱用药，积极促进康复。

4. 社区临终关怀与死亡教育

社区临终关怀与死亡教育详见第九章"终末期患者的社区护理"相关内容。

三、影响健康的因素

影响人类健康、诱发疾病、导致死亡的相关因素涉及范围广泛，主要归结为以下三类因素。

（一）遗传因素

遗传因素与慢性非传染性疾病的发生有密切联系。例如，我们所熟知的高血压、糖尿病等多种慢性病，患者的父母单方或者双方患有此类疾病，子女的患病风险会明显增加。

（二）环境因素

生活环境是生存和繁衍的重要外界条件，自然环境和社会环境的过度改造，使生态系统遭受严重破坏，同时打破了人体与环境之间的平衡关系，从而增加人体患病的风险和疾病的发生。

(1) 生物性危险因素：如细菌、病毒、寄生虫等。

(2) 物理、化学性危险因素：如自然环境中存在的振动、噪声、电离辐射、电磁辐射等，空气中的粉尘，排放的废气、农药等。

（三）行为因素

人类的行为及生活方式与大多数慢性非传染性疾病、感染性疾病、意外伤害等的关系极为密切。据统计，引起人类死亡的四大疾病（心血管疾病、恶性肿瘤、脑血管疾病和意外伤害）占人类死亡因素的88%，而这些疾病与吸烟、酗酒、运动缺乏、高盐饮食、精神紧张等不良生活方式密切相关。

第二节　制订社区健康教育计划

一、评估健康教育需求

（一）教育对象

首先要明确健康教育对象的需求，收集资料时，侧重于以下几个方面：

（1）基本情况，如年龄、性别、身体健康状况、家族遗传因素等。

（2）生活方式，如吸烟、酗酒、饮食、睡眠、性生活、日常锻炼等。

（3）学习情况，如受教育程度、求学经历、专业特长、获取知识方式、学习愿望、学习态度、是否存在心理压力等。

（4）健康知识的了解与掌握情况，如是否了解规避疾病危险因素、预防疾病、防治并发症的方法，药物应用的注意事项等。

（二）教育环境

健康教育计划关注的教育环境侧重于收集人群的学习条件、工作职业、住房、交通、经济收入等方面资料。

（三）医疗卫生服务资源

要掌握当地卫生医疗机构的坐标、服务条件、居民可享受的医疗服务，以及医疗保险报销的范围等，了解当地的司法情况、医疗卫生政策、社会与经济状况等。

（四）健康教育者

要考核健康教育者的水平、能力、范围、经验，评估健康教育者是否具备宣教的热情。采用直接评估与间接评估两种方式进行评价。直接评估是通过观察、问卷调查、座谈等方式直接评估健康教育者是否具备教育资质；间接评估是采用查阅健康教育者的档案资料、询问健康教育者亲友、快速流行病学评估等方法来评估健康教育者是否具有教育资质。

二、确定健康教育问题

根据所收集的健康评估方面的资料，提出健康教育问题，并对此进行分析、判断。确定健康教育问题的步骤：

（1）收集资料、信息，发现健康教育潜在或现存的问题。

（2）了解健康问题对教育对象的健康所构成的威胁的程度。

（3）阐述开展健康教育具备的能力和资源。

（4）提出健康教育可以解决和改善的健康问题。

（5）发现与健康问题相关的行为、环境因素和促进行为改变的相关因素。

（6）确定健康教育的优先项目。

三、制订健康教育目标

（一）总目标

总目标一般比较宏观、长远，是健康教育工作要实现的一个愿景，也是对健康教育工作提出的一个努力方向。

（二）具体目标

1. 制订原则（SMART 原则）

（1）具体的（special，S），即目标需要是具体的、明确的，不能是抽象的。
（2）可测量的（measurable，M），即目标是可以通过一定的评价标准测量的。
（3）可完成的（achievable，A），即目标是能够完成的。
（4）可信的（reliable，R），即制订的目标需要是可以信赖的。
（5）有时限性的（time bound，T），即订立的目标需要有一个规定的时限。

2. 内容要求

具体目标的制订要回答4个"W"和2个"H"问题。
（1）对谁（who）。
（2）实现什么变化（what）。
（3）在多长时间内实现这种变化（when）。
（4）在什么范围内实现这种变化（where）。
（5）实现多大程度的变化（how much）。
（6）如何测量这种变化（how to measure）。

（三）具体目标的分类

1. 教育目标

教育目标指为实现行为改变所应具备的知识、态度、信念和技能等，是反映健康教育项目近期干预效果的指标。

2. 行为目标

行为目标指健康教育计划实施后，期望干预对象在行为养成方面可以达到的目标，是反映健康教育近期或中期效果的指标。

3. 健康目标

健康目标指健康教育计划实施后，期望干预对象在健康状况方面可以达到的目标。健康状况的改变往往需要较长时间，因此，健康目标通常反映的是健康教育的远期效果，如发病率降低、健康水平提高、平均预期寿命延长等。一项健康教育计划应该设什么目标，设多少个目标，没有统一规定，也不是所有计划都需要具备教育、行为、健康这三类目标。因此，制订健康教育计划时应综合考虑计划的性质、健康问题的特点、干预措施、期望产生的效果等因素。

四、制订健康教育计划

健康教育计划是在需求评估的基础上，针对需要优先解决的健康问题，提出需要开展的一系列健康干预活动及开展这些活动的方法、步骤。

（一）制订原则

（1）目标明确。健康教育计划必须有明确的目的和目标，目标要尽可能具体和可测量。

（2）重点突出。健康教育计划必须重点突出，明确健康教育项目的关键环节，针对关键环节，提出具体、可行的工作方案。

（3）科学可行。根据人力、物力、财力合理制订健康教育计划。开展社会倡导和行为干预，不仅要了解社区主要的健康问题，还要了解社区居民的思想观念、文化习俗、受教育水平、经济状况等，以及工作中可能遇到的困难和障碍。

（4）社区参与。制订健康教育计划强调社区成员的参与，尤其是社区领导、意见领袖和目标人群的参与。倾听他们的意见和建议，达成共识，这是健康教育项目顺利实施的重要保障。动员社区参与本身就是一次很好的项目宣传和公众倡导活动。

（二）制订步骤

健康教育计划的制订包括9个步骤：需求评估、确定优先项目、确定计划目标、确定干预策略、确定干预日程、确定工作人员队伍、确定经费预算、确定评价计划、开展形成评价。

（三）制订健康教育年度计划

健康教育计划要以计划书的形式呈现，这样便于执行团队和目标人群了解健康教育项目，明确项目目标、任务和时间进度等。因此，健康教育计划是健康教育项目的有机组成部分，撰写健康教育计划书也是社区健康教育工作者应该具备的一项基本专业技能。

1. 撰写健康教育年度计划书

健康教育年度计划书通常包括制订依据、预期目标、计划开展的工作、时间安排、人员安排、经费预算、效果评价等。

（1）制订依据。制订依据主要阐明计划制订的背景和意义，主要内容包括社区基本情况（如人口数量、人口构成、经济水平、社区文化水平等）、社区居民主要健康问题及影响因素（如患病率前10位的疾病、死因构成前10位的疾病、主要健康危险行为等）。

（2）预期目标。制定预期目标，要从工作目标和效果目标两方面考虑。工作目标指本年度结束时，健康教育工作的完成情况，即健康教育服务分别需要达到的具体要求。效果目标指期望辖区居民的健康相关知识、行为及健康状况需要达到的水平，其中最重要的效果评价指标是健康素养水平，其他指标还包括人群吸烟率、健康知识知晓率、健康行为形成率等。行为生活方式和健康状况的改变需要较长时间，因此，也可制订中、远期目标，如3年目标、5年目标、10年目标等。检验预期目标是否实现，需要通过专项调查来评价，即健康教育效果评价。

（3）计划开展的工作。针对"健康教育服务规范"规定的健康教育服务要求，分别制订年度计划，包括开展每项健康教育服务的总次数、每次服务的主题、主要活动、目标人群、预计开展的时间、负责人等。

（4）时间安排。将健康教育服务的年度计划分别进行汇总，以时间进度表的形式，将全年的各项活动按照时间顺序排列出来，即为时间安排。

（5）人员安排。每项工作的落实都要具体到人。应明确项目的负责人、主要参与者、组织协调者等。

（6）经费预算。列出开展每次健康教育服务的各项开支，将各项开支汇总即为开展此次健康教育服务的预算。再把每次服务的预算汇总，即为年度总预算。

（7）效果评价。对健康教育服务分别开展评价。评价内容主要包括过程评价和效果评价。不要求对每次活动都开展评价，但每年应该至少开展1次分别针对健康教育服务的评价。

2. 注意事项

（1）健康教育的内容应尽量覆盖"健康教育服务规范"要求的7项内容。应细化不同人群的教育内容，使健康教育服务更具针对性。

（2）健康教育的形式及数量应达到健康教育服务规范的要求，符合形式为内容服务的原则，根据每次健康教育服务的具体内容、目标人群文化水平和接受能力、健康教育资源等具体情况，确定适宜的一种或几种形式。

（3）制订计划时，应注意以下两点：一是时间安排不宜过满，应为临时性任务安排机动时间；二是要考虑节假日、气候、农忙等因素，合理安排时间。

（4）可以根据本地特点，开展有地方特色、群众喜闻乐见的健康教育活动。

第三节　社区健康教育的实施与评价

一、社区健康教育的实施方法与技巧

（一）社区健康教育的实施方法

1. 个体健康教育方法

通过个体谈话或咨询给予个体指导的方式开展健康教育。其特点是：①指导者与学习者能够较容易地建立相互信任的关系；②与群体健康教育相比，指导者容易得到学习者的信息反馈，内容更具有针对性；③便于顾及个人的能力与需要，易达到目标。

2. 群体健康教育方法

根据社区人群特点，采用以下方法对居民进行健康教育：

（1）定期组织报告会。报告会具有经验交流性质，可在街道、居委会、社区范围内组织。其特点为规模大、听众多、内容具体，容易获得预期效果。

（2）专题讲座。就社区居民存在的卫生健康问题，可请一些医学专家、专业人士等进行专题讲座。例如，慢性非传染性疾病防治，可从病因、病理、临床表现、预防、治疗及心理等方面进行知识的传授，使居民了解和掌握这方面的知识。

（3）小组讨论会。其特点是主持者和学习者一起围绕中心议题展开讨论，参加者畅所欲言、各抒己见，与会者相互学习、相互帮助，互动性强。

（二）健康教育的技巧

社区健康教育的目的是发动和引导社区居民树立健康意识，养成良好的卫生行为和生活方式，以提高自我保健能力和群体的健康水平。熟悉并掌握社区健康教育的交流技巧，对保障广大居民的身心健康具有重要的作用。

1. 掌握与不同对象交流的技巧

（1）老年人。老年人身体素质差，常患有多种慢性病，其听力和记忆力减退，固执、依从性差，交流时要耐心，治疗要点应不断重复。同时，要关注其丧失亲人、退休后的心理失落、经济能力下降等很多影响健康的问题。

（2）儿童和青少年。儿童大多活泼、好动、好奇心强，交流时应和蔼可亲，词汇简单、明了，在做处置前应提前交代，让他们了解治疗的必要性，争取其配合。在沟通的过程中要经常给予鼓励和赞赏。处于青春期的青少年，希望能得到和成人同等的待遇。与他们交流时，必要时可以让家长回避。

（3）残疾人与贫困居民。对于这一弱势群体，不仅要一视同仁地给予必要的尊重，还应给予更多的关心和同情，减少他们就医的困难，为他们选择最好的治疗方案。对社区医生遇到的一些无力解决的困难，要主动寻求帮助他们的办法，起到卫生服务协调者的作用。

（4）亚健康人群。同慢性病患者相比，与这一群体的交流更困难一些。他们对疾病威胁的感受不深，正处于工作和生活压力大的阶段，应主动、经常为其发放健康教育处方和防病手册，使他们认识到疾病存在的易感性和危害性，意识到自己是健康的主人。

2. 采取居民易于接受的语言沟通

（1）营造轻松和谐的氛围。积极营造轻松和谐的交流氛围、拉近医患距离，增强患者的依从性，在与社区居民和患者平素接触时，充分发挥和患者、居民熟悉的优势，主动热情地与其打招呼，对不熟悉的、初次见面的，要主动地做自我介绍，缓解他们的紧张心理，然后切入主题，通过巧妙的沟通了解患者想获得的信息和知识。

（2）掌握倾听的技巧。倾听是人与人之间相互尊重、彼此欣赏和关怀的重要基础。在倾听时要认真专心、目光诚恳，以获得其信任。要认同倾诉者的感受，使倾诉者感到你对他（她）的关心和理解，不打断对方讲话，不轻易下结论，不急于表达自己的意见。

（3）善于利用好语言的交流。使用通俗易懂的语言，适当重复那些重要而又不易被理解的概念，及时反馈没有被理解的部分，讲清自己要阐述的观点与理论，避免职业性的语言，善于使用美好的和保护性的语言，要针对不同的教育对象使用不同的语言，有利于教育对象的接受，避免伤害性、消极或模糊的语言，同时要注意语速和语调。采取互动式的交流方式并讲究语言的艺术性，可以多采用归纳性的语言，这样既增加了趣味性，又有利于教育对象的记忆。

3. 改变传统的交流模式

（1）由灌输型转向启发式。以答疑为主要形式，边讲边讨论。采取不断深入的互动法、知识竞赛的激励法、自编自导自演的文艺感召法、节目宣传的轰动法等群众喜闻乐见的形式。同时，多采用归纳性的语言，如讲健康饮食时可以像洪昭光教授那样归纳为"一、二、三、四、五""红、黄、绿、白、黑"；强调群众自身在健康促进中的作用时，可说"最好的医生是自己"等。

（2）由重常识宣传转向重优质服务。过去的健康教育大多注重常识宣传，只要求群众做什么，而不是为群众做什么，因此效果并不理想。可以通过具体的咨询服务，如称体重、量身高、赠送限盐勺和科普小册子、戒烟药物和便民卡等，逐渐使居民感到健康教育既实惠又有用，进而能主动参与。

（3）由集中宣讲转向"因人施教，分层施教"。例如，宣讲预防糖尿病相关并发症时，对合并妊娠期糖尿病的孕妇，主要宣讲合理营养及妊娠期运动相关知识，避免分娩巨大儿；对老年糖尿病患者，主要宣讲糖尿病饮食及用药相关知识，控制血糖，避免引起心脑血管疾病等并发症。

（4）健康教育格局由"独唱型"转向"社会合唱型"。若健康教育只是社区卫生服务中心唱"独角戏"，影响面必然偏小。为改变这种单一的健康教育格局，应充分利用社区资源，真正做到资源共享，如与学校、机关、部队干休所等合作，不仅可以很好地解决场地问题，健康教育的效果也会更好。

二、社区健康教育的评价

社区健康教育的评价包括过程评价及效果评价，其中效果评价可以分为近期效果评价和远期效果评价。

过程评价主要评估项目活动执行情况、项目活动的覆盖面、目标人群的满意程度、项目活动的质量、工作人员工作情况、项目资源使用情况。过程评价可以通过查阅社区居民健康档案、观察式参与法等形式实现。

近期效果评价是指对受教育对象出现的健康行为、健康知识等近期阶段性指标进行评价；远期效果评价是指对健康状况、生活质量、心理等远期结局指标进行评价。效果评价可以通过问卷调查、流行病学调查、人口学调查等方式实现。

案例拓展

某地区在医院开展一项控烟项目，具体目标为：活动实施1年后，开展项目地区其医疗机构中吸烟的男性医务人员的戒烟率达到30%以上。这项目标中包含了哪6个具体要素？

（吴冰虹　肖菲娜）

参考文献

[1] 乐春生,高萌,潘文波. 城市社区健康教育与健康促进[J]. 长江大学学报(自然科学版),2016,13(12):68-70.

[2] 李春玉. 社区护理学[M]. 北京:人民卫生出版社,2017:23.

[3] 李英华,李莉. 健康教育服务实施与评价指南[M]. 北京:北京大学医学出版社,2017:13-71.

[4] 刘玉枝. 社区护士如何开展健康教育及发挥作用的探讨[J]. 中国城乡企业卫生,2018,195(1):33-35.

[5] 刘云祥. 试述社区健康教育的交流技巧[J]. 世界最新医学信息文摘,2018,15(35):140.

[6] 任光为,何秋萍,刘克强,等. 社区健康教育在全科医疗实践工作中的探索[J]. 健康教育与健康促进,2018,13(2):108-109.

[7] 武留信,曾强. 中华健康管理学[M]. 北京:人民卫生出版社,2016:102-114.

[8] 赵淑英. 社区健康教育与健康促进学[M]. 北京:北京大学医学出版社,2018:59-124.

[9] 赵莹莹,李军文,刘素蓉. 护理健康教育方法的研究进展[J]. 现代临床医学,2017,43(2):150-153.

第四章 社区重点人群保健

学习目标：
- 掌握影响儿童生长发育的因素及体格生长常用指标。
- 掌握疫苗接种常见的不良反应及处理。
- 掌握社区妇女各个时期的生理、心理特点及保健管理具体内容。
- 掌握老年人的社区护理要点及居家护理基本操作技术。
- 掌握临床上常用的残疾人自理能力评估量表的评定方法。
- 熟悉计划生育指导内容。
- 熟悉残疾人的自理能力评估方法。

第一节 社区儿童保健

一、社区儿童保健的任务及意义

社区儿童保健是指社区卫生服务人员根据儿童不同阶段的生长发育特点，了解社区儿童不同阶段的保健重点，建立完善的各项管理制度和技术常规，推广适宜儿童的保健技术，努力降低儿童常见病、多发病的发生率和死亡率，促进社区儿童生理及心理健康，防止疾病流行和意外伤害的发生。

不同年龄阶段的儿童在解剖、生理、病理、心理等各方面的特点不尽相同，其保健工作的重点也不同，因此，应根据儿童生长发育的规律及不同年龄阶段的特点做好社区儿童保健工作。

二、儿童生长发育特点

儿童生长发育为连续不断的过程，生长主要指身体各器官、系统的长大，一般用相应的测量值来表示，是一个"量"的变化过程；发育主要指细胞、组织、器官的分化与功能成熟,是一个"质"的变化过程。

(一)儿童生长发育规律

儿童生长发育的一般规律包括阶段性和连续性、速度的不均衡性、顺序性、个体差异性。

1. 生长发育不仅有阶段性又有连续性

婴幼儿期是各个领域都蓬勃发展的时期,但不是等速进行的。年龄越小,体重和身长的增长越快;以后生长速度逐渐变慢;而青春期又是一个加速生长的时期。性成熟是青春期发育最重要的特点之一。

2. 各系统器官生长发育速度不均衡

儿童时期各器官系统的发育有先有后、有快有慢。如神经系统发育从胎儿期开始,生殖系统的发育在整个儿童时期的发育中是最晚的。而在儿童期迅速发育的为免疫系统,至青春期达高峰。其他系统(如呼吸系统、循环系统、消化系统等)的发育基本上与体格生长相平行。(图4-1)

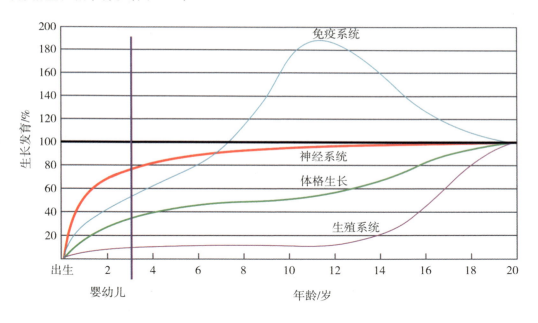

图4-1 各系统器官发育不平衡

3. 生长发育的顺序性

身体发育方面,胎儿期头颅生长最快,因此,婴儿的头几乎占了全身身长的1/4。动作发育方面,由上到下,婴儿先会抬头、翻身、坐、爬、站,然后才会走;由近到远,包括先会挥动手臂,再做手指运动,先会控制腿,再控制脚的活动;由粗到细,包括先会上肢随意动作,再会用全手掌抓取东西,2岁时会用勺子吃饭,5岁时表现对铅笔和剪刀的良好控制;由简单到复杂,表现为先掌握单词词汇,再学会组词、造句。

4. 生长发育的个体差异性

受先天和后天因素的影响，每个儿童的生长发育不可能一致，即使是年龄相同、性别相同的儿童群体，也有高、矮、胖、瘦之别。因此，评价儿童的生长发育必须要考虑不同因素的影响，避免将"正常值"作为唯一的评价依据。

（二）影响儿童生长发育的因素

1. 遗传

种族、家族的遗传信息不但会影响儿童的容貌、体态特征，某些遗传性疾病还会影响儿童的生长发育。

2. 营养

儿童主要通过与周围环境中的人和物体互动来获得技能，营养不良的儿童主动活动行为减少，多倾向于被动行为，所以营养不良的儿童不但生长发育落后，获得的生活技能也会相应减少。

3. 睡眠

儿童睡眠时间与睡眠质量对生长发育的影响很大。睡眠时期是生长激素分泌的主要时期，生长激素能促进骨和软骨的生长，睡眠不足的儿童身高会受到影响。另外，睡眠也与神经发育相关，睡眠不足的儿童记忆力下降，反应速度慢，性格也会变得较为急躁。

4. 孕母情况

孕妇健康是胎儿健康发育的关键因素。妊娠期母亲营养严重缺乏可引起胎儿流产；妊娠早期滥用药物、感染、创伤等都可使胎儿发育阻滞；妊娠期母亲抽烟可能会引起胎儿脑组织形态结构和功能异常，严重者甚至会造成流产、早产。

5. 环境因素

（1）自然环境：居住环境通风、温湿度适宜、阳光充足、水源清洁等，能使儿童生长发育达到最佳状态。

（2）家庭环境：家庭环境对儿童健康的重要作用不可忽视。父母关系融洽、育儿观念正确等都有利于促进儿童体格生长、神经心理发育。

（3）社会环境：经济发达、知识水平高、重视医疗保健等，对促进儿童的生长发育有积极的作用。

综上所述，遗传、营养、睡眠、疾病和环境等决定儿童的生长发育水平。只有优生、优育、优教，儿童的健康成长才有保障。

（三）儿童体格生长常用指标

1. 出生至青春期前的体格生长规律

（1）体重：体重（weight）指人体的总重量，是反映儿童营养与健康状况最常用的指标，既容易被测量又容易被家长理解，这也是儿科临床计算用药量、输液量等的重要依据。

婴儿出生平均体重约为 3 kg，至 1 岁时其体重约为 10 kg，至 2 岁时其体重为 12～

13 kg。2 岁到青春期前体重增长减慢，呈稳步增长，每年约增长 2 kg。进入青春期后体格增长突飞猛进。

体重测量需要在室温 22～24 ℃，晨起未进食前将大小便排空后把衣裤、鞋袜脱掉再进行称重。平时可以在餐后 2～3 小时称重，比较准确。使用体重秤前校正零点，3 岁以下婴幼儿用盘式杠杆秤采用卧式测量，一手托住头部，一手托住臀部，放于体重秤上进行；3 岁以上儿童站立测量，站在踏板中央，双手自然下垂。当没有测量体重的条件时，为便于医务人员计算儿童用药量和输液量，可用公式估算体重（表 4-1）。

表 4-1 儿童体重估算公式

年龄	出生	3～12 月龄	1～6 岁	7～12 岁
体重（kg）	3.25	[年龄（月）+9] /2	年龄（岁）×2+8	[年龄（岁）×7-5] /2

资料来源：王卫平，孙锟，常立文. 儿科学[M]. 北京：人民卫生出版社，2018：8-25.

（2）身高（长）：身高（height）是头、躯干（脊柱）与下肢长度的总和，是反映人体线性生长的重要指标，增长规律与体重相似。婴儿出生平均身长约为 50 cm；出生后第 1 年身长约增长 25 cm，至 1 岁时婴儿身长约为 75 cm；出生第 2 年后增加速度减慢，平均每年增长 10～12 cm，至 2 岁时身长约为 86 cm；2 岁后到青春期前身高（长）呈稳步增长，每年增长 5～7 cm。

测量时，被测者需要脱去鞋、帽。年龄在 3 岁以下的儿童采用卧位测量，取仰卧位，头需要紧贴在接触板顶端处，并保持躯干伸直，测量者左手需要将儿童双膝按住，使儿童腘窝接触测量床，右手推动足板面，使儿童足底贴于足板面，读出身长（厘米）（图 4-2）。3 岁以上儿童赤脚，以"立正"姿势站在身高计的底板上（图 4-3）。

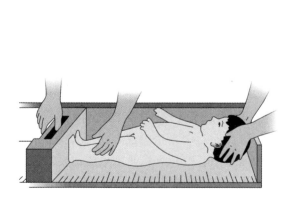

图 4-2 卧位测量身高

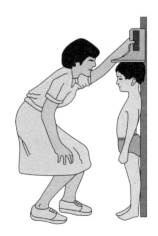

图 4-3 站位测量身高

身高（长）包括头、躯干（脊柱）和下肢的长度，这 3 部分的增长速度并不一致。在宫内和婴幼儿期，头部领先生长，而至青春期却以下肢生长为主。因此，各年龄期儿童头、脊柱和下肢所占身高（长）的比例在生长过程中发生了变化。婴幼儿头长占身长的1/4，成年后头长占身长的1/8。

（3）头围：头围（head circumference，HC）可以反映头颅的大小及脑的发育情况。出生时头围平均为33～34 cm，至1岁时约为46 cm，至2岁时约为48 cm。脑发育不良的婴儿头围常过小，脑积水或脑肿瘤的婴儿可能出现头围过大或增长过快。测量头围时被测者取立位或坐位，操作者位于儿童右侧，左手将软尺"0"点固定在儿童右侧眉弓上缘，右手将软尺紧贴头皮，绕过枕骨粗隆回至"0"点。

（4）胸围：胸围（chest circumference，CC）可以反映肺和胸廓的发育情况。出生时胸围比头围小1～2 cm，1岁左右时胸围约与头围相等。测量时儿童两手自然下垂，操作者用左手固定软尺"0"点在乳头下缘，右手将软尺紧贴胸部，绕背部沿两肩胛骨下缘回至"0"点。

（5）上臂围：上臂围（upper arm circumference，UAC）可以反映儿童营养状况。5岁以下儿童可以通过测量左上臂围评价营养状况，标准为：＜12.5 cm为营养不良，12.5～13.5 cm为营养中等，＞13.5 cm为营养良好。测量时儿童体位可以为站立、坐位或平卧位，双手自然下垂，操作者用一手固定软尺"0"点在上臂中点（肩峰至鹰嘴中点），另一手将软尺紧贴上臂中点皮肤绕臂1周。

2. 青春期体格生长特点

青春期受性激素等因素的影响，体格生长出现出生后的第2个生长高峰，而且出现明显的性别差异。青春期开始的标志是女孩乳房发育（9～11岁），男孩睾丸增大（11～13岁）。青春期开始1～2年后，身高开始加速增长，达生长高峰，并持续2.5～3.0年，女孩平均年增高8～10 cm，男孩平均年增高9～11 cm。青春期开始和持续的时间存在个体差异，生长高峰提前者，身高的增长停止较早，因此，男孩最终身高一般比女孩高12～13 cm。

青春期体重的增长与身高平行，无论男女，体重均增长25～30 kg。青春期体形发生显著改变，女孩逐渐形成身体曲线，耻骨与髂骨下部的生长与脂肪堆积，使臀围加大；男性则肩部增宽，下肢较长。

（四）与儿童体格生长有关的其他系统的发育

1. 骨骼发育

（1）颅骨发育：儿童出生时骨缝稍有重叠，至2～3月龄逐渐消失。头部有前囟门和后囟门，正常儿童前囟12～18月龄闭合；而后囟出生时已经很小甚至已闭合，一般在出生后2～3月龄闭合。小头畸形者前囟过小，脑积水患儿则可能出现前囟过大。

（2）脊柱发育：出生时脊柱仅呈轻微后凸，随着头部和四肢的动作发育逐渐形成弯曲。3～4月龄时婴儿抬头使颈椎前凸，形成颈曲；6～7月龄婴儿会坐时使胸椎后凸形成胸曲；1岁左右开始行走使腰椎前凸形成腰曲。

2. 牙齿发育

人类有2副牙齿，分别是乳牙（共20颗）和恒牙（共28～32颗）。出生后4～10个月乳牙开始萌出，3岁前出齐。13月龄后未萌出者为乳牙萌出延迟。乳牙萌出时间及顺序如图4-4所示。

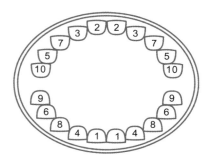

1. 6～10月龄；2. 8～12月龄；3. 9～13月龄；4. 10～16月龄；5. 13～19月龄；
6. 14～18月龄；7. 16～22月龄；8. 17～23月龄；9. 23～31月龄；10. 25～33月龄。

图4-4 乳牙萌出时间及顺序

第1颗恒牙萌出大约在儿童6岁时，乳牙也在6～12岁期间被同位恒牙逐个替换，约在18岁以后萌出第三恒磨牙（智齿），也有终生第三恒磨牙不萌出者。恒牙一般在20～30岁时出齐（图4-5）。

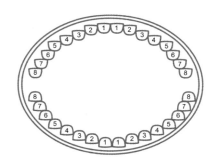

1. 6～8岁；2. 8～9岁；3. 11～12岁；4. 10～11岁；
5. 10～12岁；6. 6～7岁；7. 12～13岁；8. 17～21岁。

图4-5 恒牙萌出时间和顺序

儿童在长第1颗牙齿后，有必要预约一位牙医及进行随诊，让孩子从小就适应牙科诊室的环境，牙医能及早发现孩子的牙齿问题并做出诊治。儿童牙齿保护性治疗有涂氟和窝沟封闭等。涂氟保护漆在牙齿表面，使牙齿表面形成氟层，坚固牙釉质，减少龋齿发生，既可以保护乳牙，也可以保护恒牙。窝沟封闭就是在磨牙凹凸不平的咬合面上涂一层树脂材料，使细菌和食物都无法在这中间停留。窝沟封闭建议在牙齿萌出4年之内进行，乳磨牙建议3～4岁左右进行，第一磨牙在6～7岁进行，第二磨牙在12～13岁进行。对于部分特殊儿童（如残疾或智力障碍者），为保护其牙齿可适当放宽进行窝沟封闭的年龄范围，但前提是牙齿没有龋坏。

3. 生殖系统发育

（1）男性生殖系统发育：出生时睾丸大多已降至阴囊。睾丸增大是男孩青春期的第一征象，其分泌的雄激素促进第二性征的出现。男性性功能发育成熟的标志是遗精的出现。从睾丸增大到遗精出现平均历时3年。

(2) 女性生殖系统发育：乳房发育是女孩青春期始动的标志，多在9～11岁。女性生殖功能发育成熟的标志是月经初潮来临。

(五) 儿童神经心理发育

1. 神经系统发育

新生儿出生时，其脑细胞数量接近成人，但不像在成人大脑中一样连接在一起，神经髓鞘的形成和发育约在4岁才完成。

2. 感觉发育

新生儿环境中的各种刺激，如视觉、听觉、味觉、嗅觉、触觉等，都是影响大脑发育的因素。

(1) 视觉发育：新生儿已有视觉感应功能，出生时视觉系统发育不成熟，视力约为0.05。在环境的刺激下，视力逐渐发育。儿童在3～4月龄时头眼协调较好；1～1.5岁时能辨别形状；2岁时能区别不同的颜色，能分清横线和竖线；4～5岁时视深度充分发育；6岁时视力达到5.0左右。

(2) 听觉发育：出生时听力差；出生后3～7天听觉明显好转；3～4月龄时能辨别声音方向；7～9月龄时能理解语言的意义；13～16月龄时能听懂自己的名字；4岁时听觉发育已经完善。

(3) 味觉发育：出生时味觉发育已完善。5～6月龄为味觉发育关键期，该时期的婴儿对食物的味道改变敏感，可以逐渐添加辅食。

(4) 嗅觉发育：嗅觉中枢与神经末梢出生时已基本发育成熟，能闻出母亲乳汁的气味而找到乳房；7～8月龄时开始对芳香气味有反应。

(5) 触觉的发育：5种基本感觉中，触觉是人体发育最早、最基本的感觉，包括冷、热、光滑、粗糙、压力、疼痛、震动等感觉。新生儿期触觉发育已高度敏感，例如，为婴儿进行沐浴时，婴儿突然尖声哭叫，应警惕是否水温过高。疼痛对婴儿近期和远期都有不同程度的影响，在进行某些可能会引起疼痛或不适的侵入性操作时，应采取减轻疼痛的措施。对于轻、中度疼痛，建议采取非药物性干预措施，如拥抱、抚触（图4-6）、非营养性吸吮等。

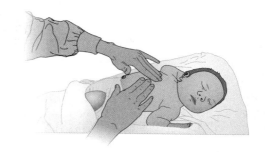

图4-6 新生儿抚触

3. 知觉发育

知觉指人脑对外界刺激的整体看法和理解，包括想象、思维、理解等。

(1) 想象的发展：新生儿无想象能力；1～2岁儿童仅有想象的萌芽；学龄前期幼儿以无意想象为主。

(2) 思维的发展：1岁以前的婴儿没有思维能力；1岁后，幼儿开始出现初级的形象思维；3岁后，儿童开始有初步的抽象思维。

4. 运动发育

运动发育可分为粗大运动（包括平衡）发育和精细运动发育。

（1）粗大运动发育：粗大运动（gross motor）指身体对大动作（如颈肌、腰肌的平衡能力，以及爬、站、走、跑、跳等）的控制。儿童在 24 月龄后可双足并跳，在 30 月龄时会独足跳。

（2）精细运动发育：精细运动（fine motor）指手和手指的动作，如抓捏物品、涂画、叠方木等。儿童出生后表现为握拳很紧；3～4 月龄时可用全手掌抓握物体；6～7 月龄时则可换手握物且能独自摆弄小物体，并可用拇指、食指拿捏；12～15 月龄时学会用匙、涂鸦；2 岁时会翻书；3～4 岁时会使用一些"工具性"玩具；5～6 岁时能学习写字、折纸。

5. 语言发育

语言发育由 3 个阶段逐渐过渡形成，包括发音、理解和表达。婴儿出生时仅会哭闹；3～4 月龄时"呀呀"学语；6～7 月龄时能听懂自己的名字；12 月龄时能说简单的单词，如"好"；2 岁时能指出简单的物体、图片和人；3 岁时能指认许多物品名；5 岁时能通过图片提示来讲述熟悉的故事。

6. 社会行为发展

社交情感能力的增长包括同伴关系的形成、性别认同及对错感的发展，这些与神经系统发育、生长环境及教育相关。新生儿对周围环境反应表现较少，但当其感到不舒服时会哭叫；9～12 月龄的婴儿会模仿别人的动作，能听懂自己的名字；12～13 月龄的幼儿喜欢捉迷藏；2 岁的幼儿不再认生，爱表现自己，吸引别人的注意，能执行简单命令。

（六）儿童发育与行为、心理的异常

儿童发育一般指运动、认知、语言、社会交往等潜力的逐渐提高，行为则是能为他人觉察评估的外部表现。

1. 儿童常见的发育与行为问题

（1）吮拇指与咬指甲：3～4 月龄后的婴儿生理上有吮吸要求，常自吮手指自慰，这种行为大多随年龄增长而消失。但有些儿童因心理上得不到满足或孤独时会吮拇指自娱，而且渐成习惯，直至年长时仍不能戒除。长期吮手指可影响牙齿及下颌的发育。咬指甲癖的形成过程与吮拇指癖相似，多见于学龄前期和学龄期儿童。对这类儿童需要多加爱护和关心，当其吮拇指或咬指甲时应将其注意力分散到其他事物上，让他们树立改正坏习惯的信心。家属不可打骂儿童，或在手指上涂抹辣椒水等，避免儿童从小产生自卑心理。

（2）屏气发作：屏气发作多发于 6～18 月龄的婴幼儿，5 岁前会逐渐自然消失，表现为呼吸运动暂停，是一种异常性格行为问题。这类儿童大多任性、好发脾气。呼吸暂停发作常在情绪急剧变化时发生，如发怒、恐惧、剧烈叫喊时，表现为口唇发绀、四肢挺直，严重者甚至意志丧失、四肢抽动。持续半分钟至 1 分钟后呼吸恢复，症状缓解。对此类儿童需要更多的耐心并加强教育，当出现矛盾冲突时需要与其耐心沟通，避免采用强硬措施，尽量减少其发脾气、哭闹的机会，但也不可毫无原则地满足其欲望。

(3) 孤独症谱系障碍：孤独症谱系障碍是以孤独症为代表的一组异质性疾病的总称。典型孤独症是一组以社交障碍、语言交流障碍、兴趣和活动范围狭窄及重复刻板行为为主要特征的神经发育性障碍。其发生原因尚未明确，如能早期发现，采用综合性教育和行为训练方法，有利于减少其不良影响。

(4) 睡眠障碍：睡眠障碍包括睡眠失调、异态睡眠、病态睡眠。睡眠障碍不仅会影响记忆力、注意力，还会影响人的情绪和行为。我国儿童睡眠障碍发生率为27.11%。睡眠的治疗性干预包括健康指导、心理疏导、物理疗法及药物治疗，首选健康指导。

2. **青春期常见心理、行为问题**

(1) 青春期综合征：青春期综合征包括记忆力下降、注意力分散、思维迟钝、精神萎靡、浮想联翩、性冲动频繁、过度手淫、烦躁消极、敏感多疑，甚至厌学和轻生等，应引导青少年正确对待和评价自我，用理智战胜情感，用顽强的意志力克服不良的行为习惯。学校应开展生理卫生课程，让青少年了解生理卫生方面的知识，正确处理性方面出现的问题。

(2) 青春期焦虑症和抑郁症：青春期出现焦虑和抑郁的情绪主要是对自身生理的改变和社会角色转变的不适应。如果没有及时进行治疗，可能会造成严重的后果。治疗方面一般以心理治疗为主，配合药物治疗。

3. **其他**

(1) 网瘾：网瘾指上网者对互联网产生强烈的依赖，长时间沉浸在网络世界中难以自我摆脱的行为和心理状态。对于有网瘾的青少年儿童，不能单纯采取惩罚或禁止的措施，需要家长和老师相互配合，多与孩子交流沟通，动之以情、晓之以理，正确引导，使其能够吸取互联网的有利资源为己所用。

(2) 物质滥用：物质滥用是指反复大量无节制地使用与治疗目的无关的，而且具有依赖性的有害物质，如烟、酒、镇痛药、鸦片等。预防青少年物质滥用的有效方法为加强对青少年关于滥用物质的危害的宣传和教育，并对青少年进行心理疏导和帮助。

三、社区儿童不同年龄阶段保健策略

社区儿童综合保健策略是以保健和疾病预防为主的儿童保健方案。在社区卫生机构中，要充分利用现有的资源，将改善对儿童疾病的管理与儿童营养、免疫接种及其他重要疾病的预防和健康促进相结合，其目的是减少儿童的死亡，降低发病率，减少残疾的发生，从而促进儿童的生存和发展，为儿童提供高质量的保健服务。

(一) 围生儿特点及社区保健

1. **围生儿概述**

我国目前将孕28周至婴儿出生后7天的这段时间定义为围生期。围生期的婴儿被称为围生儿。围生儿死亡的主要原因为缺氧、早产、畸形、产伤等。新生儿死亡率及围生期死亡率是国际上衡量一个国家卫生保健水平的重要指标。

2. **围生儿保健**

(1) 围生期保健：鼓励孕妇定期、认真做好产前检查，选择不同监测及监护方法筛选高危妊娠,预防先天性缺陷;开展孕期保健与指导,重视孕期营养,注意保持休息,避免孕妇过度劳累、感染等有害因素影响。对高危妊娠的孕妇采用多种监护手段进行系统管理,对具有高危因素的孕妇应指导其积极治疗并及时给予处理纠正。指导高危妊娠孕妇进食一定热量、高蛋白食物,并补充足够的维生素、叶酸、铁、钙等营养素;避免繁重体力劳动;胎盘功能不全者取左侧卧位;有早产迹象的孕妇需要用药以防早产。

(2)产时保健:胎儿最易在分娩期缺氧,进入产程后应严密监测临产孕妇宫缩、胎心、胎动情况,并利用胎心监测仪帮助判断胎儿宫内缺氧情况,选择合适的分娩方式。产房应配备一支由训练有素、默契配合的产科医生、新生儿科医生和助产士组成的窒息复苏队伍,对出生时有窒息的新生儿应即刻给予复苏。复苏时注意气道未清理干净前(如胎粪污染儿)切忌刺激新生儿哭。

(3)产后保健:新生儿娩出后立刻清理其口、鼻腔分泌物,头轻微后仰,并保持头部正中位置,在颈部垫小毛巾,衣物勿遮挡口鼻,注意观察有无口周发绀及呼吸异常,保持呼吸道通畅,严格消毒、结扎脐带。做好出生时一般情况记录,准确评估。正常新生儿分娩后立即将新生儿放置在母亲胸前30~60分钟,若新生儿发出准备好吃母乳的信号,如流口水、张开嘴、舔舌头、吸咬手指等时,协助新生儿早吸吮;若新生儿没有发出准备好吃母乳的信号时,不要强行协助早吸吮。早接触、早吸吮可更好增进母子感情,减少新生儿低体温发生,促进母乳喂养。高危新生儿应转运至设备完善的新生儿科以进一步观察处理。

(二)新生儿的特点及社区保健

1. **新生儿的特点**

新生儿脱离母体后在解剖、生理上发生巨大变化,易患各种疾病,且病情变化快,发病率和死亡率较高。据报道,新生儿死亡数占5岁以下儿童死亡总数的45%,而出生后1周内的新生儿死亡数约占新生儿死亡总数的70%,故新生儿保健重点应放在出生后第1周。

2. **社区保健重点**

(1)产后保健:产后保健详见前文"围生儿保健"相关内容。

(2)家庭访视:访视目的是指导新生儿父母喂哺及护理。①家庭访视次数。新生儿期的家庭访视次数一般为2~3次,高危新生儿及检查发现异常者增加访视次数。②访视内容。访视内容包括询问新生儿出生情况及出生后生活状态、预防接种情况;观察居住环境及为新生儿做体格检查;指导母乳喂养者如何做到有效的母乳喂养、正确的哺乳姿势;指导人工喂养者如何清洁消毒奶具;指导新生儿父母如何进行新生儿皮肤护理、脐部护理、臀部护理等。

(3)日常保健:注意保暖,特别是头部保暖,保持室内温度在22~24℃,湿度在55%~65%,皮肤温度在36.5~37.0℃。根据气温变化及时增减衣物。用柔软、浅色、吸水性强的棉布制作新生儿的衣服、被褥和尿布。保持新生儿皮肤清洁。存放新生儿衣物的衣柜不宜放置樟脑丸,以免引发新生儿溶血。

(4)疾病预防:按时接种卡介苗和乙肝疫苗。新生儿出生后应及时补充维生素D,

预防佝偻病的发生，及时补充维生素 K 预防出血性疾病发生，及早进行先天性遗传代谢性疾病的筛查和听力筛查。

（5）心理保健：指导父母与新生儿进行眼与眼交流、皮肤与皮肤接触，对新生儿说话和唱歌等，以增进父母与孩子的感情，并促进孩子的感知觉发育。

（三）婴儿的特点及社区保健

1. 婴儿的特点

随着月龄的增加，婴儿通过胎盘从母体获得的免疫物质逐渐减少。此期婴儿的生长发育迅速，婴儿对各种营养素（特别是蛋白质）的需求增高，但因其消化系统发育未成熟，容易引起消化功能紊乱及营养缺乏性疾病。

2. 社区保健重点

（1）合理喂养：指导纯母乳喂养至 6 个月，6 个月以后添加辅食。添加辅食的过程中，父母需要观察婴儿的大便情况。辅食添加的原则可以从 1 勺或 2～3 勺开始，以后逐渐增加量，由少到多；每添加一种食物一般需要隔 5～7 天再添加另一种食物，从一种到多种。

（2）日常保健：指导父母尽量每日给婴儿沐浴，保持婴儿皮肤清洁，并观察婴儿的健康状况，为婴儿提供嬉戏和运动的机会，更多地抚摸婴儿，并与之交流。此期婴儿颈短，上衣不宜有领。3～4 月龄后可以逐渐停止夜间喂奶，保证婴儿充足睡眠，培养婴儿独自睡觉的习惯，避免拍、抱、摇，但可用固定的乐曲促进睡眠。

（3）口腔保健：4～10 月龄乳牙开始萌出。乳牙萌出后，每晚用指套牙刷或软布清洁乳牙。婴儿不宜含着奶嘴入睡，以免发生"奶瓶龋病"。指导父母注意婴儿吸吮奶嘴的正确姿势，若婴儿出现吸手指、咬东西，甚至烦躁不安、无法入睡和拒食等不适表现，可给较大婴儿一些稍硬饼干，如磨牙棒，使其感觉舒适。

（4）疾病预防：按时进行预防接种，减少传染性疾病的发生。定期体检，6 月龄及以下的婴儿建议每月体检 1 次，6 月龄以上的每 2～3 个月体检 1 次，观察其生长发育及营养情况。此期父母特别需要预防婴儿常见的意外事故如异物吸入、烫伤、溺水等。

（5）早期教育：父母可利用丰富多彩的外界环境、气味和声音刺激婴儿感知觉和语言的发育。在保证安全前提下，训练婴儿抬头、翻身、独坐、爬行等。

（6）心理保健：指导父母及时、准确地满足婴儿的各种需求，适时地给予婴儿不同的感官刺激，促进其感知觉的迅速发育，使婴儿建立安全型依恋，为其日后具有良好的社会适应性打好基础。

（四）幼儿的特点及社区保健

1. 幼儿的特点

幼儿期是社会心理发育最为迅速的时期。幼儿对周围环境充满兴趣、喜欢模仿。

2. 社区保健重点

（1）合理营养：培养良好的饮食、生活习惯，提供营养均衡的膳食，培养不挑食、不吃零食和不喝饮料的习惯，注意饮食卫生，按时进餐。培养幼儿自己使用餐具，每次进餐时间不超过半小时。18 月龄左右时幼儿可能出现生理性厌食，社区保健人员应帮助家长了解幼儿进食的特点，指导家长掌握合理的喂养方法和技巧。

（2）日常保健：保持幼儿每晚睡眠时间 10～12 小时，白天小睡 1～2 次，睡前可给予陪伴。禁止睡前给幼儿阅读恐怖的故事或进行剧烈的运动。宜给幼儿穿颜色鲜艳、便于穿脱的衣裤，以便于识别幼儿并训练其独自穿脱衣服、整理自己衣物的能力。

（3）口腔保健：指导父母用软布或软毛牙刷清洁幼儿牙齿，培养幼儿早晚刷牙、饭后漱口的习惯。为保护牙齿，应让幼儿少吃易致龋病的食物。指导父母定期带幼儿进行口腔检查。

（4）早期教育：1～2 岁幼儿开始能够控制肛门和尿道括约肌，指导父母在排便习惯的训练过程中，给幼儿穿容易穿脱的裤子；2～3 岁幼儿多已能控制膀胱排尿，若 5 岁后仍不能控制排尿则应就诊。幼儿期是语言发展的关键期，指导父母重视与孩子多交流沟通，通过玩游戏、讲故事等多种方式促进幼儿语言能力的发展。培养幼儿定时洗澡、勤换衣裤、勤剪指甲的习惯；养成饭前便后洗手、不喝生水、不吃未洗净的瓜果等良好的生活习惯。

（5）疾病预防：继续进行预防接种，每 6 个月体检 1 次。进行生长发育指标观察，预防营养不良、单纯性肥胖、缺铁性贫血、龋病、视力异常等疾病。

（6）心理保健：指导父母及时应答幼儿的需要，对儿童的要求或行为应按照社会标准予以满足或约束，这有助于幼儿正常的心理发育。

（五）学龄前期儿童的特点及社区保健

1. 学龄前期儿童的特点

学龄前期是儿童性格形成的关键时期，此期儿童具有较大的可塑性，应加强早期教育，注重培养良好的道德品质和学习习惯。

2. 社区保健重点

（1）合理营养：学龄前儿童的活动范围及活动量进一步增加，要保证能量和蛋白质的摄入，优质蛋白占总蛋白的 1/2。每日 4～5 餐，应主要提供营养丰富、色、香、味俱全的多样化食物，促进食欲，以满足其身体生长发育所需。

（2）日常保健：鼓励学龄前儿童自行进食、洗脸、刷牙、穿衣、如厕等，培养其自理能力。指导父母在儿童入睡前给予陪伴，并为其讲一些轻松、愉快的故事，使其心情放松；对于害怕黑暗环境的儿童，可以在卧室开一盏小夜灯。

（3）口腔保健：开始培养早晚刷牙、餐后漱口的习惯，促进口腔卫生。

（4）学习与教育：此阶段是为孩子进入小学做准备，指导父母在这一阶段教育需要以在游戏中学习为主，培养他们多方面的兴趣和想象、思维能力，有意识地培养儿童克服困难的意志，增强其自觉、坚持、果断和自制的能力。另外，父母是孩子的第一任老师，父母的言行举止是孩子未来道德品质形成的基础。父母应言行一致，为孩子树立好的榜样。

（5）预防疾病：每年进行 1～2 次体检，3 岁后每年测视力、血压各 1 次，筛查与治疗近视、龋病、缺铁性贫血、肾脏疾病、寄生虫感染等疾病。特别注意水痘、痢疾等传染病的预防。

（6）心理保健：指导父母要为儿童创造一定的社会交往环境，教会儿童适宜的交往方式和基本的社会规则，鼓励儿童正确表达自己的意见，防止常见的心理行为问题发生。

(六) 学龄期儿童特点及社区保健

1. 学龄儿童的特点

学龄期是儿童接受科学文化教育的重要时期，也是儿童心理发展上的一个重大转折时期。学龄儿童机体抵抗力增强，发病率较低，但要注意用眼卫生和口腔卫生，端正坐、立、行姿势，防治精神、情绪和行为等方面的问题。

2. 社区保健重点

(1) 合理营养：注意营养，合理安排作息时间。因学习任务加重、体能锻炼增加，故要重视膳食中营养素的质、量和多样化。

(2) 日常保健：巩固良好的生活习惯，鼓励孩子坚持良好的卫生习惯、用眼习惯等。保证儿童每天睡眠时间应在10小时以上。学习法律法规，预防意外伤害事件发生。帮助儿童建立良好的同伴关系，使儿童尽快适应学校生活，获得安全感和归属感。

(3) 学习与教育：提供学习环境、帮助儿童提高学习兴趣，促进求知欲，帮助儿童养成热爱学习、快乐学习、独立学习的良好习惯，纠正不良的握笔写字及看书姿势，培养主动完成作业等良好习惯。

(4) 疾病预防：鼓励孩子参加户外活动及体育锻炼，提高身体抵抗力。

(5) 心理保健：父母应尊重孩子，遇事多听孩子的想法，多与孩子商量，帮助孩子分析问题，判断对错，促进孩子自信心、自尊心的发展。学龄儿童对学校生活不适应是比较常见的问题，表现为焦虑、恐惧或拒绝上学，需要学校和家长相互配合，帮助儿童适应学校生活。

(七) 青少年的特点及社区保健

1. 青少年的特点

青春期是生长发育的第2个高峰期，身体需要大量的营养物质。此期青少年第二性征出现，生理上出现明显的变化。但是其生理上的成熟与心理、社会行为的成熟不同步，心理、社会行为的成熟相对落后。

2. 社区保健重点

(1) 合理营养：青少年生长发育迅速，各种营养素如糖、蛋白质、脂肪、维生素、矿物质等要合理摄入，既要避免摄入不足或者盲目节食造成营养不足，也要避免过量进食高糖、高脂肪食物，引起肥胖症。

(2) 日常保健：青少年需要充足的睡眠和休息以满足此期迅速生长的需求，应养成早睡早起的睡眠习惯。

(3) 心理保健：对青少年进行适当的心理护理。青春期青少年因对生理上变化的不适应，容易产生各种各样的心理问题，家长及老师应该充分认识到这一点，给予正确的引导，帮助其克服困难、挫折。特别是对于有叛逆心理的孩子，切忌粗暴教育。

(4) 预防疾病：青少年应重点防治结核病、风湿病、沙眼、屈光不正、龋病、肥胖、缺铁性贫血、营养不良、神经性厌食和脊柱弯曲等疾病，可通过定期健康检查早期发现、早期治疗，并继续加强安全教育。

(5) 青春期性教育：青春期需要进行性教育，而不必对此期青少年绕开此话题。孩子出现早恋和过早发生性行为，都与家长、老师的教育有关。应让青少年学习人体生理和发育的知识，使其对性有一个清晰准确的认识，并传递正确、科学的性知识。

四、儿童预防接种

预防接种（preventive vaccination）是针对某些特定感染性疾病的有效预防措施。疫苗接种就是预防感染性疾病的有效手段之一。

（一）免疫方式及常用制剂

1. 主动免疫及常用制剂

主动免疫（active immunity）是通过接种疫苗或类毒素进入机体，刺激机体产生特异性的免疫力，从而预防微生物感染的一种主要预防措施。机体接种主动免疫制剂后产生抗体，但由于这种抗体在机体内存在有一定的期限，且在持续1~5年后逐渐减少，因此需要适时地预防接种，以巩固免疫效果。

主动免疫制剂统称为疫苗（vaccine），即使用生物制剂调节免疫功能以对抗疾病，可预防疾病（预防性疫苗）和治疗疾病（治疗性疫苗），包括灭活疫苗、减毒活疫苗、类毒素疫苗、亚单位疫苗及基因工程疫苗。

2. 被动免疫及常用制剂

被动免疫（passive immunity）是机体被动接受抗体、致敏淋巴细胞或其产物所获得的特异性免疫能力。与主动免疫不同的是，被动免疫见效快，且没有潜伏期，一旦接种之后，机体立即产生免疫力。

被动免疫制剂常用生物制品包括抗毒素、抗菌血清、特异性免疫球蛋白。

（二）免疫程序

1. 儿童计划免疫程序

接种疫苗对预防多种疾病非常重要。我国已将15种疫苗列为Ⅰ类疫苗（免费），规定儿童需要完成这15种疫苗的接种，以提高人群的免疫水平，达到控制和消灭传染病的目的。另外，根据流行地区和季节，或根据家长自己的意愿可进行Ⅱ类疫苗（自费）的接种，如肺炎球菌疫苗、轮状病毒疫苗、流感疫苗、流感嗜血杆菌疫苗等的接种。（表4-2）

表4-2 儿童计划免疫程序

年（月）龄	疫苗	备注
出生时	卡介苗、乙肝疫苗	母亲如为乙肝病毒携带者，儿童接种乙肝免疫球蛋白
1月龄	乙肝疫苗	—
2月龄	十三价肺炎链球菌疫苗、灭活脊髓灰质炎疫苗、轮状病毒疫苗	超过6月龄时，不予接种十三价肺炎链球菌疫苗。国产轮状病毒疫苗接种时间为2~36月龄，儿童每年口服1剂
3月龄	百白破疫苗、减毒脊髓灰质炎疫苗	—

续表 4-2

年（月）龄	疫苗	备注
4月龄	减毒脊髓灰质炎疫苗、百白破疫苗	—
5月龄	A+C群流脑结合疫苗、百白破疫苗	—
6月龄	乙肝疫苗、手足口疫苗、A群流脑多糖疫苗	A群流脑多糖疫苗可用自费的A+C群流脑结合疫苗或A+C-Hib结合疫苗替代
7月龄	A+C群流脑结合疫苗、手足口疫苗	—
8月龄	麻风疫苗、乙脑疫苗	免费的乙脑减毒活疫苗是目前性价比最高的乙脑疫苗
9月龄	A群流脑多糖疫苗	—
12月龄	十三价肺炎链球菌疫苗、水痘疫苗	—
18月龄	麻腮风疫苗、甲肝疫苗、百白破疫苗	—
2周岁	乙脑疫苗	—
3周岁	流脑四价（ACYW135）多糖疫苗	—
4周岁	减毒脊髓灰质炎疫苗、水痘疫苗	—
6周岁	流脑四价（ACYW135）多糖疫苗、白破疫苗	—

2. 特殊疾病儿童免疫接种

特殊疾病患儿，如早产儿、患支气管哮喘的儿童，都不是儿童预防接种的禁忌证。早产儿可以按足月儿免疫程序接种各类疫苗（出生体重低于2 500 g的早产儿暂缓接种卡介苗，待体重超过2 500 g，生长发育良好后，才可接种卡介苗）；哮喘患儿在哮喘的缓解期且健康情况较好时按免疫规划程序进行预防接种，而哮喘急性发作（出现喘息、咳嗽、气促等症状），并且全身正在应用糖皮质激素的患儿需要暂缓接种。

（三）疫苗接种安全管理

1. 环境管理

接种场所应有医生预体检室、接种室和观察区。接种室光线明亮，环境应保持清洁、温度适宜、空气流通，每天通风2次。每天用紫外线消毒2次，每次1小时。备有氧气袋、抢救物品（如肾上腺素）。

2 疫苗的管理

疫苗存储冰箱应为独立冰箱，冰箱温度在2~8 ℃，并且每天要有冰箱温度记录，一旦超出适宜的温度范围，及时纠正。疫苗应在打开2小时内用完，同时保证每人每瓶疫苗单独使用。接种之后应把剩余的活菌疫苗进行焚烧处理。

3. 预防接种管理

（1）严格执行查对制度，核查受种儿童的接种证、接种禁忌证，与监护人双向核实受种者姓名、年龄；检查疫苗的有效期，疫苗瓶有无裂纹、破损，标签有无不明或不清晰；抽药前充分摇匀；注意接种的剂量、次数、间隔时间和不同疫苗的联合免疫。

（2）预防接种时，进行皮肤消毒，待干后方可注射（疫苗开启后切勿与消毒剂接触）；接种活疫苗时，需要用75%酒精进行消毒，避免使用含碘消毒剂，从而影响接种效果；接种时避开硬结、瘢痕、血管瘤及湿疹区域。

（3）一般情况下，接种减毒活疫苗后，接种者至少需要经过28天才能接种其他的疫苗；而接种灭活疫苗后，接种者至少需要经过14天才能接种其他疫苗。接种后应及时记录、预约下次接种时间并交代注意事项及处理措施。

4. 疫苗接种人员管理

疫苗接种人员需要接受技术培训，合格后方可上岗，每2年经区疾病预防控制中心重新考核，合格者上岗。

5. 宣教和沟通

向儿童监护人做好预防接种相关知识宣教。与儿童家属建立良好的沟通和信任，尤其需要做好特殊疾病儿童的免疫接种宣传，做到疫苗接种不逃避、不盲目。接种不宜空腹进行，接种疫苗前重点询问是否空腹、儿童的疾病史和过敏史。接种后指导儿童家属家庭护理及观察要点。例如，口服疫苗接种后需要禁水30分钟；婴儿接种后1~2天避免尝试新食物，以免发生无法判断的过敏反应；接种后24小时内应保持穿刺点皮肤清洁干燥，避免洗浴。

（四）预防接种的不良反应及处理

局部反应、全身反应、过敏反应、晕厥等是预防接种后发生的一些不良反应。

1. 局部反应

常见的局部反应为局部红肿，一般发生在接种后数小时至24小时左右。反应程度因个体差异而不同，反应持续时间一般为2~3天。对局部不良反应一般不需要做特别处理，可自行缓解。

2. 全身反应

一般于接种后24小时内出现发热，大部分为中、低度发热，可伴有头晕、乏力、食欲下降等不适，持续1~2天。

3. 过敏反应

常见过敏反应为过敏性休克。受种儿童若发生过敏性休克，应立即抢救，准备好肾上腺素，必要时进行皮下注射或静脉注射。

4. 晕厥

晕厥主要由精神心理原因造成。受种儿童若发生晕厥，应立即将受种儿童平躺，头稍低。

第二节 社区妇女保健

社区妇女保健是围绕预防开展工作，以预防为主，以保健为中心，对处于不同年龄阶段社区妇女人群给予积极的普查、健康教育、预防保健及护理措施和治疗措施等，以降低孕产妇死亡率、疾病与恶性肿瘤的患病率及死亡率，以及感染性疾病的发生率，提高妇女健康水平。

一、妇女一生不同阶段的特点

妇女的一生按年龄可分为新生儿期、女童期、青春期、生育期、更年期和老年期。随着年龄的增长，妇女的性功能不断变化，每个阶段都有其特有的生理、心理特点。

（1）新生儿期：出生28天内的婴儿为新生儿，该时期为新生儿期。胎儿时期在宫内受母体性腺及胎盘分泌激素的影响，胎儿子宫、卵巢、乳腺有一定程度的发育。出生后激素水平骤降，新生儿可出现少许阴道出血，此为正常生理现象，多数很快会消失。

（2）女童期：从出生28天后到12岁之前为女童期。生理特点：生殖器官娇嫩，外生殖器常暴露在外，易发生"病从阴道入"和损伤。此期生殖器官肿瘤虽然少见，但往往恶性程度高。

（3）青春期：从月经来潮到生殖器官发育成熟为青春期。生理特点：生殖器官发育趋向成熟，第二性征出现，乳腺、阴毛、腋毛发育，月经来潮。内分泌变化容易引起情绪波动，青春期女孩又处于少女性萌动期，如果得不到正确的引导，容易发生未婚先孕、人工流产等情况，这些问题会严重影响女性的生殖健康。在行为方面，容易受环境和社会的影响而出现错误行为。

（4）生育期：卵巢生殖功能和内分泌功能最旺盛时期为生育期。此时期，妇女承担孕育下一代及照顾家庭的任务，还跟男性一样要参加社会生产活动。妇女的健康容易受各种因素影响，如生育过早、过多、过密、过晚，以及计划外妊娠造成对健康的损害等。

（5）更年期：生殖功能从旺盛走向衰退的过渡期为更年期。由于激素水平的下降，容易造成心理、生理出现一系列的变化，如容易发生性功能障碍、焦虑、潮热、脾气改变等生理、心理障碍。

（6）老年期：处于老年期的妇女，其机体内分泌功能普遍低下，卵巢功能进一步衰退，生殖器官逐渐萎缩，卵巢缩小变硬、表面光滑，阴道黏膜变薄、无弹性，容易发生老年性阴道炎。

二、围生期妇女社区保健

围生期保健是运用围生医学理论、技术和方法，围绕生产前后的孕产妇和婴儿进行的预防保健工作，可保护母婴安全，提高出生人口素质，降低围生儿和孕产妇死亡率及远期伤残率，主要包括孕前保健、妊娠期保健及产褥期保健。

（一）孕前保健

1. 常见危害母婴健康的危险因素

（1）遗传因素。夫妇双方或任一方有家族遗传病史，女方有死胎、胎儿畸形、死产等不良孕产史等。

（2）环境因素。男女双方既往或者目前正从事可造成生殖器官损害的职业，如接触铅、汞、苯、放射性物质等。

2. 孕前社区护理保健

（1）孕前保健应该在计划怀孕前4～6个月进行。

（2）调整避孕方法。在停服口服避孕药或者取出宫内节育器半年后再受孕，在此半年内考虑用自然避孕法或者屏障避孕法避孕。

（3）营养咨询、叶酸补充。从孕前3个月开始口服叶酸，每天0.4 mg。

（4）实验室检查。确定风疹、疱疹等感染性疾病的免疫状态。

（5）维护母体健康状态。例如：①治疗疾病（如肝炎、肾炎、心脏病、贫血等），保持机体最佳的状态；②避免熬夜，保证晚上有充足睡眠，增强体质，避免感冒；③戒烟酒，酒精和尼古丁会影响胎儿的发育，引起染色体病变，导致胎儿畸形和智力低下；④远离宠物，猫、狗等宠物携带的弓形虫，孕妇接触容易感染，导致流产、胎儿畸形和智力低下等。

（二）妊娠期妇女的特点和社区保健

妊娠期指从成熟的卵子受精开始至胎儿及其附属物自母体娩出的过程，整个过程平均约40周。社区护士应通过备孕指导、产前检查、家庭随访等方式来保护孕妇和胎儿的健康，并提供对应时期的知识教育和健康指导。

1. 妊娠期妇女的生理、心理特点

（1）生理特点。随着妊娠的进展，子宫体增大、变软较为明显，峡部拉长变薄，阴道伸展性增加，阴道分泌物逐渐增多。乳房开始增大，肿胀感明显，乳头及乳晕变大且后期伴有色素沉着，对外界的刺激较敏感，易勃起。当临近分娩期时，可有数滴稀薄黄色初乳排出。与此同时，血容量逐渐增加，高峰期为孕32～34周，血浆增加多于红细胞，易出现生理性贫血。胃肠道平滑肌张力下降使肠蠕动减少、减弱，因此妊娠早期可有恶心、呕吐等症状，部分孕妇甚至会出现妊娠剧吐，且易发生便秘。妊娠期黑色素增加可使孕妇面颊、外阴等处出现色素沉着，腹壁出现妊娠纹，妊娠纹呈淡紫色不规则平行状态。夜尿增加，起夜频繁。

（2）心理特点。对期待怀孕、期待成为母亲的孕妇而言，刚确诊怀孕时，即将成为母亲的喜悦是其主要心理特点。但随着时间的进展，喜悦感开始减退，妊娠早期不同程度的矛盾心理开始出现。妊娠中期孕妇心理从矛盾转变为接受，开始关注自身和胎儿，对胎儿充满幻想和期望。妊娠晚期孕妇会因是否能顺利分娩、胎儿的健康等问题表现出不同程度的担心和恐惧，心理比较脆弱。

2. 妊娠期妇女的社区保健

（1）建立孕产妇保健手册。妇女确诊早孕后，社区工作人员应指导孕产妇尽快前去社区卫生服务中心，开展第 1 次产前检查，建立孕产妇系统保健手册，并记录每次产前检查的结果。分娩后需要记录分娩及产后母婴情况，由产妇所在基层医疗保健组织移交给社区卫生服务中心。产后随访结束后，再送上级妇幼保健所，进行详细的统计学和大数据分析。

（2）产前检查。首次孕检以孕 6~8 周为宜；孕 20~36 周期间每 4 周进行 1 次产检；孕 37 周后每周进行 1 次产检。

（3）健康的生活方式指导。

A. 合理均衡的膳食。妊娠早期应清淡饮食，减少油腻食物的摄入，多食用新鲜蔬菜和水果，减少便秘情况的发生。以动物蛋白为主，同时补充植物蛋白，限盐饮食，少食含脂肪、糖类较多的食品，多食富含维生素、钙、铁等的食品。

B. 适宜的活动与休息。指导孕妇每天午休 1~2 小时，每天保持 8~9 小时的睡眠，夜间睡眠为最佳。取左侧卧位，以缓解子宫对下腔静脉的压迫。孕 28 周后要适当减少工作量。妊娠期进行适宜的户外活动，有利于睡眠和增加食欲，以不感觉疲劳为前提，每次持续 30 分钟，每天 2~3 次，尽量避免单独一人进行户外活动，以保证母儿安全。较适合的运动有游泳、瑜伽、骑自行车等。判断运动量是否适宜的标准是：运动后心率≥140 次/分，休息后心率≤90 次/分。若通过 10~15 分钟的休息后心率不能及时恢复，应降低运动强度。孕期适当的盆底肌锻炼可以增强盆底肌的韧性，有利于分娩。

C. 衣着与个人卫生。孕妇衣物选择以宽松、舒适、柔软为宜，尽量不穿高跟鞋。保持口腔清洁以减少智齿发炎的概率。勤沐浴，注意会阴部卫生。

D. 适宜的性生活。妊娠的前 12 周及 28 周后均应避免性生活，以免发生流产、早产及感染等。妊娠中期可进行性生活，但应节制，要选择合适的体位并注意卫生。有阴道流血、不良孕产史者应禁止性生活。

E. 居住和工作环境的安全。孕妇应避免长时间看电视或用电脑；家里避免饲养宠物；指导孕妇避免接触工作环境中的职业危害。

（4）孕期用药指导。多数药物可通过胎盘进入胎儿体内，易影响胚胎发育。孕妇应遵医嘱用药。

（5）孕期常见症状的应对指导。

A. 恶心、呕吐。以高热量、易消化、清淡食物为主，多摄入新鲜蔬菜、水果；减少空腹状态的时间，每天进餐 5~6 次，少量多餐。必要时服用维生素 B_6 10~20 mg，每天 3 次。若发生妊娠剧吐，应指导孕妇及时就医。

B. 贫血。孕妇在孕后期适当增加含铁食物的摄入，进食新鲜蔬菜、水果等富含维生素的食物，以利于铁的吸收。血红蛋白较低时孕妇应及时口服补充铁剂。

C. 腰背痛。孕期关节韧带松弛、增大的子宫向前突、重心后移、腰椎向前突，因此，背伸肌持续紧张。穿低跟鞋、弯曲膝部、运用腿部力量都是减轻症状的好方法。避免或减少长时间弯腰。若疼痛严重，孕妇应减少工作量，以卧床休息为主，局部可进行理疗热敷。

D. 下肢及外阴静脉曲张。子宫增大压迫下腔静脉回流，孕晚期时孕妇易出现下肢及外阴静脉曲张。避免两腿交叉或长时间站立，孕妇可穿弹力袜、常抬高下肢，以利于静脉回流。

E. 下肢肌肉痉挛。孕期孕妇钙需要量增加，钙摄入不足或钙磷比例失调时，均会使小腿腓肠肌痉挛，常在夜间突然发作，持续数分钟，诱发因素为下肢着凉或过度疲劳。孕20周后孕妇应常规补充钙剂。避免腿部受凉、疲劳；行走时脚跟先着地；痉挛时，伸直下肢使腓肠肌紧张，常能迅速缓解；必要时热敷按摩。

F. 下肢水肿。妊娠晚期常出现下肢水肿，休息后消退，此为正常生理现象。孕妇睡眠时取左侧卧位，解除增大的子宫对下腔静脉的压迫，同时下肢稍垫高，促进下肢血液回流。若经休息后下肢水肿不消退，应限盐饮食，考虑妊娠高血压疾病、妊娠合并肾脏疾病或其他合并症，应指导其及时就医，采取干预或治疗措施。

G. 痔疮。子宫的增大、腹压的增高使痔静脉回流受阻，导致痔静脉曲张，孕妇易发生痔疮，或原有痔疮加重。应指导孕妇多吃蔬菜，少辛辣饮食，保持大便通畅，减少用力排便而加重痔疮。

H. 便秘。妊娠期间受激素影响肠蠕动减弱和孕期运动量减少，孕妇易发生便秘。指导孕妇养成每日定期排便的习惯，每日清晨饮温开水1杯，并多吃富含纤维素的新鲜蔬菜和水果。必要时在医生指导下用药，如开塞露、甘油栓等。

I. 仰卧位低血压。增大的妊娠子宫压迫下腔静脉，使回心血量及心排出量减少。孕妇若较长时间取仰卧姿势，易出现低血压，左侧卧位可使血压恢复。

（6）孕期家庭监护指导。

A. 胎动计数。正常胎动是胎儿宫内情况良好的表现。孕18～20周，孕妇自觉有胎动；妊娠晚期（妊娠28周后），胎动明显增加。正常情况下胎动每小时3～5次。在自检胎动时，取左侧卧位，每天早、中、晚各测量1小时。将3次测量的总数乘以4，得到12小时内胎儿的活动次数。胎动每小时不少于3次，12小时内不少于10次。对于胎动减少（如12小时内少于10次，或1小时内无胎动）或胎动突然频繁应及时给予指导和处理，并告知孕妇1次胎动是胎儿1次运动过程，而不是以胎儿的一拳一脚来计数，以免造成胎动过多的假象。

B. 测量体重。每周测量1次体重。

（7）及早识别并发症的指导。

A. 阴道流血伴有或不伴有腹痛。如果妊娠早期发生阴道流血，可能是流产或宫外孕。若妊娠晚期出现阴道流血，应注意区分是鲜红色还是暗红色，考虑前置胎盘、胎盘早剥或早产可能。妊娠任何时期出现阴道流血，应及时就诊。

B. 阴道流液。妊娠晚期突然有液体从阴道流出，可能是胎膜早破。指导孕妇抬高臀部并采取平卧位，以免发生脐带脱垂；同时保持外阴清洁，并及时送往医院。

C. 头晕、眼花、视物模糊。孕20周后，孕妇出现头晕、眼花、视物模糊等情况，可能是妊娠高血压的表现，应指导孕妇及时就诊。

D. 剧烈呕吐。妊娠早期出现频繁呕吐、不能进食，或孕12周后孕妇仍然严重呕吐，是妊娠剧吐的表现，应指导孕妇及时就诊。

E. 持续皮肤瘙痒。妊娠晚期孕妇出现皮肤严重瘙痒，夜间加重，可能是妊娠肝内胆汁淤积症，应指导孕妇及时就诊。

（8）适宜的胎教指导。胎教有多种方式，可使胎儿更好地发育并促进母子感情。例如，听舒缓的音乐、与胎儿交谈和触摸胎儿等，都是很好的交流方式，可以让胎儿感受到父母的爱。

（9）良好心理调适的指导。妊娠是妇女一生中较为重要的富于挑战性的事情，会给妇女带来一定的压力。对初为人母的担心、对是否有充足的社会支持的担心、过重的经济负担、对妊娠带来的负担无所适从、对胎儿健康的担忧、对分娩的恐惧等，均有可能导致孕妇产生焦虑心理。指导孕妇保持良好的心态，不仅有利于胎儿的良好发育，也有利于产后亲子关系的建立，并促进孕妇母亲角色的转换。社区护士应评估孕妇的心理—社会状况，为孕妇提供关于妊娠期保健、育儿等方面的信息支持，鼓励孕妇表达感受，调动家庭支持，为孕妇提供良好的情感支持，以促进孕妇对妊娠有良好的心理适应。

（10）分娩的准备及临产识别的指导。

A. 分娩准备教育。向孕妇介绍与分娩有关的知识，包括分娩过程、合理应用放松技巧、正确运用腹压来配合子宫收缩加快分娩。介绍分娩镇痛的方法及陪伴分娩。

B. 分娩方式的确定。在妊娠38周左右，进行分娩评估，通过评估产妇和胎儿情况，确定合适的分娩方式。

C. 指导孕妇识别临产先兆。

（三）产褥期妇女的特点和社区保健

产褥期（puerperium）指从胎盘娩出至产妇除乳腺外的全身各器官恢复至正常未孕状态所需要的一段时期。社区护士需要对产褥期妇女进行保健指导，使其适应生理上和家庭角色的改变，让产妇顺利度过6周左右的产褥期。

1. 产褥期妇女的生理与心理特点

（1）产褥期妇女的生理特点。子宫在产褥期的变化最大，子宫复旧一般需要6～8周，表现为宫体缩小，重量减轻；宫颈口逐渐恢复正常，但外口横裂；子宫内膜创面表层坏死脱落形成恶露排出，内膜再生修复。产后阴道壁肌张力和黏膜皱襞逐渐恢复，但不能完全恢复至孕前的状态。盆底肌张力和弹性逐渐恢复至接近未孕水平。泌乳是乳房的主要变化。消化系统等其他系统逐渐恢复至正常状态。

（2）产褥期妇女的心理特点。产褥期妇女需要接受新生儿的诞生、完成母亲角色的转变、哺育新生儿等，心理变化明显，情绪不稳定。不同产妇心理感受个体差异较大。有的产妇精力充沛、热情奔放、充满幸福和满足感，有的则表现为不同程度的消极、悲观、焦虑、抑郁。

2. 产褥期妇女的社区保健

（1）产后访视。出院后1周内，社区护士到产妇家中进行产后访视，在访视结束后应认真记录访视情况、指导建议和处理方法。产后42天，产妇须到社区医院或分娩医院复检。

(2) 健康的生活方式指导。

A. 适宜的环境。

B. 良好的个人卫生习惯。

C. 均衡的营养。哺育新生儿和自身机体恢复需要丰富的营养。营养丰富、高蛋白的汤类，如鲫鱼汤等，有利于乳汁分泌。同时，需要去除汤上的浮油，以免造成乳腺管堵塞。产妇宜多摄入新鲜蔬菜、水果，少摄入凉性、辛辣刺激的食物，禁饮烈性酒类和咖啡，禁止吸烟，远离"二手烟"，遵从医生建议合理使用保健品及药品。

D. 适宜的运动。自然分娩后产妇应尽早下床活动，产后6～12小时可轻微活动；剖宫产可于产后第2日下床适当活动，以减少静脉栓塞的发生。产妇应减少或避免蹲位活动及负重劳动，减少子宫脱垂发生的概率。此外，自然分娩48小时后、剖宫产伤口不痛时产妇可行产后康复操，包括抬腿、仰卧起坐及缩肛动作等。产后2周时，产妇加做胸膝卧位，每天3次，持续15分钟左右，以预防或纠正子宫后倾（图4-7）。

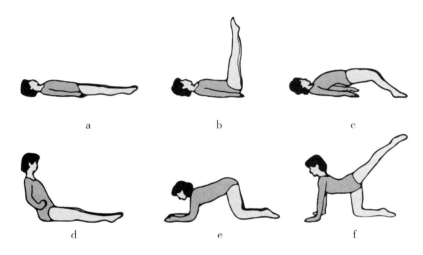

a. 第1、第2节，深呼吸运动，缩肛；b. 第3节，伸腿运动；c. 第4节，腹部运动；
d. 第5节，仰卧起坐；e. 第6节，腰部运动；f. 第7节，全身运动。

图4-7 产后康复操

(3) 促进子宫复旧指导。产后1周，子宫在耻骨联合上尚能触及宫底，产后10～14日降至盆腔内，腹部检查时触不到宫底。产后哺乳、行康复操、合理运动再加上良好的卫生习惯，是子宫复旧的重要保障。恶露颜色按血性恶露（3～7天）—浆液性恶露—白色恶露（1～2周）的顺序持续4～6周，正常恶露有血腥味但是无臭味。恶露时间延长或有异味，提示子宫复旧不良或存在感染，应指导产妇就医。

(4) 腹部切口及会阴伤口的护理。检查腹部切口及会阴伤口愈合情况，有无红肿热痛、感染和裂开迹象。指导产妇二便后用温水清洗会阴，遵循从前到后的原则，保持会阴清洁。会阴部有伤口的产妇休息时尽量取伤口对侧卧位。

(5) 母乳喂养技巧指导。

A. 宣传母乳喂养的优点，如营养丰富、增强婴幼儿抵抗力等。

B. 指导正确的哺乳方法（图4-8）。哺乳前产妇应先清洗双手、乳房和乳头。哺乳时指导产妇让新生儿贴近自己,母婴均须采取舒适的哺乳姿势,让新生儿含住乳头和大部分乳晕,切勿堵住新生儿的鼻孔。每次哺乳时,都应该让新生儿先吸空一侧乳房,再吸吮另一侧乳房,下次哺乳时可以从另一侧乳房开始。哺乳完毕后,挤出少许乳汁涂抹在乳头和乳晕上,以保护乳房;并将新生儿竖抱起,轻拍其背部使吸入胃内的空气排出,防止溢奶。拍嗝后,指导母亲将新生儿右侧卧位半小时,以防溢奶或呕吐造成新生儿窒息。

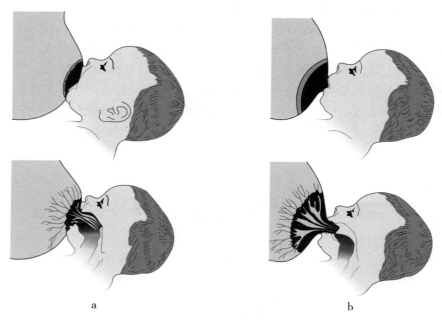

a. 正确的含接姿势;b. 不正确的含接姿势。

图 4-8 哺乳含接姿势

C. 哺乳时间指导。以按需哺乳为主要原则。产妇增加白天喂养次数,减少夜间喂养次数,以免影响休息与恢复,从而影响乳汁的分泌。此外,因新生儿的大脑皮层处于抑制状态而需要较长的睡眠时间,若白天喂养间隔时间超过 3 小时,可唤醒新生儿再次进行哺乳,哺乳时间控制在 15~20 分钟,不要超过 30 分钟,避免新生儿养成含乳头睡觉的习惯。

D. 乳汁分泌的促进和质量的保证。产妇保持精神轻松愉快、增加哺乳次数、保证充足的睡眠、多食营养丰富的汤汁,新生儿多次反复吸吮等均有利于促进乳汁分泌;婴儿勿过早添加辅食。此外,产妇如果发生乳腺炎或出现其他感染症状,应暂时停止母乳喂养,但需要定时用吸奶器吸出乳汁以防止回奶,并在医生指导下合理服用药物。

E. 挤奶技术指导。挤奶有利于母乳喂养的建立和维持,预防乳腺管堵塞、乳房胀痛。产后 1~2 天,应教会产妇挤奶技术。指导产妇用拇指和食指放在乳晕处,先向胸壁方向轻按,再相对轻挤乳晕下面的乳窦,将多余乳汁挤出,以促使乳汁分泌(图 4-9)。

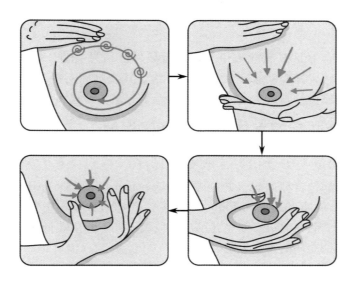

图4-9 挤奶步骤

F. 母乳是否充足的判断。指导产妇通过观察新生儿的喂养及排泄情况来判断母乳是否充足。母乳充足的表现：①哺乳次数达到每天8~10次；②哺乳时可看到新生儿的吞咽动作及听到吞咽声，产妇有下乳感；③每天两次哺乳之间新生儿睡眠良好，保持安静、满足，哺乳后乳房较松软；④新生儿每天至少有1次软便，多次小便；⑤新生儿体重增加正常，出生后前3个月每月增长800~1 000 g。

（6）乳房的护理指导。

A. 乳房日常护理。穿棉质胸罩支撑乳房，改善血液循环。产妇喂养前可按摩乳房以发生泌乳反射。哺乳结束后用食指轻轻向下按压婴儿下颏，使乳头从婴儿口中自然脱出，不要强行拉出。

B. 乳房胀痛、乳头皲裂的预防及护理。早接触、早哺乳；哺乳前产妇热敷乳房；两次哺乳间产妇按摩乳房，哺乳后挤出多余乳汁；乳房胀痛发生时，产妇可用生面饼外敷乳房以促进乳腺管畅通；胀痛一侧的乳房优先吸吮；增加喂奶的次数，并注意饮食清淡。一旦发生乳头皲裂，可增加哺乳次数，减少喂养时间，并让新生儿含住大部分乳头和乳晕。哺乳完毕后，产妇挤出少许乳汁涂抹在乳头和乳晕以抑菌及修复表皮。严重乳头皲裂的产妇可暂停哺乳，将乳汁挤出或者用吸奶器吸出后再给予新生儿摄入。

C. 平坦、凹陷乳头哺乳指导。对于产前未能纠正凹陷乳头或平坦乳头者，指导其哺乳前先热敷乳房3~5分钟，同时按摩乳房，并向外牵拉乳头，以利于新生儿含接。若吸吮失败，可用乳盾或挤出乳汁。

D. 退乳措施指导。对于不宜哺乳或需要终止哺乳的妇女，指导其进行回奶。大剂量的雌激素可以抑制垂体生乳素的分泌而发生退乳，如己烯雌酚；不要进食汤类食物；佩戴文胸。必要时碾碎250 g芒硝，将其包在透气性能好的布袋中，敷于乳房上，待芒硝变硬后更换；服用炒麦芽也是有效的回奶措施。

（7）产后计划生育指导。产褥期内产妇禁止性生活，产后6周后产妇需要采取合适的避孕措施。宫内节育器在产后 42 天即可放置。为防止影响乳汁分泌，不宜服用含雌激素的避孕药。

（8）心理指导。社区护士应提供充足的母婴保健信息支持，帮助产妇适应母亲角色，鼓励其表达情感，并调动家庭支持系统，给予其鼓励和支持，使其完成心理调适，尽快接受新的家庭成员和新的生活方式，培养亲子关系，建立和谐的家庭生活。

三、妊娠合并症妇女的特点和社区保健

（一）妊娠糖尿病妇女的特点和社区保健

妊娠合并糖尿病包含糖尿病合并妊娠（pregestationaldiabetes mellitus，PGDM）和妊娠期糖尿病（gestational diabetes mellitus，GDM）。妊娠合并糖尿病会增加母胎患相关疾病的风险，如流产、胎儿畸形、新生儿脑病、巨大胎儿、新生儿低血糖反应等；同时还会增加远期肥胖及糖尿病的发生风险。

1. 妊娠糖尿病的特点

（1）妊娠糖尿病妇女的生理特点。妊娠糖尿病多见于 30 岁以上的孕妇。生理特点：空腹血糖水平不低于 7.0 mmol/L；口服葡萄糖耐量试验（OGTT）结果为服糖后 2 小时血糖水平不低于 11.1 mmol/L，HbA1c 水平不低于 6.5%。孕期，孕妇往往有多饮、多食、多尿的症状，孕妇自觉短时间内子宫增大快，胎儿大，全身乏力；分娩期，孕妇进食少，子宫收缩时大量糖原被消耗，孕妇容易发生低血糖反应；胎盘娩出后，产妇容易发生血糖波动，出现高血糖反应或者低血糖反应。

（2）对胎儿的影响。胎儿长期处于母体高胰岛素血症的环境中，躯体容易过度发育而导致巨大儿的出现，胎儿宫内生长受限、宫内窘迫等。

（3）对新生儿的影响。新生儿容易出现呼吸窘迫综合征、低血糖。

2. 妊娠糖尿病妇女的社区保健

（1）控制血糖达到目标值。控制餐前血糖水平不高于 5.3 mmol/L，餐后 2 小时血糖水平不高于 6.7 mmol/L，夜间血糖不低于 3.3 mmol/L；妊娠早期 HbA1c 水平控制在 6.0%～6.5%，妊娠中晚期 HbA1c 水平控制在 6% 以内。

（2）运动疗法。指导孕妇餐后 30 分钟后进行一定量的有氧运动，以达到降低胰岛素抵抗的目的。

（3）营养指导。推荐每天最低摄入量，碳水化合物为 175 g，蛋白质为 71 g，膳食纤维为 28 g。对于超重孕妇，推荐孕期体重增长为 6.8～11.3 kg；对于肥胖孕妇，其为 4.5～9.1 kg。

（4）控制血压在理想的范围。糖尿病合并慢性高血压的孕妇的理想血压在 120～160/80～105 mmHg。

（5）产后护理。

A. 指导产妇产后坚持母乳喂养，母乳喂养能有效地降低 OGTT 值，改善产妇和新生儿双方的代谢水平。

B. 指导产妇在产后第 4 周至第 12 周进行第 1 次 OGTT 试验，适当锻炼，合理饮食，预防和延缓糖尿病的发生。

（二）妊娠期高血压疾病妇女的特点和社区保健

妊娠期高血压疾病是指妊娠与高血压并存的一组疾病，包括妊娠前诊断为高血压或妊娠20周前新发现的高血压及妊娠20周后发生的高血压。按血压升高的程度分为轻度（血压140～159/90～109 mmHg）和重度（血压不低于160/110 mmHg）妊娠期高血压。

1. 妊娠期高血压疾病的特点

（1）危险因素：年龄为35岁及以上，BMI大于28 kg/m²；有妊娠期高血压疾病的家族史；既往有妊娠期高血压病史；双胎及多胎妊娠、巨大儿、羊水过多等导致子宫张力过高；孕妇情绪紧张，有负面情绪等，均为危险因素。

（2）诊断标准：间隔4小时，2次收缩压不低于140 mmHg和/或舒张压不低于90 mmHg。

（3）对胎儿的影响：妊娠期高血压孕妇早产儿及低体重儿的患病率分别为28%和17%，胎儿围生期死亡的风险增加4.2倍，还可能导致胎儿的先天畸形。

（4）对孕妇的影响：增加产妇产后急性肾功能衰竭及远期高血压的发生率；国外的研究结果表明，妊娠期高血压疾病是产妇死亡的第二大直接原因，颅内出血是导致妊娠期高血压疾病孕产妇死亡的主要原因。

2. 妊娠期高血压疾病妇女的社区保健

（1）孕前的诊断和评估。孕前应详细了解病史，对既往有高血压病的女性，应了解有无靶器官损害。

（2）控制血压达到目标值。

A. 孕前期血压目标。血压低于140/90 mmHg时，妇女方可备孕；停用孕期禁用的降压药物，换成孕期相对安全的降压药，血压达标后观察4~8周再考虑备孕。

B. 孕妇在家使用经过验证的电子血压计进行家庭自测血压监测，在孕前期、孕中期、孕晚期至少各进行1次24小时动态血压检查。

C. 妊娠高血压控制目标。无危险因素的妊娠期高血压疾病孕妇血压控制在140/90 mmHg以下；合并靶器官损害的妊娠期高血压疾病孕妇血压控制在135/85 mmHg以下。为保证胎盘血液供应，孕妇血压不可低于130/80 mmHg。

（3）生活行为方式干预。

A. 孕前适当减重，孕前BMI增长保持在合理范围内。

B. 孕妇确保饮食营养均衡，适度限制盐的摄入，每天盐的摄入量控制在6 g以内。

C. 孕妇保证充足的睡眠和休息时间，并保证每天有一定量的运动。

四、社区常见妇科疾病的社区保健

（一）女性生殖器炎症的特点和社区保健

女性生殖器炎症包括外阴炎症、阴道炎症、宫颈炎症、盆腔炎症等。常见的外阴炎症有前庭大腺炎、前庭大腺囊肿；常见的阴道炎包括细菌性阴道病（bacterial vaginosis，BV）、滴虫性阴道炎（trichomonal vaginitis，TV）及外阴阴道假丝酵母菌病

(vulvovaginal candidiasis，VVC）；盆腔炎性疾病包括子宫内膜炎、输卵管炎、输卵管卵巢脓肿和盆腔腹膜炎等。女性生殖器官炎症容易重复感染和反复发作，影响女性生活质量。

1. **女性生殖器炎症的特点**

（1）生理特点。

A. 生殖系统。外阴、阴道黏膜充血、水肿，皮肤、黏膜潮湿、伴瘙痒，有抓痕，可见溃烂。前庭大腺囊肿可触及包块，合并感染包块有波动感，疼痛明显。盆腔炎患者表现为宫颈举痛、附件区压痛。

B. 白带性状。外阴阴道假丝酵母菌病其白带的典型表现为豆腐渣样，滴虫性阴道炎其白带典型表现呈稀薄泡沫状，大多数细菌性阴道病患者的局部症状不明显，10%～50%的患者没有任何症状和体征。

C. 泌尿系统。常伴有尿路感染，有尿频、尿急、尿痛、血尿及尿道口红肿表现。

D. 消化系统。盆腔炎症常合并脓肿。由于炎症刺激肠道，患者可出现腹泻、里急后重感。

E. 可出现高热（体温超过38.5 ℃），严重感染者可发生感染性休克。

（2）心理状态。患有生殖器炎症的妇女往往羞于启齿，不愿主动就医，随便自我用药，导致病情加重，延误治疗，而且容易重复感染和反复发作，从而对治疗失去信心。严重的瘙痒不适影响工作和睡眠。

2. **生殖器炎症妇女的社区保健**

（1）用药护理。指导患者规律用药，症状消失后还需巩固用药，不可擅自停药，这样容易导致炎症反复发作；服用头孢类、甲硝唑后24小时内，服用替硝唑后72小时内，应避免饮酒，以减少发生双硫仑样反应的可能；阴道给药时注意手卫生，睡前将药物放置在阴道后穹隆处。

（2）健康生活指导。

A. 患者治疗期间避免性交或坚持正确使用安全套，注意性生活卫生，避免频繁性交。

B. 患者选用棉质内裤，避免穿着过紧或者化纤面料的内裤。

C. 对毛巾、内衣裤等煮沸消毒或者浸泡消毒，保持外阴清洁。

D. 多数滴虫性阴道炎患者的丈夫也有滴虫感染，建议夫妻双方同时治疗，避免女方反复感染。

E. 患者清淡饮食，避免摄入油腻煎炸食物。

F. 患者保持良好睡眠，避免熬夜，增强体质。

（二）盆腔脏器脱垂妇女的特点和社区保健

盆腔器官脱垂（pelvic organ prolapse，POP）是中老年女性中较普遍的良性疾病。许多患者会出现阴道脱垂、尿失禁或排尿功能障碍、排便功能障碍和性生活障碍等临床症状，严重影响生活质量。盆腔器官脱垂主要有阴道前壁脱垂（如膀胱脱垂、尿道脱垂）、阴道后壁脱垂（直肠脱垂）、子宫脱垂（图4-10）。

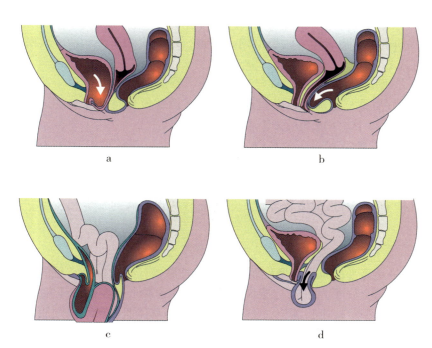

a. 阴道前壁脱垂（膀胱脱垂）；b. 阴道后壁脱垂（直肠脱垂）；
c. 子宫脱垂；d. 子宫切除术后的阴道顶端脱垂。

图 4-10　盆腔器官脱垂

1. 盆腔脏器脱垂妇女的特点

（1）生理特点。

A. 生殖系统。阴道前壁或者后壁脱垂、子宫自阴道脱出。患者在剧烈活动、咳嗽、长久站立或久蹲、用力大便后症状加重。休息或者卧位时症状得以缓解。如果子宫脱出不能回纳，长时间机械性摩擦和缺血，会导致宫颈、宫体出现破损溃疡、合并感染等症状。

B. 泌尿系统。当腹压增加（如患者咳嗽时），会出现尿道口溢尿等张力性尿失禁和压力性尿失禁；若膀胱脱出位置低于尿道水平线，使尿道呈锐角，容易发生排尿困难、尿潴留；膀胱内长时间潴留尿液，易引起膀胱感染而发生尿频、尿急、尿痛等症状。

C. 出现性功能障碍、排便功能障碍。

D. 由于盆腔充血、韧带筋膜牵拉，患者有不同程度的腰骶部酸胀或下坠感。

（2）心理特点。大多数盆腔脏器脱垂患者为老年患者，往往因对疾病羞于启齿而耽误治疗；疾病的影响导致其烦躁，情绪低落。

2. 盆腔脏器脱垂妇女的社区保健

（1）有妊娠需求或者具有严重临床合并症、高龄、无法耐受手术的患者，为了缓解临床症状，可正确使用子宫托，但要保持卫生，注意更换或准备不同型号的子宫托，睡前取出子宫托，次日晨起再将子宫托放入阴道。

(2)行为指导训练。

A. 肛提肌锻炼。患者用力收缩肛门、阴道,每次收缩3～5秒后放松,每次连续进行10分钟左右,每天3～5次。

B. 凯格尔训练。患者平躺,双腿自然弯曲,臀部肌肉向上收缩,维持5秒,然后慢慢放松,10秒后重复运动,运动过程中身体其他部位保持放松。连续做10～30分钟,每天进行2～3次,6～8周为1个疗程。

C. 治疗期间、治疗结束3个月内,患者注意休息,避免重体力劳动。

D. 治疗慢性咳嗽、哮喘、腹泻、习惯性便秘等增加腹压的疾病。

E. 患者合理饮食,增加营养,增强体质。

F. 社区护士做好社区健康教育,让患者充分认识疾病的发生和发展,鼓励患者积极就医。

(三)子宫肌瘤妇女的特点和社区保健

子宫肌瘤是子宫平滑肌组织增生而形成的良性肿瘤,是女性最常见的良性肿瘤。发病确切病因暂未完全明了,可能与遗传易感性、性激素水平较高和干细胞功能失调相关。临床病理及分型:按生长部位,子宫肌瘤分为子宫体肌瘤和子宫颈肌瘤,前者约占90%,后者仅占10%;根据子宫肌瘤与子宫壁的关系,子宫肌瘤分为肌壁间肌瘤、黏膜下肌瘤、浆膜下肌瘤和阔韧带肌瘤4种(图4-11)。

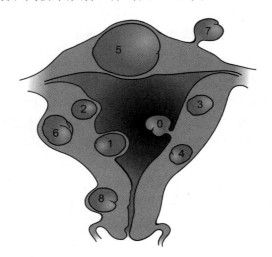

0. 0型(有蒂黏膜下肌瘤);1. Ⅰ型(无蒂黏膜下肌瘤,向肌层扩展不低于50%);2. Ⅱ型(无蒂黏膜下肌瘤,向肌层扩展超过50%);3. Ⅲ型(肌壁间肌瘤,位置靠近宫腔,瘤体外缘距子宫浆膜层不小于5 mm);4. Ⅳ型(肌壁间肌瘤,位置靠近子宫浆膜层,瘤体外缘距子宫浆膜层小于5 mm);5. Ⅴ型(子宫肌瘤贯穿全部子宫肌层);6. Ⅵ型(子宫肌瘤突向浆膜);7. Ⅶ型(子宫肌瘤完全位于浆膜下,有蒂);8. Ⅷ型(其他特殊类型或部位的子宫肌瘤,如子宫颈肌瘤)。

图4-11 子宫肌瘤类型

1. 子宫肌瘤妇女的特点

(1)月经改变。患者的症状与子宫肌瘤的部位、生长速度及子宫肌瘤变性有密切关系，表现为月经增多、经期延长、淋漓出血及月经周期缩短，可发生继发性贫血、痛经，多见于黏膜下子宫肌瘤。

（2）白带异常。可有阴道分泌物增多或阴道异常排液。

（3）腹部包块。清晨未排尿前，膀胱充盈下可触及包块，多见于浆膜下肌瘤；若肌瘤发生扭转或者变性，患者可出现急性腹痛。

（4）压迫症状。宫颈子宫肌瘤或子宫巨大肌瘤可能压迫膀胱三角而出现排尿困难、尿潴留等；压迫输尿管则容易发生肾积水；后壁子宫肌瘤容易压迫直肠而出现便秘、排便困难。

（5）不孕。子宫肌瘤可影响宫腔形态、阻塞输卵管开口或压迫输卵管使之扭曲变形等，均可能导致不孕。

2. **子宫肌瘤妇女的社区保健**

（1）异常子宫出血的护理。记录阴道出血量，阴道出血量达 100 mL/h 时应积极处理，密切关注生命体征，避免发生严重贫血或者失血性休克。

（2）解除压迫症状。患者出现尿潴留时及时予留置尿管引流尿液，并注意尿液的颜色、性状。首次放尿不可超过 1 000 mL，以免腹压骤然下降，导致血尿和虚脱。

（3）若患者突然出现腹痛，应提高警惕，可能发生子宫肌瘤蒂扭转或子宫肌瘤变性坏死。应密切注意疼痛的性质、部位、持续时间、程度等，积极处理。

（4）用药护理。对于使用激素类药物治疗的患者，要指导其规律用药，不可擅自停药。注意药物不良反应（如低雌激素水平、骨质疏松、水钠潴留等），停药时逐渐减量至停药。

（5）饮食护理。避免进食含高激素类的食物，如蜂王浆等。增加蛋白质和含铁、维生素丰富的食物的摄入，改善患者的贫血状态。

五、围绝经期妇女的特点和社区保健

围绝经期（perimenopausal period）是指妇女绝经前后的一段时间，卵巢功能开始衰退到完全停止，生育能力和性生活逐渐衰退。这是每个妇女都要经历的生理过渡时期，应对其进行保健指导，使其顺利度过这一时期。

（一）围绝经期妇女的特点

1. **生理特点**

卵巢功能逐渐衰退，雌激素分泌相应减少，孕激素分泌停止（图 4 - 12）。

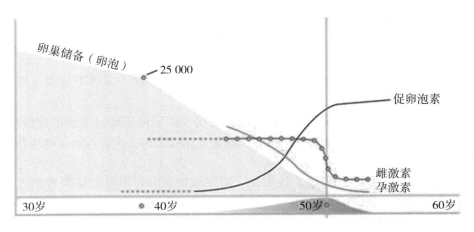

图 4-12 围绝经期妇女激素水平变化

（1）雌二醇水平下降，使对心血管有保护作用的高密度脂蛋白（high density lipoprotein，HDL）下降，低密度脂蛋白（low density lipoprotein，LDL）及甘油三酯上升，容易发生冠心病和心肌梗死。

（2）雌激素水平急剧下降，骨转换增加，骨吸收（破骨）大于骨形成，骨量丢失，导致骨质疏松。

（3）泌尿生殖系统黏膜失去雌激素的支持而变薄，容易发生尿路感染、溢尿、盆腔脏器脱垂等。

2. **心理特点**

雌激素水平降低和围绝经期妇女对自身生理变化的不适应，可导致一系列精神和心理状态的改变。症状的个体差异较大，多表现为焦虑、易怒、烦躁、记忆力减退、注意力不集中、抑郁。有的患者出现偏执，甚至企图自杀。

（二）围绝经期妇女的社区保健

1. **围绝经期征兆**

经前突然出现乳房胀痛、失眠多梦、肢体水肿等经前期紧张综合征，此外，精神状态和情绪方面也会发生一些改变，这些都提示围绝经期的到来。

2. **健康的生活方式指导**

（1）体育锻炼。降低血浆中胆固醇和甘油三酯水平的同时促进机体代谢和血液循环。指导围绝经期妇女采取适宜的运动，如散步、打太极拳等，避免剧烈运动，每天至少运动 30 分钟。

（2）均衡膳食。均衡膳食的原则为控制摄入的总热量，摄入足量优质蛋白，控制脂肪的摄入，摄入适量碳水化合物，各种无机盐和维生素也应适当摄入，盐摄入量每天在 3~5 g，油的摄入量每天不超过 30 g，增加钙的摄入量。

（3）性生活指导。良好的情感交流对健康至关重要。

3. **妇科疾病普查的开展**

围绝经期是妇科三大恶性肿瘤（子宫颈癌、子宫内膜癌、卵巢癌）的高发年龄，必须提高警惕，做到早发现、早诊断、早治疗。

4. 围绝经期的避孕指导

虽然围绝经期卵巢功能衰退，但仍有意外妊娠的可能。因此，围绝经期妇女应选择安全、有效和适宜的避孕方法。

5. 促进良好心理调适的指导

围绝经期是正常女性的人生必经阶段，与卵巢功能衰退、激素水平下降、个体的心理因素、文化水平、职业特征、社会支持系统等息息相关。应对围绝经期妇女进行有效的健康教育指导，使其意识到这只是暂时的，鼓励其多参加社会活动，保持心胸开阔，调动家庭支持系统，以促进其良好的心理调适，健康度过这一时期。

六、计划生育技术指导

（一）相关技术指导

1. 避孕指导

对于无妊娠计划者，指导其做好避孕措施，告知其紧急避孕的知识，在避孕失败后及时采取措施避免计划外妊娠。

2. 识别怀孕指导

指导妇女识别怀孕的早期征兆，由于怀孕的表现因人而异，因此，一旦怀疑自己怀孕，应尽早去医院明确是否怀孕，这有助于妇女避免因暴露于不良环境而造成的风险。

3. 意外妊娠指导

在无怀孕计划前采取有效避孕措施；在意外妊娠发生后，不要轻易选择人工流产。如果有医学相关问题，可咨询医生。

（二）常用避孕方法

1. 工具避孕

避孕工具有阴茎套、女用避孕套和宫内节育器（图4-13）。

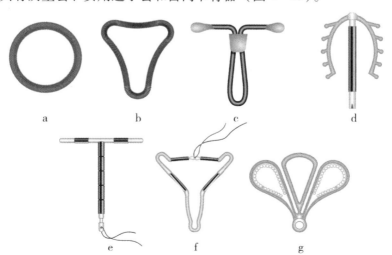

a. 单型环；b. 宫形环；c. r型环；d. 多棱环；e. T型环；f. V型环；g. 节育花。

图4-13　宫内节育器

2. 药物避孕

避孕药物有口服避孕药（包括短效避孕药和长效避孕药）、长效避孕针、探亲避孕药、缓释避孕药和紧急避孕药。

3. 自然避孕法

推测排卵日期，在易受孕期进行禁欲而避孕。日历表法适用于月经周期规则妇女。基础体温法和宫颈黏液观察法是根据基础体温和宫颈黏液判断排卵日期。基础体温的曲线变化与排卵时间的关系并不恒定，宫颈黏液观察需要经过培训才能掌握。自然避孕法并不可靠，不宜推广。

4. 外用杀精剂

外用杀精剂的失败率高达20%以上，不推荐使用。

5. 其他避孕方法

其他避孕方法有导向药物避孕和抗生育疫苗等。目前，这些避孕方法尚处于医学研究中。

（三）计划生育手术指导

计划生育手术指导见表4-3。

表4-3 计划生育手术指导

手术方式	手术指导	
	手术时机	术后健康指导
宫内节育器放置术	月经干净后3～7天，人工流产后同时放置	休息3天，避免重体力劳动1周，禁性生活2周；注意节育器是否脱落，有无腹痛、阴道出血情况；放置后第3、6、12个月复查
宫内节育器取出	月经干净后3～7天，绝经后6个月到1年内	禁性生活，盆浴2周，保持外阴清洁
输卵管结扎术	月经干净后3～7天，人工流产或分娩后宜在48小时内施术，哺乳期或闭经妇女应排除妊娠后再施行手术	术后无须禁食，及早下床活动，观察生命体征，有无腹痛、阴道流血，术后禁性生活2周，流产、产后绝育术按流产或产后注意事项处理
手术流产	妊娠10周以内，B超检查确定孕囊大小	吸宫术后休息3周，钳刮术后休息4周，禁性生活1个月，术后2周内或者阴道流血未净禁盆浴，注意腹痛及阴道流血情况，保持外阴清洁，做好避孕措施

第三节　社区老年人保健

随着人类寿命的延长，社会老龄化程度的逐步加深，社区里越来越多的老年人居家养老。改善老年人健康状况，提升老年人生活质量，使老年人老有所医、老有所养，需要更多社区医护人员为其提供专业、优质的护理服务。

一、老年人的生理与心理特点

（一）形态的老化

老年人形态的老化包括外貌改变，身高下降，须发变白脱落，皮肤松弛，皱纹加深，牙齿松动、脱落，关节活动不灵活，出现老年斑等。

（二）功能减退

老年人的功能减退主要表现为视力、听力下降，消化功能减退，药物代谢速度减慢等。

（三）神经运动机能减退

老年人的神经运动机能减退主要表现为反应慢，动作迟缓、灵活性差、不协调。

（四）记忆和思维的改变

随着年龄的增长，老年人的脑组织质量和脑细胞减少、萎缩，导致记忆和认知功能减退，表现为近事容易遗忘，远事记忆尚好。

（五）性格

老年人的性格变化有个体差异性，大多由外向转为内向，容易以自我为中心，表现为：保守、敏感、猜疑、心胸狭隘、爱发牢骚；常会有恐惧、不安全感；遇事容易发怒，过后又会有懊悔心理。

（六）情感

老年人的情感活动是相对稳定的，会跟随生活环境、条件、社会地位的变化而变化。由于社会与家庭角色的转变，长者心态使他们更倾向于以教育者的姿态与人沟通，表现为啰唆，爱"教训"人。老年人都有将自己的记忆和经验与他人分享的怀旧心理。

二、社区老年人保健

（一）合理营养

1. 影响老年人进食与营养的因素

影响老年人进食与营养的因素有：老年人的牙齿松动、脱落，消化液分泌减少；独居者、痴呆老人容易出现精神状态异常、进食异常、生活不能自理等。

2. 老年人的饮食要点

（1）食物宜清淡、多样化，避免过于精细，可适当添加麦片、糙米等。

（2）三餐进食有规律，宜少吃多餐，避免暴饮暴食，以吃七成饱为宜。

（3）适当多吃新鲜蔬菜、水果，保证维生素和纤维素的摄入。

（4）补充奶制品，可有效预防骨质疏松及骨折的发生。

（5）豆制品富含大豆异黄酮和大豆皂苷，可抑制体内脂质过氧化，增加冠状动脉和脑的血流量。

（6）老年人每天每千克体重应保证饮水量 30 mL 为宜，钠盐摄入量应控制在每天 5 g 以下。

（7）味觉、嗅觉等感觉功能低下者，烹调时可用醋、姜、蒜等调料，以刺激食欲。

（8）对患有脑血管疾病、进食有呛咳、咳嗽、声嘶、食物有残留、吞咽有困难的老年人应先行反复唾液吞咽试验；有吞咽功能障碍者应选择黏稠度较高的食物；稀粥、液体类食物可使用凝固粉勾兑，并注意合理搭配食物种类。

知识链接

1. 吞咽功能测试

吞咽功能测试的方法：患者取坐位或半坐位，检查者将手指放在患者的舌骨和甲状腺软骨位置，患者尽量快速反复吞咽。若 80 岁以上患者其 30 秒内完成吞咽次数不少于 3 次，80 岁以下患者不少于 5 次，以及喉上抬的幅度不小于 2 cm，可行改良洼田饮水实验。

2. 洼田饮水实验

（1）洼田饮水实验方法：患者取坐位，分别喝下 1 mL、3 mL、5 mL 温开水。若无问题，患者接着喝下 30 mL 温开水并观察所需时间后判断。

（2）洼田饮水实验结果分级标准：Ⅰ级，患者一次性喝完，无呛咳；Ⅱ级，患者分两次喝完，无呛咳；Ⅲ级，患者可一次喝完，但有呛咳；Ⅳ级，患者分两次以上喝完，且有呛咳；Ⅴ级，患者常常呛咳，难以全部喝完。

（3）洼田饮水实验结果诊断标准：正常，患者在 5 秒内喝完，为Ⅰ级；可疑，患者饮水喝完时间超过 5 秒，Ⅱ级；异常，分级为Ⅲ级、Ⅳ级和Ⅴ级。

---

3. 进食保健

（1）保持室内空气新鲜无异味，对有自理能力的老年人，鼓励其自己进食，食物温度适宜，避免烫伤；对自理能力有缺陷的老年人可协助其进食。

（2）吞咽能力低下者护理：①进餐时的体位。患者应尽量取坐位或半坐卧位，患偏瘫的老年人也可协助其取健侧卧位。②餐具选择。匙羹应选择柄长而粗，边缘钝厚的，容量 5～10 mL。③进食时的环境。进食时患者应保持安静，避免谈笑或边吃边看电视。④洼田饮水实验结果为Ⅲ级、Ⅳ级及吞咽功能有障碍的老年人，可使用凝固粉兑水食用；实验结果为Ⅴ级的老年人，为预防吸入性肺炎应留置胃管鼻饲饮食。⑤由于老年人的口腔唾液分泌相对减少，口腔黏膜的润滑作用降低，进餐前其可先饮少量温开水以湿润口腔。

（3）鼻饲的护理。对不能经口进食的老年人常需要采用鼻饲的方法，以保证营养和水分的补充。①鼻饲前先确认胃管是否在胃内，若为卧床老人，鼻饲时将其床头抬高30°～45°，喂食后30～60分钟再恢复平卧位；②鼻饲量每次控制在200 mL以内，间隔2小时以上；③食物的温度为38～40℃；④鼻饲前、后要向胃管内注入少量温开水；⑤鼻饲药物时必须将药物研碎并溶于水中后再注入胃内；⑥更换胃管时一般在晚上喂食后拔管，第2天早晨再由另一侧鼻孔插入。

（二）日常保健

1. 休息及运动

老年人的新陈代谢减慢，体力活动明显减少，睡眠特点常表现为入睡困难、易醒、夜间醒后难再入睡等，且夜间睡眠时间减少，白天瞌睡时间增多，应合理安排作息时间。

（1）规律作息，养成早睡早起、午睡、按时就寝的习惯，提高睡眠质量，保证睡眠充足。

（2）睡眠环境要安静、整洁，关闭窗帘，开启地灯，房间内温度适宜。

（3）睡前避免饮用浓茶、咖啡等兴奋性饮品，避免看刺激性的电视节目、书报等。

（4）白天尽量做些力所能及的体力或脑力活动，如做家务、散步、读书看报、听音乐等，强度以不感到疲劳为宜。

（5）睡前温水泡脚，可促进全身血液循环，改善睡眠。

（6）选用柔软舒适的睡眠用品，尽量选用棉织品，床褥软硬适度，枕头高度适宜。

（7）运动时注意安全，穿软底防滑鞋，要防止跌倒摔伤。

（8）老年人运动频次为每天1～2次，每次时间约30分钟。

（9）运动场地尽量选择公园、广场、操场、庭院等空气新鲜、开阔平坦的地方。

（10）运动后的心率以达到最适心率（最适心率＝170－年龄，单位为次/分）为宜。

（11）进行适合老年人的运动，如散步、慢跑、游泳、打太极拳等有氧运动。

2. 身体清洁照护

（1）皮肤护理。冬季每周洗澡1～2次或根据实际情况安排，夏季尽量每天1次。室温调节在24～26℃，水温38～40℃，时间为10～20分钟，最长不超过30分钟；饱腹和空腹时不宜洗澡，且应选择餐后2小时左右进行，以免影响食物的消化吸收，或引起低血压、低血糖等不适；不宜用碱性强的肥皂；洗好后可涂抹保湿润肤霜。

（2）头发护理。保持头发洁净，根据头发的性质合理洗发频次。冬季或干性头发可每周清洗1～2次，夏季或油性头发则每周清洗2～3次；洗发时用40℃左右的温水清洗，洗净后用吹风机吹干。

（3）口腔护理。早晚刷牙、饭后漱口或用棉球擦拭口腔。佩戴义齿者，每天清洁义齿，每半年或1年到医院复查口腔牙齿1次。

(4) 衣服、被服的清洁。应协助老年人勤换衣服及被服，保持床铺的清洁、干燥、平整、柔软、无杂物，每天清扫床单位，房间早晚通风，将被褥经常置于太阳底下暴晒。

3. 定期体检

(1) 老年人检查项目：内科、外科、骨科、妇科、耳鼻喉科、眼科等常规项目检查，以及骨质疏松检测等。

(2) 功能检查：心电图、彩超（包括甲状腺、肝、胆、胰、脾、肾、女性乳腺、心脏等彩超）、胸片、胃肠镜检查。

(3) 化验项目：血、尿、粪常规检查，血糖、血脂、肝肾功能、甲状腺功能和肝炎系列、肿瘤标志物、EB 病毒等检查。

(4) 体检配合注意事项：体检前3天少进食油腻的食物，保证充足睡眠，采血前应禁食、禁饮8～12小时。向医生如实告知家族史、过敏史、用药史、既往史等。

(三) 症状护理

1. 便秘护理

(1) 饮食上多样化，增加膳食纤维的摄入，多吃富含纤维素的食物，如粗粮、芹菜、韭菜、水果等，以刺激肠壁，加强肠蠕动。

(2) 适当多饮水，可软化大便。若无病情限制，每天应保证饮水量在 2 000～2 500 mL。

(3) 养成定时排便的习惯，在身体允许的情况下适当运动，如快走、散步、慢跑、打太极拳等有氧运动。

A. 促进排便。清晨和晚间排空膀胱后取仰卧位，从右下腹开始，顺时针环形按摩腹部，每次10分钟，力度以老年人感觉舒适为宜。

B. 用药护理。必要时可在医生指导下使用润肠通便药，如乳果糖、开塞露、芪蓉润肠液等，并注意观察用药后的反应。

2. 尿失禁护理

(1) 每天用温水清洁会阴部皮肤，保持皮肤清洁干燥，可涂适量油膏以保护。

(2) 使用尿失禁护理用具，如尿垫、纸尿裤、中单等；也可使用接尿装置，如尿壶、阴茎套连接集尿袋等。便后及时清洗会阴部、肛周，防止发生湿疹及失禁性皮炎。

(3) 观察患者的排尿反应，制订排尿时间表，使其建立排尿习惯，定时使用便器。可用手轻柔按压膀胱，以协助尿液排出。协助患者加强盆底肌肉功能锻炼：患者先慢慢收缩盆底肌肉5秒，再慢慢放松5秒，重复练习10次，每天做3～4组；适量饮水，为促进排尿反射的恢复，无须限制饮水量，老年人日间饮水量应在 2 000～2 500 mL，入睡前限制饮水，减少夜间排尿次数。

(4) 尿失禁患者往往会感觉自卑，甚至不愿和人交往，因此，要注意做好其心理护理。

(5) 对有失禁性皮炎的患者，及时用温和无刺激的清洗液轻柔洗净皮肤，用软毛巾擦干，外涂氧化锌等油膏以保护。

3. 排尿困难护理

（1）评估排尿困难的病因，对症处理。

（2）提供舒适环境，注意保护患者隐私。对因手术或病情需要绝对卧床者，先训练床上排尿，协助其采取舒适的姿势，使其做深呼吸，身体放松，预防尿潴留的发生。

（3）诱导排尿。让患者听水流声，热敷腹部，温水冲洗会阴，刺激膀胱收缩，促进排尿。

（4）按摩和热敷。如果憋尿时间过长，膀胱膨隆胀满却无法排尿时，可轻轻按摩膀胱部位，按摩力度宜柔和，避免用力过猛导致膀胱损伤。也可用温热毛巾热敷下腹部，促使腹肌松弛使尿液排出。

（5）实施导尿或留置导尿管。各种方法无效时，采用导尿术排尿。指导老年人或其家属掌握清洁间歇导尿术，可以自己随时导尿。

（四）安全防护

1. 跌倒/坠床

（1）跌倒或坠床的危险因素。认知与精神障碍，视力减退、听力下降；排尿异常；多重用药或使用安眠药物；路面湿滑；物品摆放不当，步行途中过多障碍物；照明不足；辅助工具（如拐杖、轮椅、助行器）使用不当；衣物穿戴不合适；独居，缺少与社会的交往与联系等均为跌倒或坠床的危险因素。

（2）健康指导。

A. 增强跌倒或坠床防范意识。协助老年人进行风险评估，使其了解自己的风险级别，认识跌倒或坠床可能造成的严重后果。

B. 跌倒高风险人群应在专业人员的指导下进行康复功能训练；对于有意识障碍、躁动不安或精神症状的卧床老年人，应升起两侧床栏，必要时使用约束带；将日常用物放在便于取用的地方。

C. 根据老年人的身体状况和需求，选择适当的辅助用具，有视觉、听觉或其他感知障碍的老年人可使用老花镜、放大镜及助听器等。

D. 提供安全环境。各种物品应摆放合适，活动空间避免有障碍物；照明充足，夜间可开地灯；保持地面平坦、干燥、清洁；对卧床老年人指导其使用呼叫铃。

E. 用药指导。对于可增加跌倒风险的相关药物，如镇静剂、安眠药、降压药、泻药、利尿剂、降血糖药、肌肉松弛剂、扩血管药、抗组胺药、抗抑郁药、抗精神病药物等，要详细告知老年人药物副作用，并交代其家属做好跌倒防护措施。

F. 心理指导。了解老年人的心理状况，多关心老年人，及时给予其情感和心理支持。

2. 压力性损伤

（1）压力性损伤是指皮肤或皮下组织由于长时间承受压力、剪切力或摩擦力而导致的皮肤、肌肉和皮下组织的局限性损伤，表现为皮肤完整或开放性溃疡，伴疼痛感。

（2）压力性损伤的危险因素。持续性垂直压力，变换体位时拖、拉、推、拽等动作，床单不平整产生的摩擦力，长时间取坐位或半坐卧位产生的剪切力，发热及潮湿、长期卧床不能自主翻身、消瘦、营养不良、水肿引起的局部组织血液循环障碍，感觉障碍，局部组织缺血、缺氧导致皮肤水肿、破溃等，均为压力性损伤的危险因素。

（3）压力性损伤的好发部位。好发部位为无肌肉包裹或肌层较薄的骨隆突处及易受压、受潮的部位，如耳郭、肩胛骨、骶尾、臀部、外踝、足跟等，与卧位密切相关。

（4）压力性损伤分期。

Ⅰ期：指压不变白的红肿。

Ⅱ期：真皮层部分缺损或水疱。

Ⅲ期：全层皮肤组织缺损，深及皮下脂肪。

Ⅳ期：临床表现为全层皮肤组织缺损，并深及筋膜、韧带、骨骼和肌肉，部分伤口处可覆盖焦痂和腐肉，常伴有潜行和窦道。

不可分期：缺损涉及组织全层，溃疡完全被创面的腐肉或焦痂所覆盖，表面看起来无法确定其实际深度，必须清创后才能准确分期。

（5）压力性损伤防护。

A. 保持皮肤干燥清洁，卧床患者每隔 2 小时更换卧位，局部可使用缓解压力装置，如气垫床、水垫、泡沫贴等。

B. 避免摩擦力和剪切力，保持床单清洁、平整。

C. 加强营养，增加蛋白质的摄入，促进压力性损伤的愈合。

D. 对于Ⅰ期压力性损伤，可使用液体敷料涂抹，以促进局部血液循环；对于Ⅱ期压力性损伤，可用无菌注射器抽去疱内液体，保留疱皮，用无菌泡沫敷料保护创面。

3. 噎呛

噎呛指进食时，食物误入气管，或卡在食道狭窄处，引起咳嗽、呼吸困难，甚至窒息。误吸是指来自胃、食道、口腔或鼻的物质从咽部误进入气管或肺部的过程。老年人是噎呛及误吸的高危人群。

（1）噎呛危险因素与急救。老年人胃肠蠕动功能减慢，进食后食物排空时间延长，若进食体位不当、进食速度过快、食物性状不合适及进食时注意力不集中等均可导致噎呛；昏迷或意识障碍者，噎呛发生率增加。若出现噎食，可采用海姆立克急救法（海氏急救法）进行急救，此方法主要适用于气道异物梗阻引起的紧急情况，如食物、异物卡在喉咙导致呼吸困难或呼吸骤停。

海姆立克急救法：①对于意识清楚者，施救者可采用立位腹部冲击法。施救者站在患者背后，双臂环绕患者腰部，一手握拳，拳眼顶住患者腹部正中线脐上两横指处；另一手紧握此拳，两手同时快速有力地向内、向上连续冲击 5 次；同时令患者弯腰、头部前倾、张口，反复重复以上操作直至异物排出。②对于意识不清者，可采用仰卧位腹部冲击法，将患者置于仰卧位，头偏向一侧，施救者骑跨在患者髋部两侧，以一手掌根部平放在脐上两横指处，另一手与之重叠，两手合力，向内、向上连续冲击 5 次，反复重复以上操作直至排出异物。异物被冲出时应立即清理取出。

（2）噎呛的预防。进食者保持进食环境安静，进食过程中避免说笑；尽量采取坐位或半坐卧位，进食后应保持此体位 30 分钟以上，以避免胃内容物反流，偏瘫患者应采取患侧卧位，食物须从健侧咽部送入，此种体位有利于食物运送，可有效减少反流及噎呛；进食食物种类应以软、碎、易消化为原则，如粥、蛋羹、菜泥、面糊、烂面条、酸奶等，避免汤、饮料等；进食速度要缓慢，使用容量约 5 mL 的勺子进食，要吞咽完一口再吃下一口，一口量为 3~10 mL。

4. 走失

（1）走失的危险因素。老年人认知能力、定向力、记忆力减退，多种药物、痴呆及各种认知障碍在一定程度上均可影响老年人的认知能力。环境改变，房屋布局图、路牌、标识等不够完善，独居、无陪人看护等，均为老年人走失的危险因素。

（2）走失预防。对有走失风险的老年人应进行走失风险评估，并告知其家属配合做好防护措施：走失高风险者须 24 小时有人陪护，禁止其单独外出去陌生的地方；较低风险者外出须随身携带写有身份信息的提示卡或手环；教会老年人不慎走失时的应对措施，如及时拨打"110"或求助路人；让老年人熟悉周围环境，避免走失。

5. 安全用药

（1）用药错误的危险因素。老年人视力下降，对药物的颜色、大小、药名容易分辨不清；听力下降，会听错服药次数和剂量；理解力和记忆力下降，当服用药物种类多时，对服药时间、剂量、注意事项等容易混淆；服药依从性差，如服用降压药后血压正常即自行停药或减量。以上原因均可影响老年人用药安全。

（2）用药指导。应遵医嘱用药，提高服药依从性，不随意自行购药，不可自行加量或减量；多种慢性病综合治疗时，在医生指导下用药品种一般不超过 5 种；使用带有语音提示功能的专用药品盒，装好每天需要服用的药物，并在药盒上以醒目的颜色和大字标明每次服药的名称、剂量和用法，药盒放在固定、易见处；照顾者应检查、督促和协助老年人按时服药，并在初次服用新的药物时观察其用药后的反应，如有不适及时就医。

（五）心理护理

老年人由于身心功能的衰退和社会联系的疏远，心理承受能力明显降低，情绪波动大，容易出现各种心理问题，对身心健康的影响也更大。

1. 焦虑

焦虑是一种以焦虑情绪体验为主要特征的神经症，主要表现为无明显客观对象和原因的紧张担心，坐立不安，或无根据的恐惧，还有自主神经功能失调症状（如心慌、胸闷、尿频等）。

（1）焦虑原因：慢性病，离退休，经济窘迫，生活压力，家庭不和，人际关系紧张，丧偶，药物的副作用，年老体弱，行动不便，自理能力缺失，疼痛，沟通障碍等。

（2）焦虑健康指导。评估老年人焦虑的原因，针对性地解决。指导老年人学会自我疏导，主动寻求帮助。鼓励老年人培养新的兴趣，多与人交流，参与户外活动，保持心态稳定、精神愉悦。家属多给予老年人陪伴，倾听他们的心声，鼓励其宣泄内心的负面情绪。

2. 抑郁

抑郁是以情绪低落、悲观消极、懒言少动、思维迟钝等为主要特征的精神心理问题。

（1）尽早识别抑郁症的早期表现，及时就医，防患于未然。

（2）进行多种形式的心理治疗，正确认识疾病，避免不必要的精神刺激。

（3）严重的抑郁，往往会使患者产生自杀的念头。多与老年人沟通交流，及时发现其自杀企图，从而进行有效干预，防止意外事件的发生。

3. 孤独和依赖

孤独（loneliness）是一种被疏远、被抛弃和不被他人接纳的情绪体验。

（1）家庭支持。子女应多陪伴老年人，鼓励老年人尽量通过各种方式与人交流。

（2）社会支持。社区组织开设老年活动室、老年日间服务中心等，为老年人提供生活照顾、心理咨询、心理疏导的服务。

（3）积极参与社会活动。鼓励老年人积极参加各种有益的社会活动，既可消除孤独与寂寞，又可提高自我认同感。

4. 易怒、恐惧

老年人随着年龄的增长，会变得脾气暴躁，容易发怒，以往不在意的小事也会引起其发火，但发火后又常常出现懊悔心理，还经常感到莫名的恐惧、害怕。

（1）老年人的易怒和恐惧源于身体的日渐衰老和对生活的无力感，家人要多理解、陪伴，鼓励其表达自己的需求，尊重老年人的想法。

（2）为老年人创造条件，使其能够按照自己喜欢的方式生活。

（3）当老年人身体出现不适时，要积极帮助其就医，使其安心。寻找适当的时机，对老年人进行衰老及死亡的教育，使其能够正确认识并坦然面对。

三、老年综合征筛查及综合评估

（一）老年综合征概念

随着年龄增长，年老体衰，各器官系统功能逐渐老化，从而导致多病共存，老年人可能出现一系列的非特异性症状和体征，严重影响老年人的正常生活及寿命。这些症状和体征会严重损害老年人的生活能力、影响老年人的生活质量和显著缩短老年人的预期寿命。这种由于多系统、多器官的多种疾病造成的非特异性的临床表现被统称为老年综合征。

常见的老年综合征包括步态异常、容易跌倒、认知功能障碍、视力障碍、听力障碍、睡眠障碍、疼痛、老年性尿失禁、便秘、痴呆、记忆力减退、抑郁症、帕金森病、营养不良、衰弱、长期卧床而导致皮肤压力性损伤等。

（二）老年综合征评估及筛查

老年综合评估（comprehensive geriatric assessment，CGA）是由多学科专业人员共同为功能下降、衰弱的老年人从疾病、体能、认知、心理和社会等多方面进行的全方位的评估。

1. 老年综合征评估的适宜对象

高龄，有多种慢性疾病、多种老年问题或老年综合征，伴有不同程度的功能损害的衰弱老年患者或存在社会问题（独居、无社会支持、受虐）的老年人，均为老年综合征评估的适宜对象。

2. 老年综合征评估通过采取各种标准化量表进行综合性的评估筛查

采取各种专业化的量表，如老年综合征简易筛查表（表4-4）、日常生活能力评估、平衡试验、预防跌倒家居环境危险因素评估、老年人认知功能评估、老年人精神心理评估、匹兹堡睡眠质量指数、营养风险筛查、Braden压疮风险评估等，来评估老年人身体和精神状况，判断其整体功能，从而达到正确评估老年人身体状况的目的（表4-4）。

表4-4 老年综合征简易筛查表

1. 您进行快步走、洗澡、做家务、购物等活动时是否有困难？
    A. 是　　　B. 否

2. 您在近1年内有没有发生过跌倒或撞到其他物体（墙壁、椅子）？
    A. 有，近1年跌倒次数_____　　　B. 无

3. 您从事看书、看电视等日常生活活动时，是否因视力不佳而受影响？
    A. 是　　　B. 否

4. 在您侧方距耳朵15～30 cm处轻声说话，是否能听见？
    A. 是　　　B. 否

5. 老人是否可以配合说出3个名词和进行画钟试验？
    A. 可以配合　　　B. 不能配合

6. （1）画钟试验：①画一个钟面；②标出12个数字；③把指针标于11:10
    A. 全部正确　　　B. 未全部正确
    （2）让受试者回忆画钟前复述的3个名词
    A. 对3个　　B. 对2个　　C. 对1个　　D. 对0个

7. 体重（kg）：_____。

8. 身高（cm）：_____。

9. 是否截肢？
    A. 否　　　B. 是

10. 三头肌皮褶厚度（mm）：_____。

11. 小腿围（cm）：_____。

12. 您走过一个房间有困难吗？
    A. 有　　　B. 无

13. 握力（优势手）（kg）：_____。

14. 握力（非优势手）（kg）：_____。

15. 在过去的1年里，您是否有不自主的渗尿而弄湿裤子的情形？
    A. 有　　　B. 无

16. 不自主的渗尿的天数是否超过6天以上？
    A. 是　　　B. 否

续表 4-4

17. 做事时毫无兴趣或愉悦感？
    A. 完全没有　　B. ≤7 天　　C. >7 天　　D. 几乎每天

18. 感到情绪低落、沮丧、绝望？
    A. 完全没有　　B. ≤7 天　　C. >7 天　　D. 几乎每天

19. 您是否常感到非常紧张、担心或提心吊胆？
    A. 是　　B. 否

20. 近 6 个月是否有反复发作的便秘？
    A. 是　　B. 否

21. 在过去的 1 年里，您是否有经历持续超过 1 个月的头部、肩颈、腰背、四肢等部位的疼痛（若认知功能有问题者，询问照护者）？
    A. 是　　B. 否

22. 您每天用药超过 5 种吗？
    A. 是　　B. 否

23. 感觉：对压力导致的不适感觉能力
    A. 完全受损　　B. 非常受损　　C. 轻度受损　　D. 无受损

24. 移动：改变和控制体位的能力
    A. 完全受损　　B. 非常受限　　C. 轻度受限　　D. 不受限

25. 营养：日常的摄食情况
    A. 非常缺乏　　B. 可能缺乏　　C. 营养充足　　D. 营养丰富

26. 摩擦力和剪切力
    A. 有问题　　B. 潜在问题　　C. 无明显问题

27. 我的吞咽问题使我的体重减轻
    A. 没有问题　　B. 问题较轻　　C. 有问题　　D. 比较严重　　E. 非常严重

28. 我的吞咽问题影响我外出就餐
    A. 没有问题　　B. 问题较轻　　C. 有问题　　D. 比较严重　　E. 非常严重

29. 我吞咽液体的东西会格外费力
    A. 没有问题　　B. 问题较轻　　C. 有问题　　D. 比较严重　　E. 非常严重

30. 我吞咽固体的东西会格外费力
    A. 没有问题　　B. 问题较轻　　C. 有问题　　D. 比较严重　　E. 非常严重

31. 我吞咽药物胶囊会格外费力
    A. 没有问题　　B. 问题较轻　　C. 有问题　　D. 比较严重　　E. 非常严重

32. 我吞咽时会觉得痛苦
    A. 没有问题　　B. 问题较轻　　C. 有问题　　D. 比较严重　　E. 非常严重

续表 4-4

33. 我的吞咽问题会影响我进餐的愉悦感
   A. 没有问题　　B. 问题较轻　　C. 有问题　　D. 比较严重　　E. 非常严重

34. 当我吞咽时食物会卡在我的嗓子眼
   A. 没有问题　　B. 问题较轻　　C. 有问题　　D. 比较严重　　E. 非常严重

35. 我吃饭的时候会咳嗽
   A. 没有问题　　B. 问题较轻　　C. 有问题　　D. 比较严重　　E. 非常严重

36. 吞咽让我觉得紧张、压力大
   A. 没有问题　　B. 问题较轻　　C. 有问题　　D. 比较严重　　E. 非常严重

37. 骨质疏松 OSTA 指数 = [体重（kg）- 年龄] × 0.2 = ＿＿＿＿＿。

四、社区老年人健康管理技术

（一）健康档案的建立和使用

（1）记录老年人基本信息、既往史、体检记录及健康评估内容，提供就诊预约、短信平台、健康讲座、体检排期等服务。

（2）老年人每年进行 1 次健康体检，对生活方式及健康状况进行评估。常规观察记录指标，如体温、脉搏、呼吸频率、血压、血糖、体重、身高、体质指数、口腔、听力、视力、有无吸烟及饮酒史等。观察活动能力、胃纳等状况，以及药物应用依从性等，做到早发现、早治疗、早管理。

（3）老年人每年进行 2 次医养结合服务。对伴有高血压和糖尿病的老年人，每季度监测血压和血糖，并根据情况进行干预，及时随诊或转诊治疗等。对高龄、失能、行动不便、带管道的老年人提供上门服务。

（4）协助或指导家属或照护者对有需要的老年人进行口腔清洁、皮肤清洁、洗头、梳头、修剪指甲、打扫卫生、更换床单被褥等生活照料服务，提高老年人的生活舒适度。

（二）家庭病床服务

（1）对符合建立家庭病床条件的老年人，可利用社区适宜技术进行医学健康照顾，可开展换药、导尿、留置胃管、鼻饲、吸氧、康复锻炼、针灸、推拿、快速指尖血糖监测、胰岛素皮下注射、防压力性损伤、防失禁性皮炎、防跌倒、吞咽功能评估、防误吸、老年人生活自理能力的评估等指导。

（2）依托实施机构，进行尿常规、粪常规、心电图、抽血化验等常规检查。

（3）建立医护人员家庭访视及家庭病床巡查制度。

（4）在家庭中使用的医疗器械（具），仅限于非创伤性、不容易引起严重过敏的项目，并且必须在保障医疗安全、消毒隔离能达到要求的前提下使用。

第四节　社区残疾人的评估与康复指导

一、残疾人的自理能力评估

残疾人是指在心理、生理、人体结构上，某种组织、功能丧失或者存在严重障碍，日常或社会活动受到持续限制的人。残疾包括视力残疾、听力残疾、言语的残疾、肢体残疾、精神残疾、多重残疾和其他残疾。对残疾人而言，自理能力的评估尤为重要。自理能力就是自我护理、照顾自己的能力，包括社会交往方面的能力。形容一个人的自理能力良好的最基本的指标是拥有正常的思想，各器官、身体的各部位正常，自己能够从事相关的社会活动，能够较好地照顾好自己的生活等。

临床上常用的残疾人自理能力评估量表主要包括改良巴氏指数（Modified Barthel index，MBI）、世界卫生组织残疾评定量表（第 2 版）（World Health Organization Disability Assessment Schedule 2.0，WHO—DAS Ⅱ）。

（一）改良巴氏指数

MBI 是现今使用最广泛的日常生活自理能力的测量指标，在康复学领域得到广泛的应用（表 4-5）。

表 4-5　改良巴氏指数

项目	评分标准	月、日	月、日
1. 大便	0 = 失禁或昏迷；5 = 偶尔失禁（每周少于 1 次）；10 = 能控制		
2. 小便	0 = 失禁或昏迷或需由他人导尿；5 = 偶尔失禁（每 24 小时少于 1 次，每周多于 1 次）；10 = 能控制		
3. 修饰	0 = 需要帮助；5 = 独立洗脸、梳头、刷牙、剃须		
4. 用厕	0 = 依赖别人；5 = 需要部分帮助；10 = 自理		
5. 吃饭	0 = 依赖别人；5 = 需要部分帮助（如夹菜、盛饭、切面包）；10 = 全面自理		
6. 转移（从床到椅，往返）	0 = 完全依赖别人，不能坐；5 = 需要大量帮助（如需要 2 人的帮助），能坐；10 = 需要少量帮助（如需要 1 人的帮助）或指导；15 = 自理		

续表 4-5

项目	评分标准	月、日	月、日
7. 活动（步行）（在病房及其周围，不包括走远路）	0=不能步行；5=在轮椅上独立行动；10=需要1人帮助步行（体力或语言指导）；15=独立步行（可用辅助器）		
8. 穿衣	0=依赖；5=需要一半帮助；10=自理（系、开纽扣，关、开拉锁和穿、脱鞋）		
9. 上楼梯（上下一段楼梯，用手杖也算独立）	0=不能；5=需要帮助（体力或语言指导）；10=自理		
10. 洗澡	0=依赖；5=自理		
总分			
评定者			

说明：0~20分=极严重功能障碍；25~45分=严重功能障碍；50~70分=中度功能缺陷；75~95分=轻度功能缺陷；100分=生活自理。

（二）世界卫生组织残疾评定量表（第2版）

WHO—DAS Ⅱ是世界卫生组织开发的，经全球多中心测试的跨文化、跨领域标准化评定工具。其维度以国际功能、残疾和健康分类（International Classification of Functioning, Disability and Health，ICF）中"活动和参与"方面的限制为框架，全面评价各类残疾患者的家庭和社会功能状况。WHO—DAS Ⅱ是对个体在活动和参与领域功能状况进行评价的工具，在国外已被证明具有稳定的心理测量特性和跨领域可适用性，可用于各类残疾的功能评定。

WHO—DAS Ⅱ中文版用于测量个体最近1个月在躯体和精神各方面的功能与障碍情况，共36个条目，分为6个维度（表4-6）。

表4-6 世界卫生组织残疾评定量表（第2版）

评定人：	评定时间：

指导语：此检查是关于人们由于健康原因而出现的困难。所指的健康原因包括疾病，短期存在或长久持续的其他健康问题，损伤、精神或情感问题，以及饮酒、用药问题。请您考虑在最近30天内，您像往常一样从事以下各项活动时遇到多大困难。请在5个选项中选择最合适的1个。1=无；2=轻度；3=中度；4=重度；5=极重度/不能

续表 4-6

内容	评分				
	1	2	3	4	5
领域1（理解与交流）在最近30天内，您在以下活动中存在多大困难？					
D1.1 集中做事10分钟					
D1.2 记住做重要的事					
D1.3 在日常生活中分析并找到解决问题的办法					
D1.4 学习新事物（如学习去一个新地方）					
D1.5 大体上了解人们在说什么					
D1.6 发起并继续一次谈话					
领域2（身体移动）在最近30天内，您在以下活动中存在多大困难？					
D2.1 长时间站立（如30分钟）					
D2.2 从座位上站起					
D2.3 在家里来回移动					
D2.4 走出家门					
D2.5 长距离行走（如1 km）					
领域3（自我照料）在最近30天内，您在以下活动中存在多大困难？					
D3.1 洗澡					
D3.2 穿衣					
D3.3 进食					
D3.4 自己生活数日					
领域4（与他人相处）在最近30天内，您在以下活动中存在多大困难？只考虑由于健康问题（疾病或疾患，损伤、精神或情感问题，以及酒药问题）所致的困难。					
D4.1 与陌生人相处					
D4.2 保持友谊					
D4.3 与关系密切的人相处					
D4.4 结交新朋友					
D4.5 性活动					

续表4-6

内容	评分				
	1	2	3	4	5

领域5（生活活动）在最近30天内，您在以下活动中存在多大困难？（工作或学习）如果您有工作或是一名学生，请完成D5.1至D5.4后继续回答D5.5至D5.8，否则跳到领域6。

D5.1 承担家庭责任

D5.2 很好地完成您最重要的家务劳动

D5.3 干完您需要做的所有家务劳动

D5.4 按照需要，尽快完成家务劳动

D5.5 完成您的日常工作

D5.6 很好地完成您最重要的工作任务

D5.7 完成您需要做的所有工作

D5.8 按照需要尽快完成您的工作

领域6（社会参与）请回答近30天您的社会参与情况，以及健康问题（躯体方面、精神和情感方面，以及饮酒、用药相关问题）对您和您的家庭的影响。

D6.1 您周围环境的阻碍和限制，使您产生多大困难？

D6.2 其他人的态度和行为对您有尊严地生活造成多大困难？

D6.3 您同其他人一样参加社区活动（如节日活动、宗教活动或其他活动）时，存在多大困难？

D6.4 因为您的健康问题，您的家庭遇到多大困难？

D6.5 您在自己的健康或疾病结局上花费多少时间？

D6.6 您的健康问题对情绪的影响有多大？

D6.7 您和您的家庭在您的健康问题上的经济花费有多大？

D6.8 您自己在放松和休闲上遇到多大困难？

总分

二、社区残疾人的康复

（一）残疾人的三级预防

一级预防：指预防一切有可能导致残疾发生的原因，如进行婚前检查、遗传咨询、优生优育宣传，预防先天性残疾；进行新生儿筛查、预防接种，减少致残性疾病的发生；进行婴幼儿生长发育监测，及时发现发育迟缓儿童、脑瘫儿童；在社区进行残疾预防和康复的健康教育，以及精神卫生保健，实行健康生活方式的引导。

二级预防：指早期发现高血压、糖尿病、精神障碍等疾病，早发现、早诊断、早治疗，对患者进行及时医疗干预及康复护理，预防残疾的发生。

三级预防：指对残疾人进行康复治疗、辅具的配备和技术指导，防止残疾变成残障。例如，对偏瘫、截瘫、脑瘫、截肢、小儿麻痹症后遗症、骨关节疾病等肢体功能障碍者进行运动功能、生活自理能力、社会适应方面的康复训练；对白内障和低视力患者及时转介到条件具备的医疗单位。对残疾人进行辅具的评估、配备及使用指导；对残疾人生活环境进行改造，充分实现残疾人回归家庭和社会。

（二）康复治疗方法

（1）物理疗法。物理疗法包括物理因子治疗、体育疗法、运动疗法。通过对残疾患者进行康复评估，制订早期及远期的康复目标，综合使用物理因子治疗、运动治疗等来改善患者功能障碍。

（2）作业疗法。作业疗法包括功能训练、心理治疗、职业训练及日常生活训练方面的作业治疗，如偏瘫患者的健肢单手操作，截瘫患者的上肢训练，以代偿功能的不足。

（3）言语和吞咽治疗。言语和吞咽治疗包括听觉语言能力训练、语言矫治、双语训练、手语指导等。对学龄前儿童，应尽早开始言语训练；对成年言语残疾人，应尽早配备交流板、交流器、发声学语辅具，定期进行言语康复评价。

（4）精神心理治疗。对精神、心理、情绪和行为有异常患者进行个别或集体心理调整或治疗。应该有意识地与患者建立一种良好的人际关系，让患者感到温暖和关心，赢得患者的信任。对患者表示关心和理解，使其愿意表达深层的情感。帮助患者改变不正确的观念和态度，帮助患者完成角色转换并正确接受残疾等。

（5）康复护理。肢体残疾护理措施包括心理护理、改善肢体残疾障碍的护理（如预防并发症等）、肢体康复功能训练（如残存功能的训练指导，日常生活活动训练及生活自理的护理，辅助用具、假肢的使用训练和护理）等。

（6）康复工程。利用矫形器、假肢、轮椅及辅助器械等的装配和使用，以补偿功能。以重度、极重度聋为主的儿童尽早使用人工耳蜗植入，以轻、中度聋为主的老年人则尽早使用助听器。

（7）职业疗法。对康复对象建立档案，由康复人员进行评估并制订康复方案。提供就业前职业咨询，进行职业前训练、教育康复。开展健康教育和文体活动等，对患者进行动态及全面管理，及时客观地对康复实施效果进行评估。另外，可以动员社区中的妇女（尤其是那些残疾人的家属）在家中工作。通过开展以家庭为基础的康复方案来培训技能，以形成早期家庭干预及社区康复的基础。

（8）传统康复疗法。利用传统中医针灸、按摩、推拿等疗法，促进患者康复。

（9）其他。必要时进行矫形性、替代性和补偿性手术治疗；对于学龄前残疾儿童，为了解决神经发育学疗法手段单一且乏味枯燥的问题，可采用水疗、运动量表、药剂、游戏、训练与手术相结合的手段。

三、残疾人护理

（1）心理护理。根据残疾人普遍的心理问题，康复护理团队开展针对残疾人群的专项健康教育、进行心理咨询、举办健康讲座、组织娱乐活动等，鼓励残疾人参与社区康复俱乐部活动，在活动中强调残疾人的自我心理调节，为残疾人搭建交流互动、互助的平台，为残疾人创造与人交流、融入社会的机会。同时，注意家庭主要照顾者的心理状态，鼓励照顾者，使其对残疾人的康复充满信心并保持乐观积极的态度。

（2）专科护理。采用手法肌力测试、关节活动度测量、Berg 平衡量表、简化 Fugl-Meyer 运动功能评分、Barthel 指数等量表对残疾人进行功能评定。对不同功能障碍的残疾人开展身体功能维持训练、平衡训练、转移训练、步行训练、上下楼梯训练、日常生活能力训练、认知言语训练等。教会家属观察训练效果与应对不良反应的方法，避免产生废用综合征。督导残疾人完成训练作业，督促残疾人将已掌握的功能应用到实际中，提高残疾人的实际生活自理能力。

（3）康复转介。对于需要大型训练器械并伴有严重并发症而不能在家庭及社区训练的残疾人，通过社区卫生服务站、街道残联将其转介到社区卫生服务中心，或转至专业康复机构及综合医院治疗。

（4）随访。对辖区内有康复需求的残疾人至少每半年随访 1 次，根据需求提供康复服务，并记录健康档案。

案例拓展

（1）患者，女性，98 岁，因"发热、咳嗽、咳痰 10 天伴头晕、双下肢乏力"入院，被诊断为"肺部感染、高血压病"。患者既往有高血压病史 20 余年，最高达 180/105 mmHg，平时坚持服用降压药，有跌倒史。某晚，患者因在浴室洗澡过程中出现头晕，导致站立不稳而摔倒在地，即送往医院进行 CT 检查。其结果示：头皮血肿、右足扭伤。

A. 患者发生跌倒的危险因素有哪些？

B. 如何有效地预防患者再次跌倒？

（2）患者，男性，89 岁，因"记忆力、定向力障碍，自理能力缺失"入院，被诊断为"阿尔茨海默病"。家属在喂食时观看娱乐节目，致使患者在喂食过程中出现剧烈咳嗽、呛咳，咽喉梗阻，呼吸困难，面色发绀。

A. 患者发生噎呛的危险因素有哪些？

B. 患者出现噎呛，照护人员应先如何处理？

（3）某肢体残疾人的双下肢其膝关节以下截肢。运用改良巴氏指数测量，其自理能力估计在什么水平？

（郑燕芳　吴翠兴　罗晓琴　王建英　黄宝珠　刘燕　郭莉兰　彭丽萍）

参考文献

[1] 班敬孝. 老年人心理护理 [J]. 实用临床护理学电子杂志, 2018, 3 (15): 183-191.

[2] 崔焱, 仰曙芬. 儿科护理学 [M]. 6版. 北京: 人民卫生出版社, 2017: 13-38.

[3] 高金磊. 个案工作介入残疾人生活自理能力提升研究 [D]. 沈阳: 辽宁大学, 2016.

[4] 郭宏, 尹安春. 老年护理学 [M]. 北京: 科学出版社, 2017: 15-34.

[5] 何国平, 赵秋丽. 社区护理理论与实践 [M]. 2版. 北京: 人民卫生出版社, 2018: 130-142.

[6] 黎洪波, 杨慧霞. 孕前和孕期保健指南 [J]. 中华围产医学杂志, 2018, 21 (3): 145-152.

[7] 励建安, 黄晓琳. 康复医学 [M]. 6版. 北京: 人民卫生出版社, 2016: 173-179.

[8] 林俊, 迟春昕. 儿科护理核心能力实践指南 [M]. 沈阳: 辽宁科学技术出版社, 2018: 188-189.

[9] 孟宪梅, Kris Mauk, 陈晓莉, 等. 康复护理胜任力模式起源、内容及其对我国康复护理的启示 [J]. 护理研究, 2016, 30 (12): 4353-4357.

[10] 齐可民, 樊超男. n-3多不饱和脂肪酸与儿童生长发育和健康 [J]. 中华实用儿科临床杂志, 2016, 31 (23): 1761-1765.

[11] 邵蕊, 张永强. 围绝经期女性脑血管疾病的危险因素及与腹型肥胖的相关性分析 [J]. 中国妇幼保健, 2020, 35 (22): 4291-4294.

[12] 邵肖梅, 叶鸿瑁, 丘小汕. 实用新生儿学 [M]. 5版. 北京: 人民卫生出版社, 2019: 169-172.

[13] 沈秋. 我国老年人用药安全相关护理文献计量学分析 [J]. 护理研究, 2018, 32 (16): 2633-2635.

[14] 宋耕, 杨慧霞. 妊娠糖尿病诊断标准探讨 [J]. 中华围产医学杂志, 2017, 20 (11): 776-778.

[15] 孙智晶, 朱兰, 郎景和. 盆底肌肉训练在盆底功能障碍性疾病防治中的作用 [J]. 中华妇产科杂志, 2017, 52 (2): 138-140.

[16] 王卫平, 孙锟, 常立文. 儿科学 [M]. 9版. 北京: 人民卫生出版社, 2018: 8-25.

[17] 王玉龙, 郭丽, 李旭辉, 等. 反映肢体残疾人日常生活活动能力的主要指标筛选 [J]. 中国康复理论与实践, 2015, 21 (11): 1333-1338.

[18] 谢幸, 段北华, 段涛. 妇产科学 [M]. 北京: 人民卫生出版社, 2018: 336-376.

[19] 杨敏, 李琼. 世界卫生组织老年人综合护理指南解读 [J]. 护理研究, 2019, 33 (2): 183-186.

[20] 张利岩, 应岚. 护理员培训指导手册 [M]. 北京: 人民卫生出版社, 2018: 155-170.

[21] 张霆. 叶酸与儿童生长发育 [J]. 中国实用儿科杂志, 2015, 30 (12): 916-920.

[22] 赵海燕, 王娟娟, 张晓梅. 老年人心理护理研究 [J]. 世界最新医学信息文摘, 2017, 17 (21): 223.

[23] 赵红. 社区护理 [M]. 2版. 北京: 人民卫生出版社, 2017: 118-125.

[24] 中国妇幼保健协会, 新生儿保健专业委员会. 新生儿期疫苗接种及相关问题建议 [J]. 中华新生儿科杂志, 2017, 32 (3): 161-164.

[25] DODD K E, MAZUREK J M. Pneumococcal vaccination among adults with work-related asthma [J]. American journal of preventive medicine, 2017, 53 (6): 799-809.

[26] GHI T, SOTIRIADIS A, CAIDA P, et al. ISUOG Practice Guidelines: invasive procedures for prenatal diagnosis [J]. ISUOG guidelines, 2016, 48 (2): 256-268.

[27] JASPERS L, DAAN N M, VAN DIJK G M, et al. Health in middle-aged and elderly women: a conceptual framework for healthy menopause [J]. Maturitas, 2015, 81 (1): 93-98.

第五章 慢性非传染性疾病的社区护理

学习目标：
- 掌握慢性非传染性疾病的社区评估方法。
- 掌握制订慢性非传染性疾病患者的社区健康管理计划（或健康促进计划）。
- 熟悉慢性非传染疾病的随访。
- 了解常见慢性非传染性疾病的特点。

第一节 概 述

一、慢性非传染性疾病的定义

慢性非传染性疾病（noninfectious chronic disease，NCD）是对一类可防可控，起病隐匿、病程长且病迁延不愈，病因复杂或尚未完全明确的具有健康损害和社会危害的疾病的总称，主要包括高血压、糖尿病、心脏病、脑血管疾病、慢性肾脏病、恶性肿瘤等非传染性疾病。

二、慢性非传染性疾病的特征

（一）一果多因，一因多果

一果多因是指一种慢性非传染性疾病由多种因素共同作用导致发病。一因多果是指仅仅一个病因长期作用机体也可导致多种疾病发生。

（二）发病隐匿，潜伏期长

慢性非传染性疾病的早期症状较轻而容易被忽视，各组织器官累积损害，直至急性发作或者症状较为严重时才被发现。

（三）病程长

多数慢性非传染性疾病是迁延不愈、伴随终生的。

（四）可预防

通过对环境、生活方式等可改变因素的干预，能预防或减缓慢性非传染性疾病发病。目前，我国采用"三级预防"来进行慢性非传染性疾病的防治管理。

（五）以症状控制及改善预后为主要治疗目标

大多数慢性非传染性疾病的病因尚未明确，无法进行病因治疗，主要是对症治疗以减轻症状和预防并发症。

（六）对生活质量影响大

由于病程长，不可治愈，而且患者同时患有多种慢性非传染性疾病，这对患者及其家庭成员的生活质量造成严重的影响。

三、慢性非传染性疾病危险因素

（一）不良的生活方式

1. 不合理膳食

不合理膳食表现为摄入过多高盐、高胆固醇和腌制的食品及每天进食时间无规律、暴饮暴食等。

2. 缺乏身体活动

运动量不足是造成超重和肥胖的重要原因，也是许多慢性非传染性疾病的危险因素。

3. 使用烟草

吸烟可能导致恶性肿瘤、慢性阻塞性肺疾病、冠心病、卒中等慢性非传染性疾病的发生。吸烟量越多、越早开始吸烟、吸烟年限越长危害越大。

（二）自然环境和社会环境

自然环境中空气污染、噪声污染、水源污染、土壤污染等，都与癌症或肺部疾病的发生密切相关。社会环境中健全的社会组织、受教育程度、医疗保健服务体系等都影响人们的健康水平。

（三）个人遗传和生物及家庭因素

高血压、糖尿病、乳腺癌、动脉粥样硬化性心脏病等慢性非传染性疾病均具有家族倾向，这可能与遗传因素或家庭共同的生活和饮食习惯相关。随着个人年龄的增长，各器官逐渐衰老，慢性非传染性疾病的发病率也相对增大。

（四）精神心理因素

现代社会中生活及工作压力大，容易引起紧张、焦虑、恐惧、失眠甚至精神失常。

四、慢性非传染性疾病患者的社区管理模式

慢性非传染性疾病管理是指专业医生、护理人员及相关管理人员参与，为慢性非传染性疾病患者提供全面、连续、主动的一种慢性非传染性疾病科学管理模式，目的是促进全民健康、延缓疾病发展、减少并发症、降低伤残率和死亡率、提高患者生活质量及

降低家庭医药费用。我国很多社区卫生服务机构已经开展慢性非传染性疾病管理工作，也出台了一系列的政策和规章制度来规范慢性非传染性疾病管理，且多种管理模式并存。

（一）全科团队管理模式

社区卫生服务机构改革中的全科服务团队模式是一项重要举措，为中国特色社区卫生服务的主要形式之一。以全科医生为主体，推行家庭医生服务模式，社区护士、预防保健医生及相关管理人员等共同参与，主要通过门诊及家庭访视等对患者进行管理，关注社区慢性非传染性疾病患者的预防与治疗的同时注重整个家庭及社区人群的健康状况。

（二）信息化管理模式

近年来，随着信息技术的发展，我国结合国外的慢性非传染性疾病管理模式，构建慢性非传染性疾病信息化管理模式，顺应信息化背景下的慢性非传染性疾病管理的延续性服务，将现代互联网通信技术与医学信息技术结合起来，对社区慢性非传染性疾病进行高效管理。慢性非传染性疾病信息化管理模式是指将患者疾病情况及饮食、运动等情况通过各个网络节点实时上传至网络中枢，建立专项档案及交流平台，方便医护人员后期调看或使用的一种模式。医务人员接收服务终端相关数据后，对患者开展规范、持续的日常监测，及时发现患者出现的异常情况，通过综合分析以调整治疗方案。终端数据服务还能解决社区医务人员变换或机构的更改，或不同医师不能确定病情时造成信息流失的问题。将轻病诊疗、疾病保健向社区分流管理，使重症疾病患者在大医院能够充分利用医疗资源。同时，该管理模式能够为医生提供较为准确的诊疗信息，利于后续随访和诊疗的开展，提高医务人员的工作效率和慢性非传染性疾病患者及其家庭成员的生活质量。

"互联网+护理服务"是医疗机构利用在本机构注册的护士，通过"线上申请、线下服务"的模式，为出院患者或罹患疾病且行动不便的特殊人群提供居家护理服务，如伤口换药、管道护理、病情随访登记；设立互联网护理专科门诊，在线为慢性非传染性疾病的患者提供相关指导和健康咨询服务。纵观国内外发展现状，老龄化加剧的当下，医院缩短平均住院日，增加病床周转率，可以让更多患者回到社区中进行后续的治疗与护理，"互联网+护理服务"应运而生。

第二节 原发性高血压

一、定义与病因

（一）定义

2018年，我国重新修订《中国高血压防治指南》，该指南将高血压定义为：在尚未使用降压药物的情况下,非同日3次诊室血压测量,收缩压≥140 mmHg和(或)舒张压≥90 mmHg称为高血压。

临床上,无明确发病原因的高血压被称为原发性高血压。原发性高血压患者占高血压患者总数的90%左右,是高血压最常见的类型,本节将进行重点讨论。

(二) 病因

原发性高血压的病因尚未阐明。原发性高血压的危险因素有遗传因素、精神与环境因素、年龄、不健康的生活习惯、超重和肥胖、吸烟和酗酒等。研究结果表明:70%~80%高血压的发生与不良生活习惯相关。

1. 遗传因素

60%以上的高血压患者有家族史,有遗传背景的高血压人群达30%~50%。

2. 精神与环境因素

长期精神紧张、激动、焦虑、心理压力过大等因素会引发高血压,其发病风险是正常居民发病风险的1.18倍。

3. 年龄

我国成年人高血压发病率与年龄成正相关,男性的发病率高于女性的,40岁及以上居民的高血压发病率会进一步升高,发病年龄越来越趋于年轻化。

4. 不健康的生活习惯

饮食结构不合理,高钠、低钾饮食,大量饮酒,长期摄入高热量及过多饱和脂肪酸食物均可使血压升高。

5. 超重、肥胖

近年来,我国超重和肥胖的人群占比逐年增加,35~64岁中年人的超重人群占38.8%,肥胖人群占20.2%,其中,女性超重和肥胖的比例均高于男性的。

6. 吸烟及酗酒

吸烟可促使交感神经末梢释放去甲肾上腺素,同时,吸烟还可引发氧化应激损害一氧化氮介导的血管舒张,使血压升高。我国18岁及以上居民饮酒者中,有害饮酒(男性每天饮酒量超过60 g,女性每天饮酒量超过40 g)率为9.3%。研究结果表明,乙醇摄入量平均减少67%,收缩压可平均下降3.31 mmHg,舒张压平均下降2.04 mmHg。

7. 其他

除以上列举的高血压各种发病危险因素外,久坐、缺乏体力活动、糖耐量和血脂异常等,也是高血压发病的危险因素。

二、疾病特点及治疗原则

(一) 疾病特点

高血压发病早期往往症状不典型或患者无任何不适感,部分患者可出现失眠、记忆力下降、注意力不集中、疲劳、乏力、肢体麻木、头晕、头痛、心悸、胸闷等。随着病情的发展,血压可进一步升高。当血压超过180/110 mmHg或更高时,患者的上述症状加重,并伴有视物模糊、恶心、呕吐、眩晕等,部分患者可在较短时间内发生重要脏器损害,出现急性心肌梗死、卒中和急性肾功能衰竭等。

(二) 治疗原则

高血压的治疗原则是平稳降压，长期达标，最大限度地降低高血压患者心、脑、肾等重要脏器的损害和心血管事件的发生。血压尽量控制在 140/90 mmHg 以下；如果能够耐受，还可进一步降至 130/80 mmHg。

三、社区护理与管理

(一) 护理评估

1. 血压的测量方法

常用的血压测量方法有诊室血压测量、动态血压测量和家庭自测血压（图 5-1）。临床诊断高血压、进行血压水平分级及观察药物降压疗效等多采用诊室血压测量技术。家庭血压测量多使用上臂式电子血压计，其特点是简单、方便、易行。除诊室血压测量及家庭血压监测外，还有 24 小时动态血压测量方法，其优势在于可全面评估患者 24 小时血压昼夜变化规律，有助于医生调整降压方案，科学地制订降压策略。此外，远程血压监测也逐渐在社区及家庭普及。进行多渠道健康信息的智能化采集，是我国未来健康管理的发展趋势（图 5-2）。

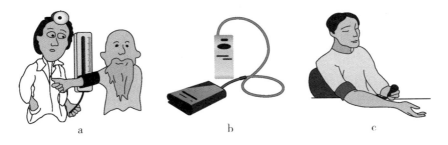

a. 诊室血压测量；b. 动态血压测量；c. 家庭自测血压。

图 5-1　血压测量方法

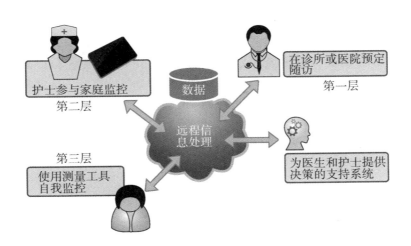

图 5-2　健康信息的智能化管理

2. 高血压的分类与危险分层

（1）高血压的分类与分级。2018年《中国高血压防治指南》的血压水平仍然采用正常血压、正常高值、高血压等进行分类。该指南根据患者的血压升高水平，将高血压分为1级高血压、2级高血压和3级高血压（表5-1）。

表5-1 血压水平的分类和分级

分类	收缩压/mmHg		舒张压/mmHg
正常血压	<120	和	<80
正常高值	120~139	和（或）	80~89
高血压	≥140	和（或）	≥90
1级高血压（轻度）	140~159	和（或）	90~99
2级高血压（中度）	160~179	和（或）	100~109
3级高血压（重度）	≥180	和（或）	≥110
单纯收缩期高血压	≥140	和	<90

注：当收缩压和舒张压分属于不同级别时，以较高的分级为准。

资料来源：刘力生. 中国高血压防治指南（2018年修订版）[J]. 中国心血管杂志，2019，24（1）：1-46.

（2）影响高血压患者预后的因素。

A. 心血管危险因素。年龄超过55周岁、吸烟酗酒、糖耐量异常、高脂血症、腹型肥胖（也被称为苹果型肥胖）、高同型半胱氨酸血症。

B. 重要靶器官损害。颈动脉内膜增厚或斑块、左心室肥厚、肾功能损害等。

C. 伴随的临床疾患。心脑血管疾病、肾脏疾病、2型糖尿病、周围血管病变、视网膜病变等。高血压患者首次就诊时，接诊者应仔细询问患者的病史，进行全面体格检查及做相关的辅助检查，实行早期诊断与早期治疗。

（3）高血压患者的心血管危险分层。《中国高血压防治指南》根据血压水平和影响预后因素将高血压患者心血管风险水平分为低危、中危、高危和很高危4个层次（表5-2）。对高血压患者进行心血管综合风险评估和分层，有利于确定降压治疗时机，优化降压治疗方案，平稳控制血压，使血压早期达标。

表 5-2 血压升高患者心血管风险水平分层

其他心血管危险因素和疾病史	血压/mmHg			
	收缩压130～139和（或）舒张压85～89	收缩压140～159和（或）舒张压90～99	收缩压160～179和（或）舒张压100～109	收缩压≥180和（或）舒张压≥110
无	—	低危	中危	高危
1～2个其他危险因素	低危	中危	中/高危	很高危
≥3个其他危险因素，靶器官损害，CKD3期，无并发症的糖尿病	中/高危	高危	高危	很高危
临床并发症，或CKD≥4期，有并发症的糖尿病	高/很高危	很高危	很高危	很高危

CKD：chronic kidney disease，慢性肾脏疾病。

资料来源：刘力生. 中国高血压防治指南（2018年修订版）[J]. 中国心血管杂志，2019，24（1）：1-46.

（二）社区护理

社区护理包括确定管理对象、落实管理内容、提出管理的具体要求、确立工作的各项指标和患者的健康教育等。

1. **管理对象**

管理对象为辖区内所有35岁及以上患有原发性高血压的常住居民。

2. **管理内容**

（1）早期筛查。

A. 辖区内所有35岁及以上的常住居民每年首次到社区卫生服务中心（站）、乡镇卫生院或村卫生室就诊时，免费为其测量血压。

B. 对第1次血压测量，收缩压不低于140 mmHg和（或）舒张压不低于90 mmHg的辖区居民，在去除引起血压升高的各种因素后再次预约诊室复测，进行非同日3次诊室血压测量，收缩压≥140 mmHg和（或）舒张压≥90 mmHg时，即可被初步诊断为高血压。若有需要，患者可转到上一级医院做进一步检查后确诊。一般2周内要随访转诊结果，把已确诊为原发性高血压的患者及时纳入社区高血压慢性病管理，将疑似继发性高血压的患者及时转诊。

C. 高危人群。若有以下6项指标中的任意1项高危因素者，应每6个月至少测量血压1次，并接受社区的健康管理，积极参加医务人员组织的健康生活方式指导：血压高值范围，即收缩压在130～139 mmHg和/或舒张压在80～89 mmHg；超重［体质指数（body mass index，BMI）≥24 kg/m² 且<28 kg/m²］、肥胖（BMI≥28 kg/m²）和（或）腹型（苹果型）肥胖（男性腰围≥90 cm，女性腰围≥85 cm）；高血压家族史（家族中的父母、兄弟姐妹等几代有亲属关系的人，一人或多人也患有高血压病）；长期高盐饮食（平均钠盐摄入量≥9 g/d）；长期过量饮酒（白酒摄入量≥100 mL/d）；年

龄为 55 岁及以上。

（2）高血压筛查流程见图 5－3。

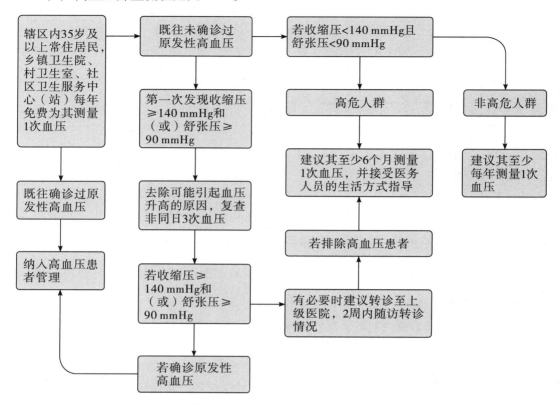

图 5－3　高血压筛查流程

资料来源：浙江省卫生和计划生育委员会. 浙江省基本公共卫生服务规范（第四版）[S/OL].[2022－06－10].https://book118.com//html/2018/6907/7064035016001146.shtml,2017－06.

3．管理的具体要求

（1）社区医生和护士负责高血压患者的健康管理，并与医院的门诊诊疗服务相结合，对未能按照慢性病管理要求接受随访的患者，要求社区卫生服务中心（站）、乡镇卫生院、村卫生室的医生和护士主动联系患者。

（2）随访方式包括家庭访视、电话随访及预约高血压患者到门诊就诊等，对辖区内 35 岁及以上已确诊原发性高血压的常住患者进行分级管理。

（3）可通过社区或门诊及早筛查高血压患者。培训后人员可依据指南，指导居民进行规范的血压管理。

（4）向民众普及高血压疾病知识，宣传对该病管理服务的全部内容，使高血压患者和广大居民愿意接受管理服务，提高自我管理水平。

（5）每次提供服务后，都应正确及时地将相关信息记录在患者健康管理档案中。

4．管理的工作指标

国家卫生和计划生育委员会于 2017 年公布的《国家基本公共卫生服务规范》明确指出了高血压患者社区管理的工作指标。

(1) 高血压患者管理率＝年内已管理高血压患者人数÷年内辖区内高血压患者总人数×100%。

辖区内高血压患者总人数估算方法：高血压患者总人数＝辖区常住成年人口总数×成年人高血压患病率。

(2) 高血压患者规范管理率＝按规范要求进行高血压患者健康管理的人数÷年内已管理的高血压患者人数×100%。

规范管理的内容包括建立居民个人健康档案、定期落实随访管理（进行随访评估、实施分级管理和分类干预；每个年度至少进行4次面对面随访和1次比较全面的健康体检），其中，健康档案书写必须完整、规范、客观、及时。

(3) 管理人群血压控制率＝年度内最近一次随访血压达标人数÷年度内已经管理的高血压患者人数×100%。

最近一次随访血压，若未随访或者失访，则被视为不达标。血压控制是指收缩压、舒张压要同时达标，即收缩压不超过140 mmHg、舒张压不超过90 mmHg；65岁及以上高血压患者的收缩压不超过150 mmHg、舒张压不超过90 mmHg。

5. 健康教育

(1) 健康教育目的。在社区普及高血压早防早治教育，可提高居民自我防控意识。鼓励居民崇尚健康生活方式（如戒烟限酒、控制体重），改变不良生活行为，降低高血压危险因素的影响，预防和延缓高血压及相关疾病的发生，提高社区居民健康水平和生活质量。

(2) 健康教育方法。

A. 利用知识讲座、健康专栏、微信公众号、滚动播放录像和发放健康教育小册子等方式，宣传普及疾病防控相关知识。

B. 根据社区、机关、企事业单位、学校等不同场所人群的不同需求，有针对性地开展多种形式的健康科普活动，使他们获益。

C. 对社区不同年龄、不同职业人群，提供个性化的健康教育和健康行为指导。

D. 预防高血压，要从少年儿童教育做起，预防和控制肥胖是防治青少年血压升高的关键所在。

(3) 健康教育内容。

A. 合理膳食。《中国居民膳食指南（2016）》推荐：我国成年人食盐摄入量控制在6 g/d以内；增加含钾食物的摄入；减少含有反式脂肪酸的食物（如人造奶油、西式糕点、巧克力派、油炸食物）的摄入；适量选用橄榄油，烹调用油总量控制在25～30 g/d。

B. 适量运动。有氧运动是高血压患者最适宜的运动方式。除此之外，力量型运动、柔韧性训练也是高血压患者经常采取的运动方式。

C. 戒烟、限酒。戒烟可明显降低心血管意外风险，延缓动脉粥样硬化发生与发展；长期过量饮酒是高血压、冠心病发生的危险因素，戒酒除了可使患者血压下降外，也会提高降压药物的疗效。专家建议：成年男性每天饮用啤酒不超过300 mL，葡萄酒不超过100 mL，白酒不超过50 mL；女性饮酒量减半，孕妇禁止饮酒。

D. 心理平衡。高血压患者应保持情绪稳定，正确对待自己和他人，处理好家庭和朋友之间的关系，保持良好的心态，控制不良情绪，主动预防和缓解心理压力。

E. 关注睡眠。失眠是一种常见的睡眠障碍，失眠可打破血压的正常昼夜规律，增加发生非杓型高血压的概率。如果患者存在睡眠障碍，需要加强患者的睡眠管理，使其建立良好的睡眠习惯。针对病因进行干预，必要时让患者尝试服用镇静安眠药，以提高睡眠质量。

F. 高血压患者生活中的注意事项：高血压患者应保持大便通畅，防止用力排便，适当进食富含纤维素的食物预防便秘；规律作息，劳逸结合，保证睡眠足够；适当运动，管理好体重；冬季注意保暖，尽可能用温水洗脸，洗澡时室温恒定。

（三）社区随访管理

对已经确诊的原发性高血压患者，每年应面对面随访4次以上，原则上每年调整1次患者管理等级。

（1）分级随访管理。

A. 一级管理。对没有危险因素的1级高血压低危患者，每3个月至少随访1次。要采取多种形式的健康教育，倡导健康生活方式。初诊患者非药物治疗3个月无效后进行药物治疗。注意降压药物的疗效及不良反应。

B. 二级管理。对伴有1～2个危险因素的1级高血压和伴有或不伴有1～2个危险因素的2级高血压中等危险程度患者，最少每2个月随访1次，包括健康教育和用药知识指导，重点进行靶器官损害的早期筛查与评估，有针对性地为患者进行相关危险因素干预和规范用药指导。

C. 三级管理。除纳入一级、二级管理外的所有高血压高危患者，最少每个月随访1次，随访内容为调整降压方案，注意药物疗效和副作用，强调靶器官损害的检出，以及急性心脑血管事件的早期评估与处理，继续进行针对性的健康宣教和行为干预技能指导。

（2）随访评估。测量血压，评估患者是否存在以下情况：①收缩压≥180 mmHg 和（或）舒张压≥110 mmHg；②患者有意识改变、剧烈头痛、头晕、恶心呕吐、视物模糊、眼痛、心悸、胸闷、喘憋不能平卧、心前区疼痛等；③妊娠期或哺乳期患者伴有血压升高的情况；④患者存在其他疾病。只要存在上述其中一种情况，必须对患者进行积极处理后，将其紧急转诊到上级医院。社区卫生服务中心（站）、乡镇卫生院、村卫生室应在2个星期内对紧急转诊的患者主动随访转诊情况。如果不需要紧急转诊，医护人员应询问患者上次随访到本次随诊期间的相关症状，测量心率及体重，计算 BMI，询问高血压患者有无伴随的疾病和生活习惯等，询问患者服药情况。

（3）分类干预。一般情况下，高血压患者的血压应控制在 140/90 mmHg 以下；65岁及以上老年患者血压控制在 150/90 mmHg 以下，如果患者能够耐受，还可进一步降至 140/90 mmHg；糖尿病及慢性肾脏病患者的血压应控制在 130/80 mmHg 以下，如果能够耐受，也可进一步降低血压，但血压不能低于 110/70 mmHg。

在服药依从性良好的情况下，收缩压依然超过 140 mmHg 和（或）舒张压超过 90 mmHg 者，第一次出现血压控制不理想或发生药物不良反应的患者，可增加患者现用降压药物的剂量，或重新调整降压药物的种类。患者使用调整后的药物2周后再次进行随访。

对于应用降压药物难以控制血压、血压控制持续不达标、原有并发症加重、再次出现新并发症的高血压患者，建议将患者尽快转诊到上级医疗机构，并在2周内以电话或其他方式随访患者的转诊情况。

对辖区所有高血压患者进行针对性的健康教育，与其共同制订个性化的饮食、运动计划并指导落实，在下一次随访时再次评估患者，必要时调整计划。如果患者突然出现意识障碍、剧烈头晕头痛、恶心、呕吐、视力模糊、心悸、胸闷、喘憋不能平卧等变化，必须立即让患者就诊，并将其转诊到上级医院救治。

（4）健康体检。原发性高血压患者每年需要进行1次健康体检。体检内容包括：测量生命体征、身高、体重、腰围等；检查皮肤黏膜、浅表淋巴结、心脏、肺部、腹部等；条件允许的，还可增加血糖、血脂、血肌酐、血清钾、血常规、尿常规、大便常规、眼底、心电图、B超等检查内容。

（5）高血压患者随访流程见图5-4。

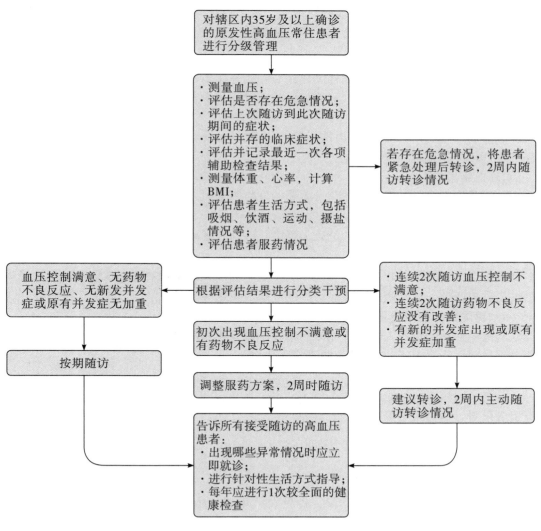

图5-4 高血压患者随访流程

资料来源：浙江省卫生和计划生育委员会. 浙江省基本公共卫生服务规范（第四版）[S/OL][2022-06-10]. https://book118.com/html/2018/6907/7064035016001146.shtml, 2017-06.

第三节 冠状动脉粥样硬化性心脏病

一、定义及病因

（一）定义

冠状动脉粥样硬化性心脏病指冠状动脉粥样硬化使血管狭窄、阻塞和（或）因冠状动脉功能性改变（痉挛）导致心肌缺血、缺氧或坏死而引起的心脏病，统称冠状动脉粥样硬化性心脏病，简称冠心病，亦称缺血性心脏病。

（二）病因

研究结果表明，冠状动脉粥样硬化性心脏病是在多种因素的作用下，引起冠状动脉粥样硬化的不同环节，这些因素被称为风险因素。其中主要的风险因素包括：

1. 年龄、性别

冠心病常见于 40 岁以上的男性人群，在 49 岁后发病率会明显增加，但是近些年该病的发病年龄越来越趋于年轻化。

2. 血脂异常

脂质代谢异常是动脉粥样硬化最重要的危险因素。

3. 高血压

高血压患者较血压正常者的健康人群患冠心病的概率升高 3～4 倍。

4. 吸烟

吸烟者与不吸烟者相比，前者的本病发病率和病死率均增高 2～6 倍，且与每天吸烟的支数成正比。被动吸烟也是冠心病的危险因素之一。

5. 糖尿病和糖耐量异常

与无糖尿病的健康人相比，糖尿病患者心血管疾病风险提高 2～5 倍；动脉粥样硬化进展迅速，未来 10 年心肌梗死的风险高达 20%。

6. 其他危险因素

其他危险因素包括肥胖、缺乏体力活动、摄入过多的动物脂肪、胆固醇水平较高、糖摄入过量、盐摄入过量、遗传因素等。

二、疾病特点及处理原则

（一）疾病特点

根据病理解剖和病理生理结果，1979 年，世界卫生组织将冠状动脉粥样硬化性心脏病分为无症状性心肌缺血、心绞痛、心肌梗死、缺血性心肌病、猝死共五个不同的临床分型。

典型胸痛为突然发作的心前区疼痛，常常由体力活动和情绪激动等诱发，表现为发作性的绞痛、压榨痛。患者可有憋闷感。

患者疼痛部位开始于胸骨后或心前区，并由左肩和手臂向上放射，甚至累及小指和无名指。休息或者含服硝酸甘油可缓解。胸痛也能在颈部、下颌、牙齿、腹部等部位发散。当疼痛程度逐渐加剧，发作频率变得频繁，持续时间较之前延长，去除诱因或含服硝酸甘油仍不能缓解，往往考虑为不稳定型心绞痛。

发生心肌梗死时胸痛剧烈且持续时间长（常常超过半小时），合服硝酸甘油不能缓解，患者可有恶心、呕吐、出汗、发热，甚至发绀、血压下降、休克、心力衰竭。

需要注意的是，一部分症状并不典型的患者仅表现为心前区的不适伴心悸或乏力，或以胃肠道症状为主。有些患者甚至无胸痛，如老年人和糖尿病患者。

（二）处理原则

1. 改变生活习惯

戒烟限酒，低脂、低盐饮食，适当运动，控制体重。

2. 药物治疗

药物治疗是所有治疗的基础。药物治疗的作用有抗血栓形成（抗血小板药、抗凝药）、降低心肌耗氧量（β-阻滞剂）、缓解心绞痛（硝酸盐）、稳定脂质斑块（他汀类药物）等。药物治疗的目的是缓解症状，减少心绞痛和心肌梗死的发作；延缓冠状动脉粥样硬化病变的发展，并降低冠心病的死亡率。规范化的药物治疗还可有效地降低死亡率和复发性缺血事件的发生率，改善临床症状。

3. 血管再生术

血管再生术主要分为介入治疗和外科冠状动脉旁路移植术。

三、社区护理与管理

（一）护理评估

针对本疾病的高危人群，对所管辖社区的人群进行登记建档。主要高危人群包括绝经女性和成年男性，经常吸烟、喝酒的人群，精神压力大的人群，肥胖人群，高血脂、高血压、高血糖人群，久坐不动人群，缺乏锻炼的人群，饮食不合理人群，摄入高油、高盐食物人群。社区护士对这些人群建立数据库，协助社区医生针对高危人群进行本社区本疾病患病率的预测，根据预测进行针对性的社区干预；并对已经患有该病的人群进行疾病康复、复诊及时性、服药依从性及并发症的预防等方面，进行评估和针对性的干预与预防。

（二）社区护理

1. 疾病知识指导

改变不良的生活方式是治疗冠心病的基础。

（1）食物多样和能量平衡。日常饮食应包括谷薯类食物、蔬菜、水果、家禽、鱼、蛋、奶、坚果等。控制总能量摄入量，做到能量平衡，通过饮食和锻炼来防治冠心病。膳食营养建议如下：

A. 谷类。对于 BMI 大于 25 kg/m^2 的患者，应限制主食的摄入量，控制进食的总热量，推荐多吃玉米、小米等粗粮，每周至少吃 1～2 次。

B. 新鲜蔬菜和水果。保证每天 300～500 g 蔬菜的摄入，多食用深色蔬菜（如深绿色、橘红色、紫红色蔬菜）。每天摄入 200～350 g 新鲜水果，不能用果汁代替。

C. 肉类。红肉（如猪肉、牛肉、羊肉类）的摄入量，每天应小于 75 g。

D. 奶类。牛奶每天的摄入量为 150～300 g，推荐食用低糖、脱脂奶制品。

E. 大豆及坚果类。每天摄入大豆或者豆制品 25 g 左右。坚果类适量摄入，每周摄入 50～70 g。

F. 鱼类。每周鱼类摄入量不少于 200 g，推荐食用深海鱼类。

G. 盐。在烹饪过程中注意少放盐（每天不高于 6 g）。建议少食用腌制食品、黄豆酱、腐乳等。

H. 食用油。每天摄入量不高于 20 g。多使用茶油、橄榄油、菜籽油、葵花籽油、玉米油和豆油、亚麻籽油等作为烹饪用油。

I. 茶。每个月喝茶 50 g 以上，绿茶最佳。

（2）戒烟限酒。

A. 戒烟。戒烟能降低冠心病和卒中的风险，以及男性全因死亡的风险。禁烟或戒烟可使成人心血管疾病的发病率降低 3.6%。时间越长，好处就越多。而且即使在 50 岁以后戒烟，也能使吸烟者死于烟草相关疾病的风险降低 38%。控烟是防治慢性病的有效措施之一。

B. 限制饮酒。每天男性摄入的酒精不超过 40 g，女性的不超过 20 g，这些是世界卫生组织公布的安全极限量。中国营养学会根据中国人的饮酒习惯和每天饮酒量的物理特性，提出成年男性每天摄入的酒精不超过 25 g，成年女性的不超过 15 g。

（3）适量运动。主要采取有氧运动。注意运动强度与个体的差异。必要时在监测下进行运动。

（4）心理调节。注意调整不平衡的心态，减轻精神压力和心理负担，逐渐改变急躁易怒的性格，保持心理平衡和心态的平和。培养良好的业余爱好，可以促进身心健康。

（5）诱发因素。避免过度劳累、情绪激动、进食过量、用力大便、寒冷刺激等诱发心绞痛发作的因素。

2. 病情监测指导

指导患者及其家属当患者发生心绞痛时，立即停止活动并舌下含服硝酸甘油。若服用硝酸甘油不能缓解，或心绞痛发作较之前频繁和加重，疼痛时限延长，须立刻到医院治疗，警惕心肌梗死的发生。

3. 用药指导

患者外出时应随身携带硝酸甘油。硝酸甘油见光易分解，应将其放置于棕色瓶中并储存于干燥的地方，以避免潮解后失效。开封后，此药物每 6 个月更换 1 次，以确保疗效。急性心肌梗死的患者因用药多、用药久、药品贵等，往往用药依从性低。应开展形式多样的健康宣教途径。健康宣教时须强调药物治疗的必要性，有效指导患者遵医嘱用药。讲述一些不遵医嘱服药后导致严重后果的病例，让患者意识到遵医嘱服药的重要性。详细说明药物的用法、作用及不良反应，并指导患者定时监测脉搏、血压。发放护嘱卡或个人服药卡。定期电话随访，使患者"知、信、行"统一，做到不断自我校正，提高用药依从性。

4. 康复运动指导

康复运动前应进行医学评估与运动评估，确定康复运动的指征。心肺运动试验是用于测量运动耐量与患者出院后指导运动康复个性化运动处方的一个重要标准。该标准建议患者进行日常个人卫生活动和休闲活动，这些有助于疾病的康复。

（1）运动原则：运动应有序、有度、持之以恒。

（2）运动形式：以慢走散步、慢跑、简易太极拳、游泳等有氧运动为主，也可联合诸如靠墙半蹲、鹤立、平板支撑等长训练和负重等抗阻运动。

（3）运动强度：个体化地制订运动计划，并循序渐进地开展。一般情况下选择最大心率的70%~85%范围，控制自身的运动强度。

（4）持续时间：每次6~10分钟，包括约1分钟的热身活动和组织活动；根据患者的心功能和自身情况，每次锻炼的持续时间逐渐扩展到30~60分钟。

（5）运动频率：每周进行有氧运动3~5天，宜每天运动；每周进行抗阻运动和柔韧性运动2~3天，至少间隔1天。经24个月的体力活动锻炼后，酌情恢复部分或轻体力劳动。部分患者可恢复全天工作，但要避免从事重体力劳动、司机、高空作业等精神紧张或超负荷的工作。

5. 照顾者指导

急性心肌梗死是心源性猝死的高危因素，应指导家属若遇到患者在家中发生心搏骤停，能够使用心肺复苏技术进行抢救。发生急性心肌梗死后，应积极做到全面综合的二级预防（表5-3）。

表5-3　冠心病二级预防"ABCDE"原则

编号	释义
A	（阿司匹林或联合使用氯吡格雷）抗血小板聚集、抗心绞痛治疗，如硝酸酯类制剂
B	β受体阻断药、控制血压
C	控制血脂水平、戒烟
D	控制饮食、治疗糖尿病
E	鼓励有计划的、适当的运动锻炼，患者及家属教育，普及有关冠心病的知识

资料来源：尤黎明，吴瑛. 内科护理学［M］. 北京：人民卫生出版社，2017：202-211.

（三）社区随访管理流程

1. 社区高危人群的随访

（1）建立或填写个人健康档案。

（2）对于曾到专科就诊的患者，社区医师需要了解其专科诊疗情况。

（3）制订相应的治疗计划和危险因素干预方案（如戒烟、低胆固醇饮食、控制血压等）。

（4）二级预防性治疗计划（"ABC用药"，见表5-3）。

（5）制订重大共存疾病相关致病因素的管理计划（如血脂、血压的控制）。

（6）对低危人群每1~2个月随访1次，对高危人群每个月随访1次。

2. 使用现代化信息管理工具

对社区冠心病介入术后的患者加强管理，可使用居家护理平台或者微信公众号等信息平台，以提高冠心病患者介入治疗术后的自我管理的能力。

冠心病患者社区随访流程见图5-5。

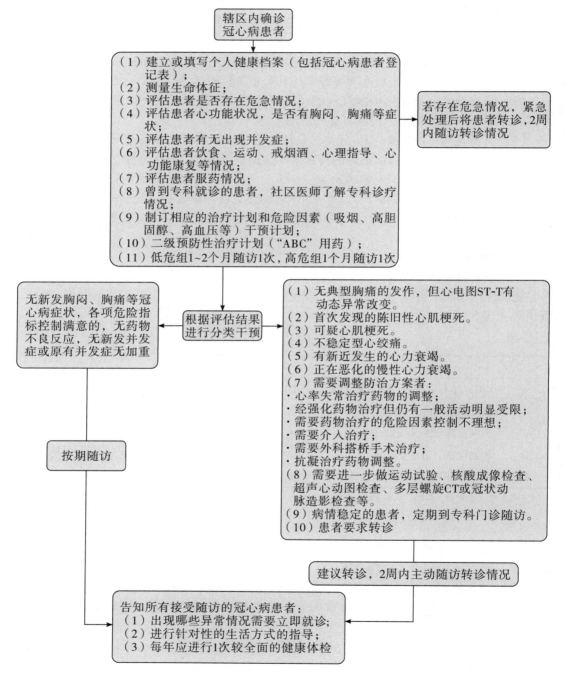

图5-5 冠心病患者社区随访流程

第四节 慢性心力衰竭

近年来，中国心力衰竭注册登记研究对中国 132 家医院 13 687 例心力衰竭患者的数据进行分析，结果显示：心力衰竭患者需要反复住院，住院患者的死亡率为 4.1%。由于我国人口老龄化加剧、生活水平提高、饮食结构欠合理等，预计在未来 20 年内，心力衰竭的患病率将会增加 25%。

一、定义及病因、诱因

（一）定义

心力衰竭（heart failure）是指由于心脏的收缩功能和（或）舒张功能发生障碍，不能将静脉回心血量充分排出心脏，导致静脉系统血液淤积，动脉系统血液灌注不足，从而引起心脏循环障碍的症候群。在原有慢性心脏疾病的基础上逐渐出现心力衰竭症状和体征的被称为慢性心力衰竭。

（二）病因、诱因

1. 慢性心力衰竭的病因

由于经济发展水平、地域、生活习惯等的差异，引起慢性心力衰竭的主要病因或病因构成比也不尽相同。中国心力衰竭注册登记研究分析的结果显示，住院的心力衰竭患者中，高血压患者占 50.9%、冠心病患者占 49.6%、风湿性心脏病患者占 8.5%，其他患者病因还包括各种类型的心肌病、心肌炎、服用心脏毒性药物、2 型糖尿病、放射线暴露史等。

2. 慢性心力衰竭的诱因

心力衰竭发病、加重或复发的诱因有以下几点：

（1）感染。该诱因占 45.9%，其中，以呼吸道感染最为常见，如肺部感染加重心力衰竭，心力衰竭又使肺部感染较难控制，二者相互影响制约，也是最主要的诱因。

（2）劳累或应激反应。该诱因占 26.0%，包括体力活动、情绪激动、精神过度紧张、严重失眠、用力排便等。

（3）心肌缺血。该诱因占 23.1%，包括心绞痛发作、心肌炎急性期等。

（4）心律失常。快速房颤为诱发心力衰竭中最重要的心律失常类型。

（5）血容量增加。治疗过程中静脉输液过多和/或过快，日常摄入水分过多、过快，钠摄入过多等，均使血容量增加。

（6）妊娠和分娩。有心脏病的孕妇，在妊娠和分娩过程中也易发生心力衰竭。

（7）治疗不当。不恰当地停服利尿药物、降血压药物等。

二、疾病特点及治疗原则

(一) 慢性心力衰竭的疾病特点

慢性心力衰竭的疾病特点主要有危险因素、临床症状、临床体征三个方面,具体见表5-4。

表5-4 慢性心力衰竭的疾病特点汇总

项目	表现
危险因素	病史中是否存在冠心病、心肌梗死、瓣膜心脏病、高血压、心肌病、心脏毒性药物、2型糖尿病、放射线暴露史等
临床症状	劳力性呼吸困难、夜间阵发呼吸困难、端坐呼吸、运动耐量降低、感觉疲劳、夜间不能平卧伴咳嗽、腹胀、纳差等
临床体征	颈静脉怒张、肺部啰音、第三心音(奔马律)、肝颈静脉回流征阳性、下肢水肿,严重时有腹水、胸腔积液等

病史评估时应注意患者原发病的一些相关症状、体征,如高血压患者的血压情况,有无伴随头晕;冠心病患者近期是否有心绞痛发作等。

(二) 慢性心力衰竭的治疗原则

1. 慢性心力衰竭的治疗

治疗主要是针对心力衰竭的症状、心血管的基础疾病及合并症、心血管疾病的危险因素等方面而采取有效的综合性医治手段。

(1) 一般性治疗。一般性治疗包括改善生活方式,去除加重心力衰竭的诱因等。因此,患者的健康教育是社区医护人员的重点工作内容,应积极帮助患者建立良好的生活方式,学习、掌握去除疾病诱因及自我管理的方法。

(2) 药物治疗、心脏植入型电子器械治疗或其他治疗。慢性心力衰竭患者的治疗可参照图5-6。

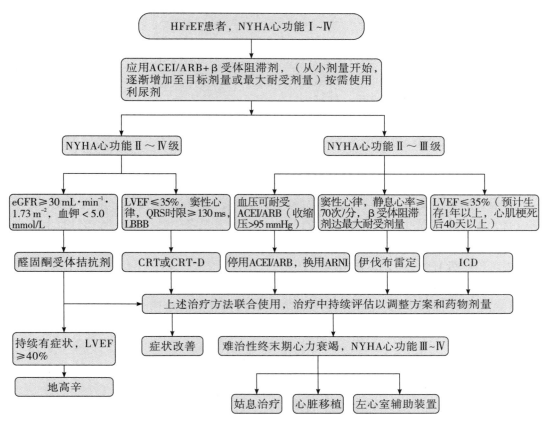

HFrEF：heart failure with reduced ejection fraction，射血分数降低的心力衰竭；NYHA：New York Heart Association，纽约心脏协会；ACEI：angiotensin converting enzyme inhibitors，血管紧张素转化酶抑制剂；ARB：angiotensin Ⅱ receptor blocker，血管紧张素Ⅱ受体阻滞剂；ARNI：angiotensin receptor neprilysin inhibitor，血管紧张素受体脑啡肽酶抑制剂；eGFR：estimate glomerular filtration rate，估算的肾小球滤过率；LVEF：left ventricular ejection fraction，左心室射血分数；LBBB：left bundle-branch block，左束支传导阻滞；CRT：cardiac resynchronization therapy，心脏再同步化治疗；CRT-D：cardiac resynchronous therapy uith defibrillator 具有心脏转复除颤功能的 CRT；ICD：implantable cardioverter defibrillator，植入型心律转复除颤器。

图 5-6 慢性 HFrEF 患者的治疗流程

资料来源：中华医学会心血管病学分会心力衰竭学组，中国医师协会心力衰竭专业委员会中华心血管病杂志编辑委员会. 中国心力衰竭诊断和治疗指南 2018［J］. 中华心血管病志，2018，46（10）：760.

2. 慢性心力衰竭的慢性病管理

慢性心力衰竭的慢性病管理需要医护人员、患者、家属、社区等共同参与，并通过各种有效途径进行综合性管理。

三、社区护理与管理

慢性心力衰竭患者的社区护理与管理包括护理评估、社区护理、社区随访管理。

（一）护理评估

1. 测量生命体征并记录

记录脉搏或心率次数及其节律、血压情况。多项研究结果表明，脉搏或心率持续增快可能导致心力衰竭症状加重及远期预后不良，应重点关注。

2. 评估有无心力衰竭症状、体征

询问有无出现过劳力性呼吸困难、夜间阵发呼吸困难、端坐呼吸困难、运动耐量降低、感觉疲劳、无力、腹胀、纳差、夜间不能平卧等。

应关注夜间睡眠时体位与呼吸关系、睡眠情况，有无流涕、喉咙疼痛、咳嗽、咳痰等呼吸道感染症状，二便情况，日常饮食结构、量与活动情况等。

查看口唇有无发绀、其他皮肤与黏膜的情况、颈静脉有无怒张及怒张的程度、下垂部位有无水肿及其程度：查看站立者的下肢、卧床为主者的骶尾部；听诊肺部有无啰音、心脏有无第三心音（奔马律）；触诊肝脏有无肿大、肝颈静脉回流征是否阳性，心力衰竭严重时可有胸腔积液、腹水等。

3. 判断心脏功能受损程度

判断心脏功能的受损状态是依据诱发心力衰竭症状的活动程度来分级的，共分成4级（表5-5）。

表5-5 纽约心脏病协会（NYHA）心功能分级

分级	症状
Ⅰ级	活动不受限。日常体力活动不引起明显的气促、疲乏或心悸
Ⅱ级	活动轻度受限。休息时无症状，日常活动可引起明显的气促、疲乏或心悸
Ⅲ级	活动明显受限。休息时可无症状，轻于日常活动即引起显著的气促、疲乏、心悸
Ⅳ级	休息时也有症状，任何体力活动均会引起不适。若无须静脉给药，可在室内或床边活动者为Ⅳa级；不能下床并需要静脉给药支持者为Ⅳb级

资料来源：中华医学会心血管病学分会心力衰竭学组，中国医师协会心力衰竭专业委员会中华心血管病杂志编辑委员会. 中国心力衰竭诊断和治疗指南2018［J］. 中华心血管病杂志, 2018, 46（10）：760.

4. 早期识别心力衰竭加重的情况

（1）慢性心力衰竭稳定期或原有心力衰竭现心功能正常的患者若出现原因不明的疲倦、乏力或者活动耐力明显下降，以及心率或脉搏增快15～20次/分，则可能是心力衰竭加重或者左心功能降低的最早期先兆。

（2）慢性心力衰竭患者体重增加可以早于显性水肿的出现，体重在短时间内有明显增长。若3天所测晨起干体重突然增长2 kg以上、尿量减少、入量大于出量等，这提示可能出现液体潴留、心脏功能加重的情况。

（二）社区护理

社区护理包括健康教育、用药指导及宣教、控制危险因素、指导患者自我管理及家属配合。

1. 健康教育

建立良好的生活方式是控制和预防心力衰竭发生、发展的基本措施。

（1）疾病知识介绍。向患者及其家属介绍心力衰竭的病因、症状、体征、诱因、心功能的分级等；强调治疗及控制原发病为预防心力衰竭的发生和发展的根本措施。

（2）营养与饮食。①限钠。心力衰竭急性发作伴容量负荷过重的，明确血清钠、血清氯不低的情况下，应指导限制钠盐的摄入小于 2 g/d；但轻度或稳定期患者不建议严格限制。②限水。研究显示，轻、中度心力衰竭的患者常规限制液体并无获益，无心力衰竭症状、体征，保持出入量平衡即可；重度心力衰竭的患者可将液体的入量控制在 1.5～2.0 L/d，并注意出量的情况。③低脂优质蛋白饮食。肥胖者应减肥，对营养不良者给予营养支持。蛋白质每天摄入量为 1 g/kg，优质蛋白建议占摄入蛋白的 50%。④食物选择多样性和能量平衡。增加富含纤维素的食物的摄入，避免饱餐。⑤戒烟。吸烟产生大量的有害物质，将随着血液运行至全身。这些有害化学物质可诱发和加重心血管疾病，甚至使心脏结构改变，加重心力衰竭。因此，戒烟，包括远离"二手烟"尤为重要。必要时提供戒烟方面的帮助，介绍患者到有戒烟门诊的医院就诊等。⑥限酒。应根据心力衰竭病因，因人而异地给出饮酒建议，如酒精性心肌病患者应禁酒。限制饮酒量：男性饮酒量控制在每天 2 单位以内，女性饮酒量控制在每天 1 单位以内。1 单位的酒精为纯酒精 10 mL（葡萄酒 150 mL、半品脱啤酒、烈酒 50 mL）。

（3）活动指导。根据心功能情况进行不同强度活动推荐：减少久坐的行为；增加中等强度的活动，每天约进行 30 分钟的有氧运动；活动过程注意循序渐进；鼓励积极参与日常自理活动及各种推荐的活动形式，如散步、打太极拳；应注意避免或减少在活动中受伤。

（4）二便管理。定时排便，排便时勿用力，必要时可使用润滑剂如开塞露，帮助顺利排便；减少憋尿的行为。

（5）安全管理。

A. 防跌倒。慢性心力衰竭患者因年龄、用药及一些症状等，多数为跌倒高危者。给予防跌倒措施宣教，增强患者防跌倒意识。患者的日常活动"以慢为主"：①"3 个 30 秒"活动指导，即醒来后床上平躺 30 秒，起来后床上坐 30 秒，下地后靠床边站立 30 秒后无头晕、心悸等不适才进一步活动；②穿合适衣物、防滑鞋，尤其裤脚不要过长，必要时穿九分裤；③合理用药，如服用安眠药，应排空尿液、准备好就寝时才服用；④洗澡、如厕等避免锁门；⑤必要时使用拐杖、关节保护器等帮助活动。

B. 防受伤指导。①剪指甲、理发等注意防受伤；②若患者使用抗凝、抗血小板等药物，告知患者若受伤应延长按压时间；③日常观察有无出血倾向。

C. 预防压力性损伤。①指导卧床患者家属或陪人定时检查、清理患者皮肤，保持皮肤清洁状态；②尤其注意及时清理大小便，避免大小便刺激肛周及会阴部皮肤；③每 2 小时更换体位 1 次；④衣服、床单应整洁；⑤使用皮肤保护用物，如润肤油、润肤露等；⑥若发现受压皮肤异常情况，应及时送患者到社区或专科护理门诊就诊；⑦建议穿吸汗良好的棉质衣物；⑧必要时建议家庭购买使用气垫床；⑨对水肿处皮肤进行护理指导，如避免抓挠，避免穿着过紧衣裤、袜子，抬高水肿肢体 30°等。

D. 预防深静脉血栓形成。①指导卧床患者下肢主动或者被动运动。②指导患者进行踝泵运动：足部背伸，保持最大限度5秒；足部跖屈（勾脚），保持最大限度5秒；足部由内向外转1圈为1组动作，每小时做5分钟，每天做10小时能有效预防下肢深静脉血栓的形成。

E. 预防坠积性肺炎。①指导卧床患者有效咳嗽；②每天垫高背部，或协助坐位，每天2～3次，每次30分钟；③每天拍背2～3次。

（6）预防感染。

A. 房间定时通风。建议选择通风良好的房间居住，每天开窗通风2次，每次30分钟。

B. 季节更换、气温变化时，应留意及时增减衣物，防止受凉、感冒。

C. 流行性感冒时节，少到人多的地方；远离感冒、感染的人群。

（7）心理和精神指导。抑郁、焦虑和孤独都可能诱发心力衰竭恶化，指导和帮助患者保持积极乐观的心态。

2. 用药指导及宣教

按指南、用药适应证及禁忌证用药。

（1）利尿剂。注意事项如下：

A. 传统的利尿剂（呋塞米）的副作用为电解质丢失、低血压、高尿酸血症（痛风）等。新型利尿剂（托伐普坦）副作用为患者感觉口渴、口干，检验结果提示高钠血症等。应定时复查电解质及肾脏功能情况，尤其是在利尿剂的应用之初或者增加剂量1～2周后应加以监测。

B. 为预防低钾、低镁血症，应适量补充微量元素。含钾丰富的常见食物有：豆类及豆制品、菌类、干果、海产品、蔬菜、水果或果汁。必要时给予补钾治疗，血清钾目标范围为4.3～5.0 mmol/L。

C. 有高尿酸血症或痛风、容量负荷又过重的患者，应在心力衰竭专科就诊后确定是否继续用药。

（2）肾素-血管紧张素系统抑制剂。

A. 血管紧张素转化酶抑制剂（angiotensin converting enzyme inhibitors，ACEI）、血管紧张素Ⅱ受体阻滞剂（angiotensin Ⅱ receptor blocker，ARB）：告知患者治疗效果可能要在数周或者数月后才出现，但即使症状未见到好转，该药物仍可以使疾病进展的危险性下降，患者应坚持服用。其不良反应可能有肾脏功能恶化、高钾血症、血管神经性水肿，因此，使用过程中应监测血压、肾功能和血清钾，如果出现肌酐水平升高超过30%，应咨询心血管病专科是否调整用药。不良反应可能在早期出现，但程度轻时不妨碍长期使用ACEI。一般该药物与利尿剂一起应用时不需要补钾。

B. 血管紧张素受体脑啡肽酶抑制剂（angiotensin receptor neprilysin inhibitor，ARNI）：不良反应主要有低血压、肾脏功能恶化、高钾血症及血管神经性水肿等，因此，开始治疗时和剂量调整后应监测血压、肾脏功能和血清钾。

（3）β受体阻滞剂。

A. 主要不良反应为会使血压、心率下降，诱发和加重支气管哮喘。应指导患者学会自我监测血压、脉搏。若出现血压偏低（收缩压85～90 mmHg）和脉搏或心率变慢

（50～60次/分），患者可减少使用剂量；支气管哮喘急性发作期禁止使用。

B. 严重脉搏或心率变慢（<50次/分）、严重低血压（收缩压<85 mmHg）及休克患者应停止使用β受体阻滞剂，并尽快就诊。

C. 长期使用者不能突然中止用药，以免出现严重的"反跳"现象。

（4）醛固酮受体拮抗剂（螺内酯）。

A. 醛固酮受体拮抗剂为保钾利尿药，使用后应定期监测血清钾和肾脏功能。监测频率为使用后3天和使用后1周时分别监测1次，前3个月每月1次，之后每3个月1次或出现不适时监测。

B. 告知患者长时间应用螺内酯可出现男性乳房增生，女性内分泌紊乱、月经不调等，此为可逆性改变，停药后可消失。

（5）伊伐布雷定。

A. 服药前静息脉搏或心率<60次/分、血压<90/50 mmHg的患者应暂缓服用伊伐布雷定，后续处理和使用方案应咨询心血管病专科。

B. 合并使用地高辛、胺碘酮、β受体阻滞剂等药物的患者应常规监测心电图的QT间期。

C. 应监测血清钾，避免低钾血症时使用伊伐布雷定。

（6）洋地黄类药物。

A. 脉搏<60次/分时，暂缓服用洋地黄类药物，必要时后续处理和使用方案应咨询心血管病专科。

B. 出现以下情况应注意有无洋地黄类药物中毒：①心律失常，如室性早搏，缓慢性心律失常，快速性房性心律失常伴有传导阻滞；②胃肠道症状，如恶心、呕吐、纳差等；③神经、精神症状，如出现定向力障碍、黄绿视等。

C. 因治疗量与中毒量较为接近，治疗效果也易受多种因素影响，应定期监测血药浓度。

3. 控制危险因素

控制危险因素有助于预防左心室功能障碍或新发心力衰竭。

（1）控制高血压。有心血管疾病、靶器官损伤或存在多种心血管疾病的危险因素的高血压患者，血压应控制在130/80 mmHg以下。

（2）治疗血脂异常。定期检测血脂。对于冠心病患者或者高脂血症伴有大血管斑块形成的高危人群，可建议其使用他汀类药物调脂预防心力衰竭。

（3）控制糖尿病。多项研究结果显示，糖尿病为促使心力衰竭发生的独立危险因素，因此，控制血糖能有效控制心力衰竭的发生、发展。

（4）其他危险因素。

A. 避免肥胖。据统计数据显示，肥胖是发生心力衰竭的独立危险因素之一。

B. 糖耐量异常的控制；焦虑、抑郁、失眠等的干预也有助于预防或者延缓心力衰竭的发生。

C. 避免使用可能引起或加重心力衰竭的药物。建议谨慎使用止痛药物，尽可能避免使用作用于血液系统的西洛他唑、作用于精神系统的氯氮平、抗癌药物蒽环类等药物。

D. 有条件的建议检测B型钠尿肽［又称脑利钠肽（brain natriuretic peptide,

BNP）]水平以筛查心力衰竭高危人群，告知患者怎样早期识别心力衰竭；出现咳嗽、咳痰、发热等应及时治疗。

4. 指导患者自我管理及家属配合

（1）指导患者配合医护人员加强血压、血脂、血糖的管理。告知患者血压、脉搏/心率的测量方法，指导其正确进行自我监测，将血压、脉搏/心率控制在合适范围。

（2）监测干体重。每天起床后排空大小便，未进食进水前，穿着相同重量的衣物监测出的体重为干体重。每天与前一天、前一周的体重情况进行比较。如果3天内干体量突然增长2 kg以上，应考虑存在液体潴留。患者应及时咨询心血管病专科医护人员或到门诊就诊。建议建立体重登记小册子，以方便查阅、对比。

（3）关注出入量情况。指导记录、判断出入量情况。在心力衰竭稳定期，维持出入量平衡；伴有水肿，或其他心力衰竭的症状、体征者保持负平衡，即出量大于入量，并定时与心血管病专科医护人员、社区医护人员沟通。日常使用的24小时出入量记录、日常食物含水量可参考表5-6、表5-7。

表5-6　24小时出入量记录

日期	时间	入量		出量	
		内容	体积/mL	内容	体积/mL
24小时总计					

表5-7　日常食物含水量

食物	单位	含水量/mL	食物	单位	含水量/mL
米粥	1份（400 g）	440	包子（2个，50 g）	1个	35
米饭	1碗（400 g）	140	水饺（6个，50 g）	1个	12
汤面	1份（400 g）	350	煮鸡蛋	1个	30
馒头	1个（200 g）	30	花卷	1个（50 g）	35
肉片炒青菜	1份	180	炒青菜	1份	160
牛奶	1瓶（250 mL）	225	西瓜	100 g	79

续表 5-7

食物	单位	含水量/mL	食物	单位	含水量/mL
苹果	100 g	68	葡萄	100 g	65
番茄	100 g	90	梨	100 g	71
香蕉	100 g	60	桃子	100 g	82
橘子	100 g	54	—	—	—

（4）每日自我检查、监测的内容：①检查有无下垂部位水肿。每天查看下肢是否有膨胀或身体其他部位是否存在水肿，有无尿量减少的情况。②监测活动耐量。活动耐量包括有无气短，气短是发生在静息时，还是发生在稍用力后或在剧烈用力后。③监测睡眠时的呼吸情况。患者夜间是否不能平卧，还是需要半坐位，甚至端坐呼吸，有无尿液憋醒的情况等。④记录是否有头晕及头晕的程度。

（5）运动训练。坚持运动训练，原则是在感觉良好时才进行运动；要循序渐进地进行，从小运动量开始、逐渐增加运动量，根据自身的情况及当时的状态及时调整运动时间和方式；避免竞争性运动。建议与心血管病专科医护人员共同制订具体运动训练计划。

（6）树立正确的疾病治疗、护理观念。勿盲目听从电视广告、一些多媒体不正确的宣传；提高正确的就医依从性，尤其是服药的依从性，不擅自停药、减量。

（7）鼓励倡导家庭成员从心理、行为、经济等方面支持患者。家人的关心、参与与监督，对疾病预后起积极的作用。

（三）社区随访管理

社区随访管理包括建立社区随访管理体系、转诊条件。

1. 建立社区随访管理体系

（1）建立电子健康管理档案。

（2）对于在心血管病专科就诊过的患者，社区医师应了解其专科诊疗情况，必要时备份转诊情况表。

（3）定时随访。

A. 随访方式。定期家访、电话随访、微信随访、专题讲座开展与个案咨询等。

B. 随访内容。随访患者的血压、脉搏、尿量、体重、体液、相关症状、饮食、用药、大便管理、专科诊疗频率等。

C. 随访频率。患者转社区后 1 个月进行随访。对心力衰竭稳定者每 3 个月进行随访 1 次，每半年提醒其到心血管病专科进行 1 次全面评估。

（4）健康教育。通过微信平台定期推送心血管疾病相关资讯或定期组织健康教育讲座等多种形式进行健康教育。

（5）制订加强共病的合理处理、预防控制管理计划。

（6）提供心脏康复运动建议与咨询途径。

2. 转诊条件

对有以下情况的患者建议转诊至上级心血管病专科门诊、急诊就诊。

（1）社区初诊或怀疑有心力衰竭，需要明确病因及医治方案的患者。

（2）社区就诊的慢性稳定性心力衰竭患者出现病情加重，经过常规医治仍不能缓解，若出现下列情况之一，应及时转诊：

A. 出现生命体征波动大、呼吸困难、水肿程度增加等心力衰竭症状、体征加重的情况。

B. BNP等反应心力衰竭的生物标志物水平有明显升高。

C. 原有心脏疾病加重。

D. 在患有慢性心力衰竭的情况下，出现肺炎、肾功能不全或加重、心律失常、电解质紊乱、血栓栓塞等新的情况。

E. 心力衰竭进展需要到上级医院心血管病专科进一步调整治疗方案或进行有创检查及治疗，包括冠状动脉血运重建、心脏再同步化治疗（cardiac resynchronization therapy，CRT）、植入型心律转复除颤器（implantable cardioverter defibrillator，ICD）、心脏外科手术等。

（3）心力衰竭稳定期的患者应由心血管病专科医师每半年对其治疗情况进行1次整体评价及优化。

慢性心力衰竭患者社区随访流程见图5-7。

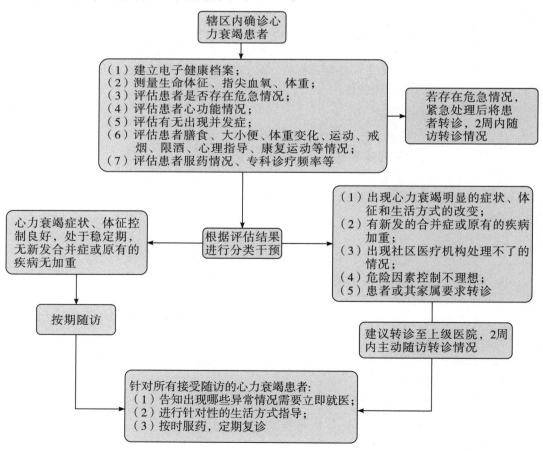

图5-7 慢性心力衰竭患者社区随访流程

第五节 慢性阻塞性肺疾病

一、定义及病因

(一) 定义

慢性阻塞性肺疾病（chronic obstructive pulmonary disease，COPD）是一种可以预防和治疗的以持续呼吸道症状及不完全可逆的进行性气流受限为特征的常见疾病。呼吸道症状和气流受限与有毒颗粒或有害气体引起的气道和（或）肺泡异常相关。

(二) 病因

常见的病因有吸烟、大气污染、气候变化、职业粉尘和化学物质、感染因素、蛋白酶-抗蛋白酶失衡、氧化应激、炎症机制等。

二、疾病特点及治疗原则

(一) 疾病特点

1. **症状**

COPD发病缓慢且迁延不愈，主要症状有慢性咳嗽、咳痰、胸闷、喘息或气促等。在COPD病情严重时患者出现疲乏、消瘦等不典型症状，长久的治疗容易使患者产生焦虑，严重影响生活质量。

2. **体征**

初期无明显异常，但随着病程进展，体格检查可见：视诊为桶状胸；肺部触诊为双侧语音震颤减弱；叩诊为过清音；听诊为两肺呼吸音减弱，呼气期延长，部分患者可闻及湿啰音和（或）干啰音。

(二) 治疗原则

患者教育是社区医护人员的重点工作内容。积极协助患者学习和掌握基本的自我监测与自我管理的方法。

1. **生活方式**

指导、劝诫患者戒烟限酒，在可耐受情况下适当进行运动，提高免疫力。

2. **药物治疗**

指导患者使用吸入剂、祛痰剂、支气管舒张剂等。

3. **氧疗**

氧疗是治疗COPD急性加重期的一个重要措施。患者出现气体交换障碍，或病情加重时，应给予家庭无创呼吸机辅助呼吸，必要时将其转上级医院予有创呼吸机治疗。

三、社区护理与管理

(一) 护理评估

1. 主要评估量表

(1) 慢性阻塞性肺疾病患者自我评估测试(COPD assessment test,CAT)量表,用于评价 COPD 对患者身体健康的影响程度。评价标准:根据每个项目做出相应评分(0~5),分值范围是 0~40。0~10 分的结果为 COPD "轻微影响";11~20 分的结果为"中等影响";21~30 分的结果为"严重影响";31~40 分的结果为"非常严重影响"(表5-8)。

表5-8 慢性阻塞性肺疾病患者自我评估测试量表(CAT 量表)

说明:以下每一项,在最符合你当前状况的得分处打"√"。

症状	得分	症状
我从不咳嗽	0 1 2 3 4 5	我一直咳嗽
我一点痰也没有	0 1 2 3 4 5	我有很多痰
我一点也没有胸闷的感觉	0 1 2 3 4 5	我有很重的胸闷感觉
当我爬坡或登一层楼时,我并不感觉到喘不过气来	0 1 2 3 4 5	当我爬坡或登一层楼时,我感觉到喘不过气来
我在家里的任何劳动都不受慢性阻塞性肺疾病的影响	0 1 2 3 4 5	我在家里的任何劳动都很受慢性阻塞性肺疾病的影响
每当我想外出时就外出	0 1 2 3 4 5	因为我有慢性阻塞性肺疾病,所以从来没有外出过
我的睡眠非常好	0 1 2 3 4 5	因为我有慢性阻塞性肺疾病,我的睡眠非常不好
我精力旺盛	0 1 2 3 4 5	我一点精力都没有

资料来源:陈亚红,杨汀. 慢性阻塞性肺疾病[M]. 北京:人民卫生出版社,2017:48.

(2) 改良版英国医学研究学会呼吸困难指数量表(Modified Medical Research Council,mMRC)。这是目前最常用的呼吸困难评价工具,可在 30 秒内完成,直接对患者的呼吸困难进行分级(表5-9)。

表5-9 mMRC 呼吸困难评分量表

分级	分级标准
0 级	剧烈运动时出现呼吸困难
1 级	平地快步行走或上缓坡时出现呼吸困难
2 级	由于呼吸困难,平地行走比同龄人步行慢或需要停下来休息
3 级	平地行走 100 m 左右或数分钟后即需要停下来喘气
4 级	因严重呼吸困难而不能离开家或者穿脱衣服即出现呼吸困难

资料来源:陈亚红,杨汀. 慢性阻塞性肺疾病[M]. 北京:人民卫生出版社,2017:47.

2. 实验室检查

实验室检查是诊断 COPD 的辅助手段。因机体功能衰退、疾病因素、免疫力下降等各种原因，30%～50% 的 COPD 患者有肺部感染。这是导致 COPD 急性加重的主要原因，也是诱发呼吸衰竭甚至死亡的重要原因。

（1）血液检查。白细胞介素-2、白细胞介素-6、肿瘤坏死因子-α、C 反应蛋白、白细胞总数等为观察指标。

（2）痰培养检查。痰培养检查可以为临床合理选用抗菌药提供一定指导。COPD 急性加重期的感染以细菌感染为主，也可有少量真菌感染。

3. 慢性阻塞性肺疾病全球倡议（Global Initiative for Chronic Obstructive Lung Disease，GOLD）严重程度分级

评估 COPD 患者吸入支气管舒张药后第 1 秒用力呼气容积（forced expiratory volume in one second，FEV_1）÷用力肺活量（forced vital capacity，FVC）（$FEV_1÷FVC$）<70%，再根据 FEV_1 下降程度进行气流受限的严重程度分级（表 5-10）。

表 5-10 慢性阻塞性肺疾病的严重程度分级

肺功能分级	气流受限程度	分级标准
GOLD 1 级	轻度	$FEV_1 \geq 80\%$ 预计值
GOLD 2 级	中度	$50\% \leq FEV_1 < 80\%$ 预计值
GOLD 3 级	重度	$30\% \leq FEV_1 < 50\%$ 预计值
GOLD 4 级	极重度	$FEV_1 < 30\%$ 预计值

资料来源：陈亚红，杨汀. 慢性阻塞性肺疾病［M］. 北京：人民卫生出版社，2017：47.

（二）社区护理

1. 一般护理

（1）识别与控制危险因素。

A. 帮助 COPD 患者戒烟是其早期干预中最重要的措施。与患者一同制订戒烟计划，定期进行随访并评价记录。

B. 环境因素方面。保持家居的整洁干净；温度适宜，最好保持在 18～22℃，湿度保持在 50%～60%。根据天气变化适当增减衣物。

C. 疾病认识及依从性。指导患者识别病情急性加重时出现并发症的表现。患者若出现发热、痰液增多、脓痰、呼吸困难加重、胸闷、胸痛、下肢水肿等，应及时就医。

（2）饮食宣教。慢性疾病消耗的蛋白质和热量增多。根据患者的营养状况及体重，予高热量、富含维生素 D 和其他矿物质饮食，这有助于增加体重、改善呼吸功能。饮水量应保持在每天 1 500 mL 以上，充足的水分有利于稀释痰液、排痰。

（3）心理护理。通过心理自评量表，如焦虑自评量表（Self-Rating Anxiety Scale，SAS）和抑郁自评量表（Self-Rating Depression Scale，SDS）对患者的心理状态进行评估。

2. 有效清除气道分泌物

（1）采用有效咳嗽、咳痰的方法。咳嗽时患者取坐位或半坐卧位，双腿下垂，屈膝，双手交叉置于腹部的脐周，先深吸一口气，再屏气3秒，然后张口连咳3声。咳嗽时腹肌用力，腹壁内缩，上身稍向前倾，把痰液咳出。反复几次后可把痰液咳出，排痰后恢复坐位进行放松性深呼吸。

（2）叩击震颤排痰。评估患者的病情、耐受能力、湿啰音集中部位，以确定肺部叩击震颤的位置。在饭后2小时至餐前30分钟进行叩击。患者取侧卧或坐卧位，实施者五指并拢呈空杯状，以手腕的力量，有节奏地迅速叩击患者背部（胸部），震动气道。应避开乳房和心脏，勿在脊柱、骨突部位进行，由下至上、由外至内进行。每个部位1~3分钟，叩击加震颤时间以10~15分钟为宜。

3. 肺康复护理

（1）室内活动。病情稳定时，在患者可耐受情况下允许其在室内进行活动，指导患者深呼吸、腹式呼吸和缩唇呼吸，熟练后加以联合运用，可提高肺活量，改善呼吸功能。

A. 缩唇呼吸。患者用鼻腔深吸气2~3秒，呼气时将口唇缩成吹口哨状缓慢呼气4~6秒，腹部此时回缩，轻轻地吹动放在面前30 cm左右的白纸，吸气与呼气时间比为1∶2或1∶3。

B. 腹式呼吸。鼻腔深吸气，腹部像吹气球一样鼓起，屏气1~2秒，缩唇像吹口哨样呼气，此时腹部尽量回收，缓缓吹气4~6秒，吸气与呼气时间比为1∶2或1∶3，呼吸要深而缓。

C. 卧床患者根据肌力的分级进行不同的床上运动。肌力0级者，指导患者用意念活动下肢拇指；肌力1级者，指导患者用脚底踩踏软垫；肌力2级者，指导患者做下肢伸缩移动；肌力3~4级者，指导患者做下肢伸直抬高运动；肌力5级者，指导患者做卧位空中踩车运动。

（2）室外运动。若患者可进行自主运动，鼓励其进行力所能及的锻炼，一定的运动有助于呼吸功能的稳定。在天气适宜时，早上和傍晚患者可到公园适当活动，如散步、打太极拳等；运动量以不出现严重气促、太过疲劳为宜，运动之余应注意休息。运动周期、频率、时间决定运动训练的效果，活动强度以不引起呼吸困难加重为宜。指导患者记录活动时的心率和呼吸等情况。

4. 无创通气的护理

指导患者及其家属做好无创通气管理，相关的注意事项如下：

（1）无创呼吸机使用时间以饭后0.5~1.0小时为宜。上机前与患者做好解释，告知配合要点，协助患者取半卧位或坐位，做好皮肤的保护，在受压部位如鼻梁或面部放置保护性衬垫，如水胶体敷料，进行保护。

（2）选择鼻/面罩时要根据患者的病情而定。鼻罩适用于配合度高、痰液较多且能自主咳出的患者；口鼻面罩适用于易张口呼吸的患者。在吸氧的状态下先戴好面罩并连接呼吸机管路，再启动呼吸机。上机过程中耐心指导患者正确进行呼吸运动，告知患者需要一定的适应期。

(3) 视患者病情及耐受性，按循序渐进的原则调整无创正压呼吸机的吸气压力（institute of pure and applied physics，IPAP）及呼气压力（expiratory positive airway pressure，EPAP）。初次调节 IPAP 在 8～10 cm H_2O，EPAP 在 0～4 cm H_2O，吸呼比为 1∶2，氧浓度为 35%，使用过程中根据患者病情变化调节压力参数；注意观察患者漏气量及潮气量，必要时还可增加单独漏气阀，以利于 CO_2 有效排出。

(4) 使用过程中的护理。指导患者进行有效呼吸，做到经鼻呼吸，保持口腔闭合，减少说话、张口及吞咽动作，否则气体会进入消化道，引起胃肠胀气，影响治疗效果。注意湿化，分次少量协助患者饮水。指导患者掌握正确、有效的咳嗽、咳痰方法。让患者了解在紧急情况下如何简便、快速地摘除面罩，保持呼吸道通畅。

(5) 病情的观察。监测患者气促程度、血氧饱和度、呼吸频率、呼吸音、生命体征等，注意观察人机协调性。患者与无创呼吸机送气不同步时，寻找原因，如观察患者是否精神紧张，观察漏气量，根据情况及时调整头带的松紧度，漏气量保持在 30 L/min 比较适合，并及时清除呼吸道积水。

(6) 使用后的消毒与维护。若管道为一次性的，一用一丢弃，专人专用。机器自带管道可重复使用，须用含氯消毒液 500 mg/L 浸泡消毒后予清水冲洗、晾干待用。面罩用 75% 酒精擦拭待干。过滤网取出清洗、晾干，机身用清水擦拭。

5. 评估吸入剂药物使用的正确性

(1) 评估患者药物吸入技术的掌握情况见表 5-11，能否正确使用吸入剂是吸入治疗的关键，吸入方法是否正确与疗效密切相关。

表 5-11 吸入装置技术评价

序号	步骤	操作错误	得分
1	坐直		
2	打开		
3	装药		
4	呼气		
5	咬紧		
6	吸气		
7	屏气		
8	重复		
9	清洁		
10	漱口		

资料来源：张素，韩春燕. 中国成人慢性呼吸疾病患者护理管理指南［M］北京：人民卫生出版社，2018：73.

（2）若长期使用吸入剂，应注意口腔感染的风险，注重口腔的护理。观察有无口腔感染、有无过敏反应、是否疗效欠佳/无效、有无擅自停药或减量及吸入剂量是否过大等。

6. 居家护理

（1）家庭氧疗护理。家庭氧疗时，给予鼻导管，让患者低流量、低浓度地持续吸氧。建议家庭氧疗每天时长至少为 15 小时。长期家庭氧疗存在无效吸氧、气道黏膜干燥出血、CO_2 麻醉、氧中毒及感染等风险。应每天更换湿化液，保证供氧装置的清洁，管道应定期更换或消毒，专人专用。

（2）注重环境卫生。经常开窗通风；居室装修避免使用油漆和其他易引起过敏反应的装饰材料；避免在居室内饲养猫、狗等宠物，勿种植开花植物及铺设地毯；同时应注意避免油烟或尘埃等刺激引起的喘息发作。

（3）增强免疫力。秋冬季节是流感的高发季节，患者通过接种流感疫苗可获得主动免疫；在 COPD 缓解期加强锻炼，指导患者坚持呼吸操锻炼，以改善患者的肺功能及生活质量。

（三）社区随访管理

1. 随访时间

根据不同时期、不同目的安排随访。住院患者在离院后第 2～4 周内至医院或社区医院随访，第 12～16 周复查肺功能，以后每隔 3～6 个月随访 1 次；门诊患者首诊后应分别于第 1 个月和第 2 个月后随访，以后每隔 3～6 个月随访 1 次；病情变化时应随诊。

2. 随访形式

采取定期家访、电话随访、微信随访、举办专题讲座与个案咨询、加强病友交流、使用现代信息工具（如微视频、健康讲堂）等进行随防。

3. 随访内容

随访内容包括患者对疾病的认识与对相关危险因素的识别，家庭氧疗、家庭无创通气的管理及患者肺康复功能锻炼的情况，患者是否正确掌握吸入药物技术及用药依从性。

慢性阻塞性肺疾病患者社区随访流程见图 5-8。

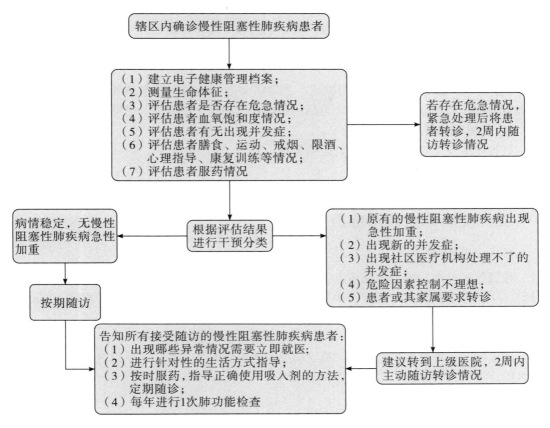

图 5-8 慢性阻塞性肺疾病患者社区随访流程

第六节 糖 尿 病

一、定义及病因

（一）定义

糖尿病（diabetes mellitus，DM）是以慢性高血糖为特征的代谢性疾病，是由胰岛素分泌不足和（或）作用缺陷（胰岛素抵抗）引起的碳水化合物、脂肪、蛋白质代谢紊乱，可导致心脏、神经、肾、眼、血管等发生病变。

（二）病因

糖尿病的病因较复杂，尚未完全阐明。

1. **1 型糖尿病**

绝大多数糖尿病由自身免疫介导，其发病过程有遗传因素和环境因素共同参与，胰岛素绝对缺乏，患者需要依赖胰岛素治疗。此为 1 型糖尿病。

2. **2 型糖尿病**

2 型糖尿病患者的胰岛素相对缺乏，患者需要通过生活方式干预或口服药物、注射胰岛素治疗。导致发病的环境因素包括年龄增长、不良生活方式、肥胖、化学毒物等。

3. **妊娠糖尿病**

妊娠期间发生糖代谢异常为妊娠糖尿病。

4. **特殊类型糖尿病**

特殊类型糖尿病是在不同水平上病因学相对明确的一类高血糖状态。

二、疾病特点及治疗原则

（一）疾病特点

在糖尿病早期，较少糖尿病患者出现症状；多数患者在健康检查时，发现血糖水平升高。一些患者会出现"三多一少"，即多尿、多饮、多食及体重减轻的症状，部分患者出现急性并发症和慢性并发症。

1. **多尿**

尿量增多，排尿次数也增多。糖尿病患者的血糖水平升高，这导致渗透性利尿，出现多尿。

2. **多饮**

患者的尿量增加，机体水分丢失较多，患者出现口渴、多饮。

3. **多食**

机体不能充分利用葡萄糖及大量排尿，导致体内糖分丢失，人体感到饥饿，食欲增加。

4. **消瘦（体重减轻）**

由于胰岛素不足，机体不能充分利用葡萄糖，机体通过脂肪和蛋白质供能，导致脂肪分解增多，患者的体重减轻。

（二）并发症

1. **急性并发症**

（1）糖尿病酮症酸中毒（diabetic ketoacidosis，DKA）。DKA 是常见的急性并发症。患者多饮、多尿症状加重，常伴乏力、嗜睡，呼吸常加深、加快，出现"烂苹果味"。

（2）高渗高血糖综合征。高渗高血糖综合征多见于 50～70 岁老年人。少数患者因输入葡萄糖液，或因大量饮用含糖饮料诱发。

（3）低血糖。低血糖患者可出现心慌、大汗、手抖等交感神经兴奋表现，也可出现头痛、头晕、意识障碍、昏迷等中枢神经系统症状，甚至死亡。

2. **慢性并发症**

慢性并发症可累及多个器官。

（1）微血管病变。糖尿病可引起糖尿病肾病，以及青光眼、白内障、视网膜病变等。

（2）大血管病变。大血管病变主要表现为动脉粥样硬化，进而引起冠心病、脑血管病、肢体动脉硬化等。

（3）神经系统并发症。神经系统并发症可引起神志改变、老年性痴呆、肢端感觉异常等，如手脚麻木、针刺感、踩棉垫感等。

（4）糖尿病足。糖尿病足是糖尿病非外伤性截肢的最主要原因。

（三）治疗原则

糖尿病的处理以综合治疗为主，主要包括饮食治疗、运动治疗、药物治疗、血糖自我监测及健康教育。饮食治疗是基础，无论用药与否，都要坚持糖尿病饮食治疗。

1. **医学营养治疗**

医学营养治疗（medical nutrition therapy，MNT）是糖尿病治疗的基本措施，是糖尿病综合管理的重要组成部分。制订合理的饮食总能量摄入方案，合理调整饮食结构及餐次分配比例，这些措施有利于良好的血糖控制，有助于患者维持理想体重并预防发生营养不良，达到全面代谢控制的目的。

（1）制订总热量摄入方案：根据患者的标准体重、工作性质，计算其每天所需的总热量（表5-12）。

标准体重（kg）＝身高（cm）－105

全天所需的总热量（kcal）＝标准体重（kg）×单位体重所需热量（kcal）

表5-12 成人全天所需的总热量

单位：kcal/d

项目	卧床	轻体力劳动	中体力劳动	重体力劳动
消瘦	20～25	35	40	40～45
正常	15～20	30	35	40
肥胖	15	20～25	30	35

（2）食物的组成和分配。碳水化合物在总热量的热能比例中占50%～60%，蛋白质占15%～20%，脂肪占20%～30%，每日三餐可按1/5、2/5、2/5或按1/3、1/3、1/3比例分配。糖尿病患者每餐的主食量不宜少于50 g，适当增加粗粮的摄入，最好粗细搭配，以延缓碳水化合物的吸收速度。糖尿病患者宜摄入优质蛋白质，每天胆固醇摄入量低于300 mg。每天摄入新鲜蔬菜300～500 g，血糖控制良好的情况下可每天摄入血糖负荷和血糖生成指数较低的水果200 g，根据血糖情况分次食用。

（3）其他注意事项。糖尿病患者在饮食上需要注意以下事项：①忌吃煎、炸或油腻食物，使用植物油炒菜，少食动物内脏，戒烟限酒；②严格限制各种甜食，血糖控制良好的情况下，可在两餐之间进食含糖量和血糖生成指数较低的食物，如黄瓜、西红柿、樱桃、苹果、梨等。

2. **运动疗法**

为安全起见，糖尿病患者运动的开展需要在专业医护人员的指导下进行。

（1）运动锻炼的方式。病情稳定的糖尿病患者，每周至少保证150分钟的运动时间；餐后 1 小时左右进行低、中等强度的有氧运动，包括快步走、慢跑、散步、打太极拳等。血糖控制极差且伴有急性并发症或严重慢性并发症的患者禁忌运动，须等病情控制稳定后方可逐步恢复运动。

（2）运动强度和时间。合适运动强度的心率简易计算方法为：心率（次/分）= 170 – 年龄（岁）。每次总的活动时间一般为 30～60 分钟。

（3）运动的频率。运动应该持之以恒，一般每周 3～7 次。

（4）注意事项。糖尿病患者运动时需要注意以下事项：①运动前评估血糖情况，当空腹血糖 < 5.6 mmol/L，或随机血糖 ≥ 16.7 mmol/L 时不可进行运动。②不宜在空腹时运动，避免发生低血糖，随身携带糖果。

3. 口服药物治疗

（1）磺脲类。该类药物作用于胰岛 β 细胞表面受体，促进胰岛素释放。主要的不良反应是低血糖。

（2）非磺脲类（格列奈类）。该类药物适用于以早期餐后高血糖为主的 2 型糖尿病患者。

（3）双胍类。目前广泛应用的是二甲双胍，是肥胖或超重的 2 型糖尿病患者的一线药物。

（4）噻唑烷二酮类。该类药物可用于治疗 2 型糖尿病。

（5）α – 葡萄糖苷酶抑制剂。该类药物适用于以碳水化合物为主要食物成分、空腹血糖正常（或偏高）而餐后血糖明显升高者。

（6）二肽基肽酶 – Ⅳ（dipeptidyl peptidase-Ⅳ，DPP-Ⅳ）抑制剂。该类药物通过抑制 DPP-Ⅳ 活性而减少胰高血糖素样肽 – 1（glucagon-like peptide-1，GLP-1）的失活，提高内源性 GLP-1 水平。

（7）钠 – 葡萄糖共转运蛋白 2（sodium-glucose cotransporter 2，SGLT-2）抑制剂。该类药物抑制葡萄糖重吸收，降低肾糖阈、促进尿葡萄糖排泄，达到降低血糖的作用。不良反应可能出现生殖系统和泌尿系统感染。

4. 注射制剂治疗

（1）胰岛素。胰岛素是人体唯一能直接降低血糖的物质，常见胰岛素及其类似物制剂的种类和特点详见本系列教材《全科慢性病管理》第六章"糖尿病"附录 6 – 4。

（2）GLP-1 受体激动剂。GLP-1 受体激动剂刺激胰岛素的合成和分泌，减少胰高血糖素释放，抑制食欲及减少食物的摄入，延迟胃内容物排空。

5. 糖尿病患者的血糖水平自我监测

（1）监测血糖水平。糖尿病患者应定期监测血糖水平，不适时随时监测血糖水平；空腹血糖应控制在 4.4～7.0 mmol/L，餐后 2 小时血糖应低于 10.0 mmol/L。

（2）影响血糖水平的因素。饮食量增加或摄入高热量食物；精神紧张、情绪变化、失眠；生活不规律、过度疲劳；激烈刺激的运动，或停止日常合理运动；忘记服药或服药剂量不足；合并感染、外伤、手术等，这些因素均可影响血糖水平。

（3）监测频率和时间。根据患者病情和用药方案来决定血糖水平监测的频率。血糖水平监测时间包括空腹、餐前、餐后 2 小时、睡前及夜间（一般为凌晨 2—3 时）。

三、社区护理与管理

（一）护理评估

1. 健康史

（1）患病及治疗经过。评估患者患病的相关危险因素，评估患者糖尿病家族史、妊娠糖尿病史等。询问患者的起病时间、治疗经过，目前用药及病情控制情况等。对于原有糖尿病症状加重的患者，注意评估是否发生糖尿病酮症酸中毒及高渗性昏迷，协助找出相关诱发因素。

（2）了解患者的生活方式。评估患者的体型和饮食习惯，询问患者平时进餐的时间及地点、每日饮食结构。评估患者对糖尿病医学营养治疗相关知识的了解程度。询问患者的运动情况，了解患者对糖尿病运动治疗知识的掌握情况。评估患者的睡眠情况等。

2. 身体评估

（1）评估患者的生命体征、精神状态及神志情况；患者发生糖尿病酮症酸中毒及高渗性昏迷时，应观察患者瞳孔、血压、心率、呼吸频率，以及呼吸有无烂苹果气味等。注意患者体温，测量身高、体重、腰围、BMI等。

（2）评估患者的皮肤湿度及温度情况，肢体有无发凉，下肢及足部有无痛觉、触觉、温度觉的异常，患者有无伤口、坏疽等。评估患者有无视力减退及白内障等。询问、观察患者有无出现颜面、下肢水肿等情况，有无尿急、尿痛、尿潴留及外阴瘙痒等情况。

（3）进行实验室相关检查。判断血糖水平控制是否理想，评估糖化血红蛋白（HbA1c）及血脂有无异常，血肌酐、尿素氮有无升高，有无蛋白尿。

3. 心理—社会情况

糖尿病为慢性终身性疾病，长期严格饮食、运动控制，以及多器官、多组织的慢性损害，常使患者身心压力过大，患者易产生焦虑、抑郁等心理反应。护士应关注患者的心理—社会情况，评估患者对疾病的认识程度，了解其是否有焦虑、抑郁等不良情绪，以及家属对疾病的认识程度，家人对患者的支持情况等。

（二）社区护理

1. 糖尿病社区管理

近年来，糖尿病发病率逐年上升，并出现逐代年轻现象。对肥胖、高血压、高血脂患者进行饮食、运动和药物干预治疗，可使其发病率减少30%～50%。每名糖尿病患者、糖耐量异常的患者及其家属均应接受全面的糖尿病教育，充分认识糖尿病并掌握自我管理技能。社区管理可提高糖尿病患者及高危人群的治疗依从性，强化早诊断、早治疗、早康复的意识，提高居民健康管理规范率，满足人民群众的健康需求。社区对糖尿病的综合防控包括一般人群、高危人群的管理及糖尿病患者的规范化管理。社区可利用各种形式（如广播、电视、社区宣传栏等）、使用多种教育方式（如同伴教育、示范教育等）普及健康教育。

2. 糖尿病健康教育

向糖尿病患者及其家属开展健康教育,使其掌握饮食疗法、运动的方法及注意事项,了解降糖药物的使用及注意事项,学会自我监测血糖,达到良好的血糖控制,学会低血糖的自我处理,平稳地控制血糖,以及学会双足的护理,对糖尿病并发症的预防有重要意义。

(1) 糖尿病低血糖的预防及急救。低血糖是糖尿病治疗中常见的急性并发症,糖尿病患者的血糖水平小于等于 3.9 mmol/L 者为低血糖。若未能及时识别并正确处理,可危及生命。

A. 低血糖的症状。患者可出现饥饿感、心悸、大汗、手抖等交感神经兴奋表现,也可出现头晕、头痛、表情淡漠、意识障碍、精神失常甚至昏迷等低血糖症,可无先兆地直接进入昏迷状态。个别患者有濒死感。

B. 低血糖的处理。无检测血糖的条件时,所有怀疑发生低血糖昏迷的患者均先按低血糖处理。对清醒的患者尽快给予口服含碳水化合物 15～20 g 的食物,如新鲜果汁或可乐 150～200 mL、一大勺蜂蜜、苏打饼干 25～30 g 等;对意识不清的患者使用 50% 葡萄糖静脉推注。

C. 低血糖的预防。告知患者及其家属定时、定量进餐,不进餐不服药,避免空腹饮酒等。当活动量增加时,要及时加餐或减少胰岛素的剂量。

(2) 糖尿病足的护理。糖尿病足是由下肢大血管病变引起的供血不足,累及神经、肌肉、皮肤、骨骼等,若发生外伤继发感染可形成糖尿病足。

糖尿病足的护理措施如下:

A. 保持足部清洁。避免泡脚,需要泡脚时,水温应适宜(不超过 37 ℃),可用手肘或请家人代试水温,泡脚时间少于 10 分钟。洗完后用柔软浅色的毛巾擦干,并观察足部皮肤有无破损,尤其注意足趾间皮肤。

B. 不要赤脚走路,以防刺伤。勤换鞋袜,穿柔软、透气性好的鞋袜,袜子最好选择白色棉袜,避免穿尼龙袜。穿鞋前应检查鞋子,清除异物、保持里面平整。冬天不要使用供热设备。

C. 每天检查双足有无皮肤破溃、水泡、红肿、鸡眼等,有以上情况时请及时就诊。对于干燥皮肤,应该使用无刺激性的护肤软膏或涂抹润滑油剂。

D. 积极控制血糖,说服患者戒烟。

(三) 社区随访管理

建立合理的随访系统及随访内容。

糖尿病患者配合社区做好档案管理。对确诊糖尿病的患者进行登记管理。健康档案要及时更新,逐步实行信息化管理。

(1) 门诊随访(包括电话随访)。通知社区糖尿病患者每月到社区卫生服务中心接受医护人员随访。对于有特殊原因不便前往的患者,可电话随访。

(2) 家庭随访。对于高龄或行动不便者,在患者或其家属的知情同意下,医护人员可以前往患者家中进行随访。

(3) 集体随访。可在社区适合场所(如健康教育活动场所、老年活动站、居委会等）设点，定时进行集体随访。

糖尿病患者社区随访流程见图5-9。

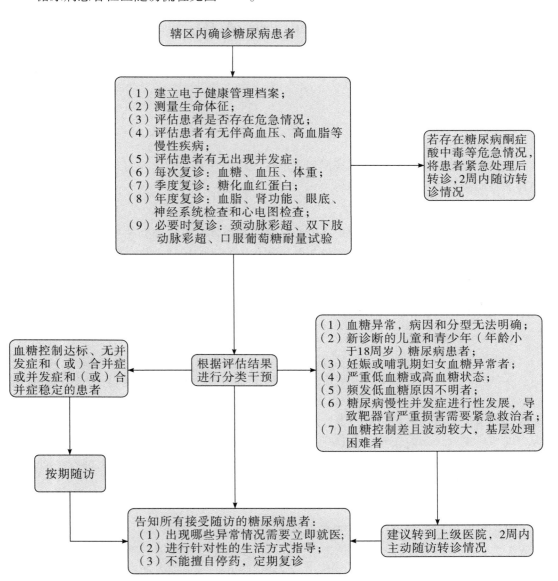

图5-9 糖尿病患者社区随访流程

第七节 脑卒中

一、定义及病因

（一）定义

脑卒中是指以突然发病、迅速出现局限性或弥散性脑功能缺损为共同临床特征的一组器质性脑损伤导致的脑血管疾病。

（二）病因

脑卒中包括缺血性脑卒中和出血性脑卒中。缺血性脑卒中即脑梗死，出血性脑卒中包括脑出血和蛛网膜下腔出血。脑梗死的主要病因是动脉粥样硬化。脑出血的主要病因是高血压合并细小动脉硬化。蛛网膜下腔出血的主要病因是颅内动脉瘤。

二、疾病特点及处理原则

（一）疾病特点

脑梗死的临床特点包括急性起病，出现偏瘫、偏身感觉障碍、偏盲、构音不清、复视、吞咽障碍、共济失调等。其临床表现与脑出血相似，临床上可通过头颅 CT 检查进行鉴别。脑出血常见于 50 岁以上患者，其通常在情绪激动或活动中突然发病，病情常在数分钟至数小时内达到高峰，少数病例也可在安静状态下发病。蛛网膜下腔出血的临床表现差异较大，病情较轻者临床上可无明显症状或体征，重者则可突然昏迷或者死亡。临床上多见于中青年，起病突然，一般在数秒或数分钟内发生，常于剧烈运动、过度疲劳、用力排便或情绪激动后出现。

（二）处理原则

患者突然出现以下症状时，要考虑卒中的可能：①一侧肢体（伴或不伴面部）麻木或无力；②一侧面部麻木或口角歪斜；③讲话不清楚或理解语言困难；④双眼向一侧凝视；⑤一侧或双眼视力模糊或丧失；⑥眩晕伴呕吐；⑦出现以往少见的严重头痛、呕吐；⑧意识障碍或抽搐。临床上单纯依靠症状或体征不能完全鉴别缺血性卒中和出血性卒中，需要做头颅 CT 等神经影像学检查才能鉴别。需要注意的是，对于发病 24 小时以内的脑梗死，头颅 CT 检查可为阴性。脑梗死的治疗原则以挽救缺血半暗带，避免或减轻原发性脑损伤为主；脑出血的治疗原则是安静卧床休息、脱水降低颅内压、调整血压、防止继续出血及加强护理防治并发症；蛛网膜下腔出血的治疗原则是防止再出血、降低颅内压、减少并发症、治疗原发病及预防复发。

三、社区护理与管理

(一) 护理评估

1. 病史

了解患者有无高血压、糖尿病、高脂血症等病史，有无卒中家族史，发病的时间、急缓及发病时所处的状态。

2. 生命体征

监测患者体温、脉搏、呼吸和血压，判断患者是否存在呼吸减慢、脉搏减慢、血压升高的颅内高压征象。

3. 意识状态及瞳孔

评估患者有无意识障碍及意识障碍的程度；评估患者双侧瞳孔的大小（是否等大等圆）及对光反射是否正常。

4. 肌力及肌张力

评估患者的四肢肌力及肌张力情况。

5. 各种护理风险评估

评估患者有无误吸、跌倒或坠床、压力性损伤及下肢深静脉血栓形成等风险。

6. 健康知识评估

评估患者及其家属对疾病护理及预防卒中复发知识的掌握情况。

(二) 社区护理

1. 一般护理

（1）规律作息。患者应注意休息，避免劳累。卧床的卒中患者易出现睡眠倒错，导致血压控制不良和诱发卒中。照护者白天时段要多与患者聊天，帮助其进行肢体被动运动或鼓励患者进行主动运动等。病情稳定时患者可以使用轮椅外出活动，以减少睡眠时间。晚间必要时给予患者安眠药以辅助睡眠。大多数患者可恢复正常的昼夜节律。

（2）多饮水。病情允许的情况下，患者多饮水。

（3）合理饮食。选择各种不同的食物，达到均衡的饮食，以确保足够的营养和适当的体重（$18.5 \text{ kg/m}^2 \leqslant \text{BMI} < 24.0 \text{ kg/m}^2$）。

（4）适量运动。适量运动可保护和增强心肺功能、减少卒中复发。对于卒中患者，适量运动的合适心率下限为晨起时心率×1.4，上限为晨起时心率×1.8，每天运动30分钟。

（5）控制情绪。情绪的变化是卒中发生和复发的重要因素。容易激动生气的患者尽量避开刺激源。

（6）用药护理。做好用药宣教及指导，强调患者不能自行停药或减量。

（7）心理护理。与患者家属沟通，取得患者家属配合。家属多关心患者，给予其生活上的照护，同时做好患者心理疏导，帮助患者树立战胜疾病的信心。

2. 症状管理

（1）吞咽障碍（dysphagia）。吞咽障碍是指吞咽过程的异常。卒中患者的吞咽障碍是指不能将食物或液体安全有效地由口腔送至胃内而不发生误吸。急性卒中后高达

37%～78%的患者出现吞咽障碍。虽然卒中患者的吞咽障碍中，有86%的吞咽障碍是可逆的，但是卒中早期的吞咽障碍会使误吸及肺炎的风险显著增加。

早期吞咽障碍筛查可降低卒中患者患肺炎及致死性并发症的风险。吞咽障碍筛查要在入院后24小时内进食或饮水前进行。筛查的常用工具包括进食评估问卷调查工具-10、反复唾液吞咽试验及改良洼田饮水实验。对于筛查结果异常的患者，要在24小时内进一步完成吞咽功能评估。吞咽功能评估包括床旁评估与仪器评估两种。床旁评估包括评估患者吞咽障碍的相关主诉、对患者进行全面口面检查及进行容积—黏度吞咽功能测试。仪器评估包括电视透视吞咽功能检查及纤维内镜吞咽功能检查。

临床上吞咽障碍的管理需要多个学科共同合作。目前，有利于吞咽功能恢复的方法有食物改进和代偿性方法。食物改进是指通过改变食物的结构或黏度从而达到安全吞咽的一种方法。将固体食物使用机械处理的方法改成泥状或糊状，令其质地趋于一致，从而有利于吞咽。最容易发生误吸的食物为黏稠度低的稀液体。在稀液体内加入增稠剂可以增加黏稠度，从而减少误吸。代偿性方法是指通过调整头或身体姿势而达到安全吞咽的方法，包括转头、低头、交互吞咽等方法，以提高患者的安全吞咽概率。进食过程中需要做好安全管理，选择坐位或半卧位（床头抬高30°～45°），将患者的头部前屈；把软枕放在偏瘫者患侧肩部，照顾者站于患者健侧，进食后让患者保持该体位40分钟。通过采用以上两种措施患者仍然不能安全进食的话，则予留置胃管进行肠内营养支持。

（2）言语障碍。当左侧大脑半球受损时，因语言中枢的受损部位不同，患者会出现不同类型的失语，可以是感觉性失语、运动性失语或混合性失语。

A. 评估。评估患者失语的性质，并且记录患者能表达的基本语言。

B. 沟通。

a. 对理解能力有缺陷（感觉性失语）的患者的沟通。为了提高沟通的效果，宜注意减少外界环境的影响。当患者精神不集中时，可以通过重复呼唤患者的名字，或者轻拍其肩膀来提高患者的注意力。

b. 对表达能力有缺陷（运动性失语）的患者的沟通。日常查房过程中鼓励患者多说话，从单音字开始说起，适时地给予患者表扬，帮助患者树立信心；可以用简短的回答"是"或"不是"的问题让患者回答；说话的时候语速不要太快，并给予患者充分的时间来回答问题；同时，还可以通过白板让患者用文字表达出不适，以及时帮助患者解决问题。

（3）运动障碍。卒中患者中，约有70%患者存在运动功能损害，并且常常伴发感觉障碍。因此，卒中后病情稳定不再进展时即开始进行早期康复非常重要，该措施能够加速患者肢体功能的康复，减轻功能上的残疾，从而节约社会资源。

（4）感觉障碍。患者外出活动时要有专人看护，保证其活动区域平整、安全，避免患者接触利器。饮食温度要适宜，防止患者受伤。有感觉障碍的肢体应注意保暖，但最好不用热水袋，防止患者烫伤。若必须用热水袋，水温应控制在50 ℃以内。还应避免患者受到过冷的刺激，使用冰袋物理降温时应避免接触有感觉障碍的肢体。

（5）排泄障碍。各种卒中相关性损害可引起卒中后膀胱和（或）直肠功能障碍。患者的排泄障碍不仅会导致感染，增加患者的住院时间、住院费用，还会影响患者的转归。因此，对卒中患者需要给予早期的锻炼与护理干预。

A. 排尿障碍。排尿障碍包括尿失禁、尿潴留或两者同时并存。

a. 尿失禁。对尿失禁患者原则上不予留置尿管，但是部分尿失禁患者可能存在排尿不完全的可能，为了避免患者排尿不完全导致膀胱内压过高而引起逆行性感染，患者排尿后要先监测膀胱残余尿量，以评估患者排尿是否完全，明确是否需要做进一步的处理。尿失禁患者可定时使用便盆或尿壶，养成按时排尿的习惯，白天时段可每 2 小时使用 1 次，晚上时段适当延长，可每 4 小时使用 1 次，并做好排尿记录。对于尿失禁患者，尿液的有效收集很重要。男性患者可使用尿套或保鲜袋等来收集尿液，女性患者可根据失禁的量来选用护垫或穿纸尿裤。应注意做好会阴部皮肤的护理，根据情况及时更换尿垫、尿裤、集尿器，用温水清洗会阴并擦干，保持皮肤的干燥、清洁，预防失禁性皮炎。

b. 尿潴留。卒中患者在急性期可能会出现尿潴留，要对患者进行充分的评估，包括病史采集、完善相关体格检查及辅助检查等。病情重、需要严格记录尿量时可给予留置导尿，但时间不宜超过 2 周，以免增加泌尿系统感染的风险。每天评估留置导尿的必要性，当病情稳定时尽早拔除导尿管，测量膀胱残余尿量以明确是否需要采取进一步的措施。当膀胱残余尿量超过 100 mL 时，可以采取间歇性导尿和膀胱训练。留置导尿指南推荐使用有抗菌作用的导尿管，如银合金涂层导尿管，也应尽早拔除。拔除留置导尿管前，无须进行夹闭尿管。留置导尿管期间，每天抹洗会阴 2 次，同时根据尿管的材质来决定更换尿管的时机。

B. 排便障碍。排便障碍指卒中后排便障碍，即指卒中后发生的便秘或便失禁。

a. 便秘。卒中患者由于存在肢体瘫痪、卧床或神经源性肠道，可能出现便秘和肠梗阻。要采取积极的措施来预防便秘的发生。增加水和膳食纤维的摄入，加快胃肠通过时间可改善便秘。病情允许的情况下，患者的每天饮水量可维持在 2 000～3 000 mL；对吞咽困难者尽早给予管饲喂养；为患者制订和执行膀胱、肠道训练计划，即按时排便、提供充足的排便时间、为患者创建舒适的排便体位、改善排便环境等。如果患者连续 3 天不排便，可使用大便软化剂或缓泻剂。同时，运动训练、腹部按摩、足内踝按摩等方法也有利于缓解症状。

b. 便失禁。大部分卒中患者还会发生便失禁，可通过增加从结肠吸收水分的饮食，如谷类食物、苹果、香蕉等高纤维素食物，减少大便次数。同时，根据患者大便的性状选择合适的护理用具。例如，使用肛袋来收集大便可有效减少大便对肛周皮肤的刺激。

3. 并发症预防

（1）误吸。留置胃管进行肠内营养的患者容易发生误吸，因此，采取正确的防误吸措施非常重要。①患者床边要有负压吸引装置。②如果患者有舌根后坠，要将患者头偏向一侧，保持气道的通畅，及时吸出口腔的分泌物或呕吐物。③鼻饲时常规把床头抬高 30°～45°（低灌注引起的脑梗死除外），鼻饲后保持该体位 60 分钟，以防反流误吸。④鼻饲前检查胃管是否在胃内及胃管的深度是否合适，防止胃管部分脱出导致误吸。鼻饲前翻身，如果有痰，则先吸痰，鼻饲后 30 分钟内避免搬动。⑤食物温度一般以 38～40 ℃为宜，避免过冷或过热。⑥注意控制鼻饲的量，食物的浓度由稀到浓，以免增加胃肠负担。⑦避免喂食速度过快，鼻饲前回抽胃内容物，当残留量大于 150 mL 时暂停鼻饲，也有研究表明，使用超声检查更能准确评估胃残余量。⑧当患者出现胃肠消化不良的症状时，使用吗丁啉、莫沙必利等促进胃动力药物，同时使用肠内营养泵，可以减少反流或误吸的风险。⑨对于进行直接摄食训练的患者，则根据患者吞咽功能评估的结果选择合适黏稠度的食物，并且动态评估患者吞咽功能，动态调整食物的性状，避免误吸的发生。

（2）压力性损伤。卒中卧床患者通常伴有肢体瘫痪及感知觉障碍等症状，这会增加压力性损伤的风险。目前，对于压力性损伤的预防，做好体位管理及使用除压手套是不错的选择。另外，预防压力性损伤的器具还有气垫床、水垫及一些新型敷料，如水胶体透明敷料及泡沫敷料。除使用相应器具外，局部皮肤要保持清洁，尤其是要避免大小便的反复刺激，要及时清理大小便污染的区域。每 2 小时要翻身 1 次，使用楔形垫，尽量选择 30°侧卧位。保持床单位清洁、平整。加强营养。除做好受压皮肤压力性损伤预防外，还要关注管道及设备引起的压力性损伤，可以使用减压敷料进行保护。

（3）跌倒或坠床。准确评估跌倒风险，根据评估结果选择正确的预防跌倒措施。①向患者及其家属充分告知跌倒的严重危害，以引起患者及其家属的高度重视，取得配合。②做好防跌倒措施宣教：指导"3 个 30 秒"（患者醒后 30 秒无头晕再坐起，坐起 30 秒无头晕再站立，站立 30 秒无头晕再走路）。③裤腿不宜过长，患者穿防滑鞋。④夜间陪人床应邻近病床。⑤告知患者订餐的方法，避免患者单独外出就餐。⑥动态评估患者的肌力，随着患者肌力的变化，动态调整患者洗澡、如厕及活动的方式（表 5-13）。⑦关注患者的心理动态。随着病情好转，肌力恢复，患者对自我能力认识过高，要加强患者的防跌倒宣教，取得患者及其家属的配合。⑧照顾者照护能力的评估。根据患者的病情及体重，选择有照护能力的家属进行照护。⑨改善居室环境。地面材料防滑，保持地面清洁干燥，地面擦拭后摆放警示牌，物品摆放合理，卫生间、浴室、走廊安装扶手，呼叫器要放在患者随手可及的地方，室内照明充足，夜间留夜灯。⑩加强巡视，及时发现患者需要。⑪对卧床患者拉起双侧床栏，防患者坠床。⑫做好患者居家环境的安全评估及指导。

表 5-13 肌力与活动、如厕及洗澡方式

肌力	活动方式	如厕方式	洗澡方式
0～2 级	床上被动运动	床上解大小便	进行床上擦浴
3 级	床上主动+被动运动	使用床边坐便椅	家属或陪护人员协助擦浴
4 级	在医护人员指导下使用助行器，家属或照护者站在患者的患侧	使用床边坐便椅	由家属或陪护人员陪同在卫生间洗澡，指导患者坐在凳子上进行洗澡及穿衣
5 级	正常活动	到卫生间解大小便	穿防滑鞋到卫生间洗澡

（4）应激性溃疡。评估患者既往有无消化道疾病病史，对有既往史的患者给予保护胃黏膜的药物，同时做好患者及其家属的宣教。家属发现患者的呕吐物、大便的颜色

及性状有异常时要及时报告医护人员。

（5）感染。

A. 卒中相关性肺炎。发生卒中后，部分患者可能出现免疫抑制，尤其是病情较重者，容易合并肺部感染。此外，卒中所致的吞咽障碍也使患者容易发生肺部感染。以上两种情况均称为卒中相关性肺炎。对于高危患者，胸片或胸部 CT 应作为常规检查，必要时监测血常规、C 反应蛋白及降钙素原等指标，以及时发现卒中相关性肺炎。此外，要采取综合措施来预防肺炎的发生。采取集束化的管理策略能降低其发生率，措施包括吞咽功能评估、饮食管理、体位管理、气道管理、口腔护理及手卫生。①对卒中患者进行吞咽功能评估。②根据吞咽功能评估结果采取不同的饮食干预策略，如鼻饲饮食及治疗性经口进食。③将鼻饲者床头抬高 30°～45°，治疗性经口进食者采取坐位，头部前倾，以利于吞咽，进食后保持该体位 40 分钟；卧床时一般取侧卧位，或平卧位时头偏向一侧，以防止舌根后坠堵塞呼吸道，每 2 小时翻身、拍背 1 次。④鼓励清醒患者充分深呼吸，以伸展肺的不活动部分，有条件者可以使用振动排痰仪辅助排痰。⑤定期清洗口腔，尤其是对口腔内瘫痪侧颊黏膜的清洁，以免发生口腔感染。⑥病情允许情况下保证充足摄水量，摄水量每天约 2 000 mL，以利于痰液排出。⑦必要时予吸氧、抗菌药物治疗。对有疑似肺部感染的发热患者使用抗生素，但不推荐预防性应用抗生素。

B. 泌尿系感染。卒中容易引起尿潴留和（或）尿失禁，继而引发泌尿系统感染，因此，做好预防非常重要。

a. 对病情危重，需要严密观察尿量的患者，要严格把握留置导尿管的指征。

b. 留置导尿管患者：①置管时严格执行无菌操作。②置管前使用长效抗菌材料处理导尿管。③使用抗反流尿袋。④留置导尿管期间，不需要夹闭导尿管以锻炼膀胱功能。⑤每天评估患者情况，当补液减少时，及时拔除导尿管。拔除导尿管后评估患者能否自行排尿，排尿后监测膀胱残余尿量。⑥留置导尿管患者留取尿标本时先用棉签消毒导尿管接口内口，再消毒横切面，最后消毒接口的外口，然后用 10 mL 注射器直接抽取，不能使用头皮针扎导尿管来留取标本。⑦每天用生理盐水清洗会阴部 2 次，保持会阴部的清洁。⑧病情允许的情况下，患者的每天饮水量要达到 2 000 mL，以预防感染。⑨做好管道固定，避免导尿管牵拉引起尿道损伤而增加感染的风险。⑩注意保持引流装置的密闭性，根据尿管材质决定更换尿管的时机；避免引流袋接触地面。

c. 尿失禁患者。男性患者使用尿套收集尿液，女性患者使用吸收性强的纸尿裤收集尿液，同时使用液体保护膜，预防失禁性皮炎。患者若发生尿失禁，监测膀胱残余尿量，根据残余尿情况，必要时做进一步处理，避免残余尿过多而导致逆行性感染。记录患者排尿情况，若数小时不排尿应警惕尿潴留的发生。

（6）下肢深静脉血栓（deep vein thrombosis，DVT）形成。卒中导致的肢体瘫痪、长期卧床等是发生 DVT 的危险因素，一旦发生 DVT，会加重患者的病情，严重时还会危及患者的生命安全。因此，做好 DVT 的预防非常重要。首先对患者发生 DVT 的风险进行评估，根据风险评估等级采取相应的干预措施，包括基本预防、机械预防及药物预防。同时，做好病情观察，发现异常及时处理。

（7）卒中后抑郁（poststroke depression，PSD）。PSD 是一种常见并发症，约 1/3 的

卒中幸存者会出现,这会严重影响患者的康复及生存质量。因此,及早发现、及早干预非常重要。①医护人员要多关心患者,主动与患者交流,取得患者的信任,让患者适当表达情感。②在病情允许的情况下,鼓励患者多参与日常的自我照护。③根据患者情况选择合适的药物,同时注意观察药物的疗效,及时向患者告知疾病好转的消息,减少患者过分的担忧。④鼓励患者积极参与治疗护理计划的制订,使患者能早日回归家庭及社会。⑤家人的陪伴及支持也很重要。

(8) 癫痫。卒中后容易并发癫痫,有文献报道,出血性卒中的急性癫痫发作的发生率高于缺血性卒中的。急性癫痫发作会增加死亡的风险,因此,要正确实施预防及处理。床边备负压吸引装置及压舌板,防止患者癫痫大发作时出现窒息及舌咬伤;减少探视,避免患者的情绪激动及交叉感染,以免诱发癫痫发作。

A. 癫痫大发作时的安全护理。①正确判断。当患者出现肢体抽动或突然意识丧失时,家属或护士马上报告医生,以便医生快速判断是否为癫痫发作。②保持呼吸道通畅。解开患者的领带、裤带,将患者头偏向一侧,以利于分泌物流出,同时快速清除口腔分泌物;取下活动性义齿。③安全保护。立即在患者一侧上、下臼齿之间垫缠有纱布的压舌板,或筷子、纱布、手绢等能随时拿到的用品;若患者在活动时发作,身边人员应立即抱住患者,缓慢将其放在平地上,防止脊柱骨折;肢体抽搐容易导致自伤及碰伤,注意保护患者的肢体,但切忌用力按压,防止骨折发生。④患者遵医嘱用药,对症处理。

B. 癫痫大发作后的安全护理。部分患者在癫痫大发作后仍然处于意识模糊状态,因此需要注意:①密切观察患者的神志、瞳孔及呼吸情况,观察有无头痛、疲乏或自动症。②保持呼吸道通畅,必要时予吸氧,以纠正缺氧状态。③协助患者取舒适体位于床上,把双侧床栏拉起,防止坠床。④保持环境安静,治疗操作应尽量集中进行,避免反复打扰患者。

4. 健康教育

(1) 了解卒中的危险因素。

A. 不可改变的危险因素,如年龄、性别、遗传因素及种族。

B. 明确且可以改变的危险因素。①高血压。高血压是卒中的首要危险因素,大量研究资料表明,70%~80%的卒中患者都患有高血压,无论是缺血性卒中还是出血性卒中都与高血压密切相关。②吸烟。吸烟是缺血性卒中独立的危险因素,吸烟会促进狭窄动脉的血栓形成,加重动脉粥样硬化,可使不明原因卒中的发生风险提高将近3倍。③心房颤动。无论是阵发性心房颤动,还是永久性心房颤动,都是缺血性卒中重要的危险因素。而且随年龄的增长,心房颤动患者发生脑栓塞的概率迅速增加。心房颤动可使缺血性卒中的年发病率增加0.5%~12.0%。④冠心病。心肌梗死后1个月内卒中危险性最高可达31%。有冠心病病史的患者的卒中危险性增加2.0~2.2倍。⑤高脂血症。总胆固醇每升高1 mmol/L,卒中发生率就会增加25%。⑥无症状性颈动脉狭窄。50%~99%的无症状性颈动脉狭窄者的卒中年发病率在1.0%~3.4%。⑦短暂性脑缺血发作(transient ischemic attack,TIA)或卒中史。TIA是早期卒中的危险因素,高达10%的未经治疗的缺血性卒中患者将在1个月内再次发生卒中。

C. 明确且潜在可改变的危险因素。①糖尿病。2型糖尿病患者的卒中风险比正常人群高2倍。②高同型半胱氨酸血症。血浆同型半胱氨酸水平高于10 μmol/L即可诊断。同型半胱氨酸水平每升高5 μmol/L，卒中风险增高1.5倍。

D. 较少证据的危险因素。肥胖、过度饮酒、凝血异常、缺乏体育锻炼、口服避孕药、激素替代治疗、呼吸暂停综合征等，均为较少证据的危险因素。

（2）卒中危险因素干预建议。

A. 控制高血压。对卒中患者，要长期控制血压以降低卒中复发风险。大多数指南均推荐血压的目标值为不高于140/90 mmHg，若患者能耐受，可进一步降低到130/80 mmHg及以下的理想血压水平。降压应当缓慢和平稳，避免降压过快导致脑部低灌注，还要注意减少血压变异性。

B. 治疗各种心脏疾病。

C. 严格戒烟。吸烟者可以采取咨询专家、烟碱替代治疗的方式及正规的戒烟计划等措施戒烟。不吸烟者也应避免吸"二手烟"。

D. 限酒。大量饮酒者应减少饮酒或戒酒，避免酗酒。对酒精依赖者应警惕戒断症状。少量饮酒者暂无须强制戒酒。每天酒精的摄入量：男性不应超过24 g，女性不应超过12 g。

E. 治疗高脂血症。目前，对卒中患者血脂管理的相关指南均集中于缺血性卒中，提出应适当增加食物中的混合碳水化合物，降低总热量，长期使用降脂药物使LDL水平低于1.8 mmol/L；对于出血性卒中患者血脂的管理参照一般人群的血脂管理原则。

F. 控制糖尿病。饮食控制和运动是糖尿病患者基本的生活干预方式。通过饮食控制和运动血糖仍不能达标者，则需要口服降糖药物或使用胰岛素控制高血糖。

G. 控制体重。要维持理想体重（18.5 kg/m² ≤ BMI < 24.0 kg/m²），除了控制饮食，还要进行适度的锻炼。锻炼频率：每周应至少3次。时间：每次至少持续40分钟。强度：中等或以上。

H. 平衡膳食。食物要多样化，营养均衡，以保证充足的营养及控制适宜的体重。

（3）注意卒中先兆，及时就诊。若发现一侧肢体麻木、无力、全身疲倦、头痛、头昏、颈部不适、恶心、剧烈呕吐、视力模糊、口眼歪斜，要立即到医院就诊。

（三）社区随访管理

（1）建立电子健康管理档案。

（2）健康随访。健康随访内容包括患者膳食、运动、戒烟、限酒、心理指导、健康教育、康复训练等情况。

（3）健康教育。通过微信平台定期推送疾病相关资讯或定期组织健康教育讲座。

（4）转诊指征。出现以下几种情况时均应及时转诊至上级医疗机构：①原有的神经功能障碍明显加重。②出现新的神经功能障碍。③出现社区医疗机构处理不了的并发症。④危险因素控制不理想。

（5）危重患者紧急处理原则：①迅速获取简要病史，如症状开始时间、近期患病史、既往病史及近期用药史。②简要地评估患者有无低血糖。③吸氧、心电监护、建立静脉通路，监测和维持生命体征。④保持呼吸道通畅。⑤避免非低血糖患者输注含糖液体，避免过度降压治疗，避免大量静脉输液。⑥昏迷患者应取侧卧位，保护患者头部免受振动。⑦对症处理，如脱水降颅压、维持血压稳定及止痉治疗等。⑧呼叫救护车，及时转诊至有急救条件的上级医院（应为24小时均能行急诊CT检查、具备急诊溶栓治疗资质的医院）。⑨由救护车人员提前通知上级医院急诊室，做好抢救准备。

卒中患者社区随访流程见图5-10。

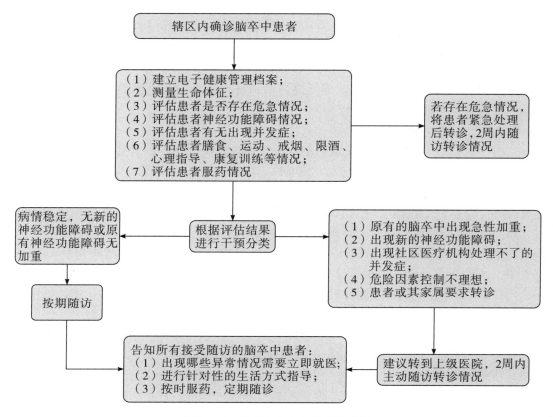

图5-10 脑卒中患者社区随访流程

第八节 慢性肾脏病

慢性肾脏病（chronic kidney disease，CKD）是一种严重威胁人类健康的常见慢性疾病，其发病率随着糖尿病、高血压的发病率升高及人口老龄化逐年增加。流行病学调查发现，CKD的全球患病率为10%，我国成年人的患病率为10.8%，但其知晓率只有12.5%，其中约2%发展到终末期肾衰竭（end stage renal disease，ESRD），需要行替代治疗，这给社会及个人造成沉重的经济负担。

一、定义及病因

（一）定义

CKD 的定义为各种原因引起的肾脏损害和（或）肾小球滤过率（glomerular filtration rate，GFR）下降且持续 3 个月及以上。肾脏损害指肾脏的功能或结构改变，包括尿和（或）血成分异常，影像学结构异常或病理形态异常。肾脏病预后质量指南（Kidney Disease Outcome Quality Initiative，K/DOQI）根据 GFR 水平将 CKD 分为 5 期（表 5-14）。

表 5-14 CKD 的分期

分期	肾脏损害	GFR [mL/ (min·1.73 m^2)]
1	肾损伤，GFR 正常或↑	≥90
2	肾损伤，GFR 轻度↓	60~89
3a	GFR 轻到中度↓	45~59
3b	GFR 中度↓	30~44
4	GFR 重度↓	15~29
5	肾功能衰竭	15 以下或需要透析

（二）病因

CKD 的病因有原发性和继发性肾小球肾炎、糖尿病肾病、高血压肾小球硬化、小管间质性疾病等。我国首位病因是肾小球肾炎，但是糖尿病导致的终末期肾病有逐年增加的趋势。影响 CKD 发生、发展、预后和进展的因素见表 5-15 和表 5-16。

表 5-15 影响 CKD 发生、发展及预后的因素

项目	影响 CKD 发生、发展及预后常见因素
易感因素	高龄、家族史、肾实质减少、社会经济地位低
启动因素	糖尿病、高血压、全身或尿路感染、尿路梗阻、肾毒性（药物、有机溶剂）、遗传性疾病等
加重因素	大量蛋白尿、代谢异常、吸烟等
终末期因素	透析不充分、贫血、营养不良、高磷血症、血管通路问题

表 5-16 影响 CKD 进展的因素

项目	影响 CKD 进展的因素
1	未控制的高血压
2	原发疾病未控制
3	持续大量蛋白尿（>3.5 g/d）
4	贫血

续表 5-16

项目	影响 CKD 进展的因素
5	感染
6	梗阻/反流
7	水、电解质和酸碱平衡失调
8	肾毒性药物或止痛药，如非类固醇类消炎药、含马兜铃酸的中药等
9	先天性或获得性肾单位数量减少
10	其他促进肾小球高压力/高滤过的因素
11	可逆因素，如吸烟、糖尿病、高蛋白饮食、肥胖、高脂血症、妊娠等
12	不可逆因素，如年龄、性别、种族、遗传因素

二、疾病特点及治疗原则

（一）疾病特点

CKD 早期患者可无任何症状，或仅有腰酸、乏力、夜尿增多等症状。随着肾功能的下降，患者可出现一系列的表现，如胃肠道症状、水与电解质紊乱、高血压、贫血和出血倾向、免疫功能低下、中枢神经系统功能紊乱，甚至生命危险。

（二）治疗原则

1. 早期注意延缓肾功能衰竭的进展

早期诊断、积极治疗导致慢性肾功能衰竭的各种病因，控制导致 CKD 进展的因素（如高血压、血糖异常、蛋白尿、低蛋白血症等），避免和去除加速肾功能不全进展的危险因素（如肾脏基础疾病未控制或急性加重、肾缺血或肾毒性、泌尿系梗阻、其他器官功能衰竭等）。一旦出现上述风险因素需要及时治疗，避免肾损伤程度进一步加重。

2. 治疗方法

有效控制血压，降低蛋白尿，控制血糖，纠正酸中毒和维持水、电解质平衡，纠正贫血，限制蛋白质饮食，通过口服吸附疗法和中药灌肠以促进尿毒症毒素排出等，进行肾脏替代治疗（包括血液透析、腹膜透析和肾脏移植）。

三、社区护理与管理

（一）护理评估

1. 病史及治疗经过

询问病因及诱因，如有无高血压、糖尿病、过敏性紫癜、系统性红斑狼疮、长期服用肾损害药物等；了解发病过程，如有无尿色或尿量改变、排尿异常，有无水肿、腰痛及尿毒症的症状；了解患者一般情况；评估生活方式，如日常生活是否规律、饮食习惯是否健康；了解患者对疾病了解程度及社会支持和心理状态；了解有无家族史及过敏史等。

2. 身体评估

评估一般状态，如精神、意识、营养状态、体重及生命体征。评估皮肤黏膜有无苍白、尿素结晶、抓痕和色素沉着。评估有无水肿，水肿特点、出现时间、部位、是否为凹陷性的。进行胸部检查，评估有无胸腔积液、湿啰音。

3. 营养评估

营养评估的方法包括人体测量法、各种生化指标测量法、主观综合性营养评估（subjective global assessment，SGA）法。人体测量常用指标有体重、身高、皮褶厚度、上臂肌围、身体脂肪百分比、标准体重百分比。生化指标有血清白蛋白、前白蛋白、血肌酐、胆固醇、转铁蛋白、补体C3、免疫球蛋白等。评估饮食，询问患者饮食习惯及食欲，包括每天摄入食物的种类、量、口味及有无特殊爱好，每天液体的入量及种类，必要时进行每日三餐的饮食回顾。

（二）社区护理

1. 疾病预防指导

改变生活方式，减轻体重、戒烟限酒。早期发现和积极治疗各种导致肾损伤的疾病，如高血压、糖尿病、狼疮性肾炎等。已经有肾功能不全的患者应避免加剧肾功能减退的因素，如血容量不足、感染、使用肾毒性药物、尿路梗阻等。

2. 健康教育

（1）讲解慢性肾功能衰竭的基本知识，鼓励患者坚持积极治疗，消除或避免加重病情的各种因素，延缓疾病进展，提高生存质量。

（2）预防感染：患者注意个人卫生，保持室内空气清洁，避免接触呼吸道感染者；注意劳逸结合，避免劳累，根据病情适当锻炼，增强抵抗力。

（3）建立良好的生活方式，如合理饮食、保证充足睡眠，应用放松技巧，调整情绪。

（4）养成每日记录的习惯，内容包括饮食种类和量、尿量、血压、体重等。

（5）用药护理：做好用药宣教及指导，强调不能自行停药或减量，避免使用肾毒性药物。血红蛋白水平低于 100 g/L 时可给予重组人红细胞生成素，同时补充铁剂、叶酸等。指导患者学会自我注射重组人红细胞生成素，并注意观察用药后的疗效和不良反应。建议血红蛋白目标值控制在 110～120 g/L。

（6）有计划地使用血管，注意保护上肢前臂、肘部的大静脉，以利于日后建立血管通路如动静脉内瘘。血液透析的患者应注意保护动静脉内瘘。腹膜透析者应严格无菌操作，保护好透析管道，预防腹膜透析相关性腹膜炎发生。

（7）家庭支持：家庭成员应尽量创造舒适的环境，督促患者采取健康的生活方式和饮食控制，保持良好的服药依从性，给予患者经济和心理上的支持，以利于患者的休养。

3. 饮食管理

饮食治疗是CKD患者保守治疗中的重要措施之一。

饮食治疗原则：根据患者原发疾病、年龄、生理需求、蛋白尿程度、CKD分期、基线营养状况，制订能量、蛋白质、碳水化合物、脂肪、维生素、液体及无机盐等的营养治疗方案，定期监测和调整，避免发生营养不良。在营养干预后，应定期对患者的营养状态和饮食情况进行全面评估，及早发现和纠正不合理饮食结构。

饮食治疗的目标：①改善CKD代谢紊乱，减轻尿毒症症状，延缓肾衰竭进展；②减少蛋白尿；③预防及纠正CKD患者蛋白质能量消耗（protein-energy wasting，PEW）；④减少患者炎症和心血管并发症的发生；⑤提高患者生存质量；⑥降低CKD患者住院率及死亡率。

（1）蛋白质：低蛋白饮食对肾脏有保护作用。根据CKD分期采用优质低蛋白饮食，优质蛋白质占50%以上。

A. 非糖尿病CKD 1～2期患者宜减少摄入高蛋白，推荐（0.8～1.0）g/(kg·d)；以蛋白尿为主要临床表现的患者，其推荐蛋白质摄入量为（0.6～0.8）g/(kg·d)；CKD 3期［GFR<60 mL/(min·1.73 m^2)］患者，其推荐蛋白质摄入量为0.6 g/(kg·d)；GFR<30 mL/(min·1.73 m^2)的患者，其推荐蛋白质摄入量为（0.4～0.6）g/(kg·d)，可补充复方α酮酸制剂（0.12～0.20）g/(kg·d)。

B. 糖尿病CKD 1～2期患者，从出现显性蛋白尿起应减少蛋白质摄入，其推荐蛋白质摄入量为0.8 g/(kg·d)；从GFR下降起，其推荐蛋白质摄入量为0.6 g/(kg·d)。CKD 3～5期合并临床蛋白尿的患者的推荐蛋白质摄入量为0.6 g/(kg·d)，同时补充复方α酮酸制剂0.12 g/(kg·d)。

C. 对透析患者应给予个体化的优化蛋白饮食方案，维持性血液透析和维持性腹膜透析的推荐蛋白质摄入量为（1.0～1.2）g/(kg·d)；有残余肾功能的腹膜透析患者的推荐蛋白质摄入量为（0.8～1.0）g/(kg·d)，经全面评估患者营养状况后，可补充复方α酮酸制剂0.12 g/(kg·d)。

（2）热量：提供足够的热量，防止低蛋白饮食造成营养不良。根据患者理想体重、年龄、工作性质、生活习惯计算每天所需总热量。

计算公式：

标准体重（kg）＝身高（cm）－105

全天所需热量（kcal）＝标准体重（kg）×单位体重所需热量（kcal）

一般热量需要维持在35 kcal/(kg·d)，活动量较小或60岁以上患者可减少至30～35 kcal/(kg·d)。但肥胖的2型糖尿病患者需要适当限制热量，总热量摄入可减少250～500 kcal/d，直至达到标准体重。同时，需要监测血糖，调整注射胰岛素的用量，保证碳水化合物的利用和血糖水平的稳定。

机体主要由碳水化合物和脂肪提供热量。推荐每天碳水化合物供能占45%～60%，推荐膳食纤维摄入量为每天25～30 g。脂肪供能占25%～35%。CKD患者可选择低蛋白的食物，如小麦淀粉、粉丝、藕粉等。

（3）CKD矿物质与骨代谢异常的预防：慢性肾脏病矿物质与骨代谢异常（chronic kidney disease-mineral and bone disorder，CKD-MBD）是CKD的严重并发症，是导致患者死亡的危险因素之一，可有钙、磷、甲状旁腺激素或维生素D代谢异常，肾性骨病，血管或其他软组织钙化。我国肾脏病专家为CKD-MBD患者的预防、治疗和管理提出指导性的建议，CKD 3～5期患者的血磷水平应尽量控制在正常范围，并避免高钙血症。高磷血症患者应限制磷摄入,每天 800～1 000 mg,限制摄入蛋白质的总量,选择磷/蛋白比值低、磷吸收率低的食物,避免摄入含大量磷酸盐添加剂的食物。钙摄入量每天不超过 2 000 mg,长期服用含钙药物时应将其中的钙元素量同时计入,避免钙摄入过多而增加血管钙化的风险。

(4) 纠正酸中毒和维持水、电解质平衡:根据血压、水肿、尿量和体重等情况调节水和钠盐的摄入。一般无水肿、尿量正常者不宜严格限制水分和钠的摄入,推荐钠摄入量低于 2 g/d(相当于膳食盐 5 g/d)。高血压或高容量负荷患者应更严格限制钠摄入。CKD 患者出现少尿(尿量少于 400 mL/d)或合并严重水肿时,若血清钠水平低于 135 mmol/L,应限制水的摄入量;血清钠水平不低于 135 mmol/L,应加强钠盐摄入的限制,根据病情可使用利尿剂。高钾血症在慢性肾功能衰竭时常见,当 GFR 小于 25 mL/(min·1.73 m^2)、每天尿量少于 1 000 mL 时,应适当限制钾的摄入。避免使用含钾高或保钾的药物,避免输入库存血,纠正高钾血症的非食物因素,烹调过程中采取去钾的技巧,避免进食含钾丰富的食物(如蔬菜、水果、低钠盐)等。密切监测血钾的浓度,当血钾水平超过 6.5 mmol/L,合并严重的心律失常时,应给予紧急降钾处理,最有效的降钾方法为血液透析治疗。

(5) 维生素及微量元素:合并维生素 D 不足或缺乏时,应补充天然维生素 D。必要时可使用多种维生素制剂,以补充日常膳食之不足,防止维生素缺乏。伴有微量元素缺乏引起的症状,患者可适当补充微量元素。

(6) 预防营养不良:若在单纯饮食指导下患者不能达到日常膳食推荐摄入量,应在临床营养师或医生的指导下给予口服营养补充剂。若经口补充受限或仍无法提供足够能量,建议给予管饲喂食或肠外营养。采用改善患者营养摄入的措施,避免不适当的饮食限制。采取措施以改善患者的食欲,提供色香味俱全的食物,可给予硬糖果、口香糖、食醋以刺激食欲;加强口腔护理,提供整洁、舒适的进食环境;鼓励患者少量多餐。

4. 病情监测

(1) 每天定时监测血压,控制血压。有效控制血压是延缓肾功能衰竭的重要措施之一。建议有蛋白尿的 CKD 患者,理想血压控制在 125/75 mmHg 以下;若无蛋白尿,建议血压控制在 130/80 mmHg 以下。降压措施首先是控制液体和钠盐的摄入量(氯化钠每天 5～7 g)。其次是应用降压药物,首选血管紧张素转换酶抑制剂(ACEI)和血管紧张素Ⅱ受体拮抗剂(ARB),可降低肾小球内压、减轻蛋白尿;还可联合应用钙通道阻滞剂(calcium channel blocker,CCB)、袢利尿剂和 β 受体阻断药。

(2) 准确记录 24 小时尿量,测体重,监测水肿的消长情况。合并糖尿病者应定期监测血糖,血糖控制目标为空腹血糖水平在 5.0～7.2 mmol/L、HbA1c 水平低于 7%。患者若有下列情况应及时就诊:体重迅速增加并超过 2 kg、水肿、血压明显升高、呼吸困难、发热、乏力或虚弱感加重、嗜睡和意识障碍、出血倾向等。

5. 慢性肾功能衰竭的预后评估

应对所有慢性肾功能衰竭患者进行肾功能评估,估算 GFR,明确 CKD 的分期,定期对患者进行随访,评估治疗效果和肾功能下降的速率。

(1) 肾功能方面:了解肾功能减退的程度或 CKD 分期,有无存在加速肾功能减退的因素，有无严重危及生命的并发症如心力衰竭、严重高血压、高钾血症、严重代谢性酸中毒，是否需要建立透析通路或计划进行肾移植，是否需要肾脏替代治疗。

（2）支持治疗方面：了解患者是否应该补充营养，饮食疗法和利尿治疗是否可以维持水、电解质平衡，磷的水平情况，是否使用促红细胞生成素，是否需要咨询和健康教育等。

6. 宣教透析前准备

2006年K/DOQI的相关指南建议：当GFR低于30 mL/（min·1.73 m^2）时，医护人员结合患者自身条件、家庭环境、工作学习情况、经济状况、居住地和医院的距离等对患者进行透析前相关内容的宣教，使患者充分了解肾脏替代治疗种类、治疗的必要性和局限性，为患者选择合适的透析方式。对准备血液透析的患者至少在透析前1个月建立好动静脉内瘘。对准备腹膜透析的患者，至少在透析前2周行腹膜透析管植入术，以提高患者的治疗依从性。

（三）社区随访管理

1. 筛查和发现

乡镇卫生院、社区卫生服务中心（站）可通过本地区社区卫生诊所和门诊服务等途径筛查和发现CKD患者。该类患者的健康管理需要多学科（肾内科、心血管科、内分泌科、泌尿外科等）、多类人员（全科医师、营养师、护士、心理医生等）的综合参与和协助。

2. 建立健康档案

对于曾到专科就诊的患者，社区医师应了解其专科诊疗情况，跟踪评价患者一般情况、康复治疗情况及生活方式改变的依从性，发现问题并及时调整干预，不断完善护理方案，以达到全程系统连续的护理干预。

3. 随访频率

住院患者离院后在第1至第2周至医院随访，以后每个月随访1次。门诊患者首诊后应分别于第1个月和第2个月随访，以后每隔3～6个月随访1次，病情加重时随时复诊。

4. 随访内容

（1）定期复查血常规、尿常规、尿沉渣、尿蛋白/肌酐比值、肾功能、血清电解质、血生化、肾脏超声等。一般对CKD 1～2期患者每3～6个月检测1次，对CKD 3～4期患者每1～3个月检测1次，对CKD 5期患者每1个月检测1次。

（2）对于成人CKD患者，建议从CKD 3a期开始监测血清钙、磷、全段甲状旁腺激素（parathyroid hormone，PTH）、碱性磷酸酶（alkaline phosphatase，ALP）、血清25（OH）D水平。监测频率视病情而定，一般对CKD 3a～3b期患者每6～12个月检测1次，对CKD 4期患者每3～6个月检测1次，对CKD 5期患者每1～3个月检测1次。

（3）对CKD 5期患者建议每6～12个月进行心血管钙化评估1次，可通过腹部X线片检查判断是否存在血管钙化，并使用超声心动图以检查是否存在心脏瓣膜钙化，或采用CT评估心血管钙化情况。

5. 转诊指征

达到下列转诊条件之一的患者,应及时将其转到综合医院专科治疗。

(1) 首次发现肾功能异常者、尿检异常者。
(2) 需要调整防治方案者。
(3) 需要做进一步检查如核素成像检查、肾穿刺活检者。
(4) 病情稳定,定期到专科常规随访者。
(5) 水、电解质和酸碱平衡失调者,贫血者。
(6) 尿路结石者,梗阻、反流者。
(7) 肾毒性药物导致肾损害者。
(8) 肾单位数量减少者。
(9) 需要肾脏替代治疗者。
(10) 要求转诊者等。

慢性肾脏病患者社区随访流程见图 5-11。

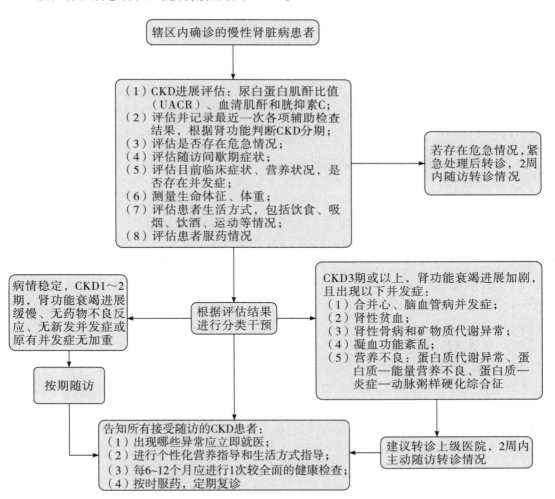

图 5-11 慢性肾脏病患者社区随访流程

第九节 慢性骨关节病与骨质疏松症

一、定义及病因

(一) 定义

骨关节病又称为骨关节炎（osteoarthritis，OA），是指由多种因素引起关节软骨纤维化、皲裂、溃疡、脱失而导致的以关节疼痛为主要症状的慢性退行性关节疾病。骨关节病分为原发性和继发性两大类。原发性骨关节炎多发生于老年人；继发性骨关节炎好发于青壮年，常继发于炎症、积累性劳损、创伤或先天性疾病等。

骨质疏松症（osteoporosis，OP）是一种全身性骨疾病，表现为骨强度和质量降低，骨脆性增加，极易发生骨折，是最常见的骨骼疾病之一。

(二) 病因

骨关节病的病因尚未明确，主要的致病因素有高龄、肥胖、创伤、炎症及遗传等。

骨质疏松症的主要发病原因包括老年、疾病、药物、绝经、内分泌激素、不良的生活方式、遗传等。

二、疾病特点及治疗原则

(一) 疾病特点

1. 慢性骨关节病的发病特点

慢性骨关节病具有发病慢，病程长，常伴有全身关节受累的特点。我国人口老龄化和肥胖问题越来越严重，发病率逐年升高，且女性的发病率高于男性的。临床调查证实，骨关节病的发生率，在59~69岁的人群约为29%，而在75岁及以上的人群约为70%。因此，骨关节炎又被称为"下半生疾病"，对社会健康和经济成本产生重大影响。

2. 骨质疏松症的发病特点

（1）老年性骨质疏松症。①发生率高，50%以上的老年人会有不同程度的骨质疏松表现；②症状严重，并发症发生率高，比如疼痛、骨折等，严重影响老年人的生活质量；③治疗相对困难，目前没有有效的措施预防和干预骨质疏松症的发生。

（2）女性骨质疏松症。①雌激素相对缺乏的女性，更容易发生骨质疏松症，如绝经后女性；②老年妇女饮食量减少，钙摄入不足和营养缺乏也会引起骨质疏松症；③女性在怀孕期及哺乳期必须有意识地多摄取钙，否则，供给胎儿不足的部分则会从母体的骨组织中溶出，从而导致母体缺钙，进而引起骨质疏松。

（3）男性骨质疏松症。男性骨质疏松症相对比较少见，因为男性的峰值骨量相对较高，但随着年龄的增长，睾酮水平下降，会对骨质产生一定影响。若过量饮酒，男性会比女性更易患骨质疏松症。

（4）继发性骨质疏松症。身体中的某些疾病，如内分泌紊乱、肝肾功能不全、胃肠道疾病，以及药物等因素可引起骨量减少，使骨强度减弱。

（二）治疗原则

1. 慢性骨关节病的治疗原则

根据年龄、性别、体重、病变部位及程度、自身危险因素等进行综合治疗。骨关节炎的基础治疗包括运动治疗、物理治疗、健康教育、关节功能训练、药物治疗、修复性治疗、重建治疗等。

2. 骨质疏松症的治疗原则

强调综合治疗、早期治疗和个体化治疗。做到准确评估患者的病情，选择合适的治疗方案，以缓解骨痛，增加骨量，改善功能，预防骨折发生等。将运动、营养、药物、理疗和手术方法统筹运用，提高患者生活质量。

三、社区护理与管理

（一）护理评估

1. 慢性骨关节病的护理评估

（1）一般评估。评估患者的基本情况，如性别、年龄、体重、职业、病程长短、对疾病的认知程度、生活自理能力、精神—心理—社会评估等。

（2）专科评估。评估患者是否有外伤史、疼痛发作的时间、关节形态、是否有关节畸形；观察姿势、步态与活动有无异常；检查局部有无压痛、叩击痛，疼痛的性质及程度；检查有无异常活动、骨擦感，局部有无包块；检查皮肤感觉及温度是否有异常；测量肢体的周径、长度、关节活动度范围；评估患者的肌力、感觉障碍的程度等。

2. 骨质疏松症的护理评估

中老年人需要了解及评估患骨质疏松症的高危因素情况，如亲属是否有骨质疏松症病史、平时自己是否存在钙摄入不足及骨折的病史等。如果发现自己为骨质疏松症的高危人群，且年龄达到50岁以上，或者已绝经，就应密切关注自己是否有骨质疏松及骨量明显减少的现象，避免发生脆性骨折带来的痛苦与不便。高危人群应尽量做到每年到医院至少进行1次骨密度或骨X线检查，以便及时发现骨质疏松症，积极处理。

（二）社区护理

1. 慢性骨关节病的社区护理

（1）疾病预防知识指导。为预防骨性关节疾病的发生，患者应该学会如何保护好关节。

A. 控制体重。BMI超过 25 kg/m^2 的患者，必须严格控制体重，改善和合理控制饮食量，从而减轻膝关节的负担，并能有效减轻患者的疼痛。

B. 注意保暖。室内空调长时间开放，室内外温差较大，在空调房内室温较低并且长时间地暴露关节和肢体，就容易使关节部位受凉而使患者感到疼痛。因此，建议患者不要对着空调或电扇直吹,最好穿着长裤及有领的衣服,减少关节部位的裸露。在受凉部位应注意加盖毛毯进行保暖。冬天泡足也是一个保护关节的措施。

C. 掌握正确的运动方法。避免久站、长时间行走,尽可能减少甚至避免爬山、爬楼梯。避免进行剧烈运动,如长跑、举重、反复起蹲等。

D. 保护腰部。坐姿应正确,要坐直且使脊柱靠在椅背上,避免腰部发生劳损。抬重物时,应先伸直腰部再下蹲抬物,不要站立弯腰抬重物。

E. 在日常活动过程中,要尽量避免关节部位受到外伤。另外,要远离潮湿的工作环境,当身上有水时要及时擦干,保持衣物干燥,潮湿时及时更换。平时多参加户外活动、多晒太阳,这样既可以保暖,还能促进钙的吸收,并能有效预防骨质疏松症。在进行户外运动时,最好佩戴护膝,这样可以很好地保护膝关节。

(2) 基础指导。针对慢性骨关节病症状比较轻、关节病变程度不严重的患者,这是首选的治疗方法。

A. 运动治疗指导。合理的运动方式不仅有利于减轻关节部位疼痛,增加关节活动度,增强肌肉的力量和有效维持关节的功能,还能锻炼心肺功能,减慢疾病的进展。可根据患者的情况制订个体化的、整体的、可实施的运动治疗计划,通过口头宣教、操作演示、社区开展健康讲座、视频播放等多种形式开展。

a. 低强度有氧运动。低强度有氧运动包括散步、游泳、骑自行车等。散步对颈部、腰部和膝关节骨关节炎的症状可以起到缓解的作用。而游泳对于缓解腰背部肌肉疼痛和增强腰背肌力量有帮助。

b. 关节肌肉训练。关节肌肉训练主要能改善关节的稳定性,促进局部血液循环,但需要注意对关节活动度及平衡的锻炼。具体训练方法:①股四头肌锻炼。患者取仰卧位或坐卧位,膝关节伸直往下压床垫(或在踝关节下方垫一软枕或将卷好的大毛巾垫于膝下,使膝关节伸直往下压),绷紧大腿肌肉,感到肌肉酸胀疲劳后缓慢放松。每个动作坚持5~10秒,每天运动3组,每15分钟为1组。②直腿抬高训练。患者取仰卧位,患肢放松,将踝关节处于功能位,膝关节保持伸直,使足跟抬离床面20 cm,抬至最高处时坚持5~10秒,感到下肢酸胀疲劳后缓慢降落下肢至床面然后完全放松。每天运动3组,每15分钟为1组。③臀部肌肉训练。用力夹紧臀部,使双侧臀部的肌肉收缩,坚持5秒后再缓慢放松5秒,每小时锻炼5~10次。

c. 关节功能训练。关节功能训练指膝关节在非负重的情况下进行关节的屈伸活动,这是改善关节活动范围、保持膝关节最大活动度极为有效的训练方法。具体训练方法:①被动屈膝屈髋练习。患者取平卧位,医护人员先用一手拖住患肢膝关节下方,另一手拖住足跟部,在不让患者感到疼痛的情况下,进行关节的屈膝和屈髋运动。或借助大毛巾进行辅助训练,将大毛巾中部置于膝关节下,双手分别拉住毛巾两端进行膝关节被动运动。每天运动3组,每15分钟为1组。②主动屈膝屈髋练习。患者平卧于床上,双手抱住大腿往上提,主动抬高大腿呈屈膝屈髋状态,注意本组训练足跟不离开床面。每天运动3组,每15分钟为1组。③辅助关节训练。借助关节辅助运动训练器(CPM机)进行关节的被动运动。起始角度为30°,之后根据患者可耐受度数,每天增加10°,至最大角度为120°。每天训练2~3次。

在整个治疗过程中，应遵循循序渐进、活动度由少到多、活动幅度由小到大的基本原则。不能耐受者要减少活动度和活动时间。急性期患者需要卧床休息，应尽可能减少关节的活动和使用。腰部疼痛急性期的患者需要选择卧硬板床休息和减少站立时间。

B. 物理治疗指导。物理治疗指导是指主要通过物理治疗方法促进局部血液循环，防止肌肉萎缩、关节僵硬，减轻炎症反应，减轻患者疼痛，有助于进行关节肌肉、关节功能的训练。例如，选择性地使用超声波疗法、红外线治疗、手法按摩和冷热疗法等。不同的治疗方法适用于不同人群，患者应在医生指导下进行治疗。

C. 行动辅助指导。使用合适的辅助器具，如拐杖、手杖、助行器、关节固定支具等，可减轻受累关节的负担，减轻患者的疼痛，减少意外事件发生，对提高患者的生活质量及满意度有着重要意义。另外，还需要指导患者穿合适的鞋袜，选择平底、柔软、厚实、宽松、大小适宜的鞋对关节的保护起到很好的作用。

D. 饮食指导。在饮食方面应选择高钙、高蛋白、高维生素和易消化食物。因为人体骨骼的重要成分是钙，当人体钙含量不足时，容易导致骨质增生、骨质疏松等。含钙丰富的食物有豆腐、虾皮、燕麦、奶制品及黑木耳等。在保证每日所需营养的前提下，需要严格控制饮食的量，将体重控制在正常范围内。

E. 心理指导。慢性骨关节病是一类发展过程缓慢的疾病，因此，需要嘱咐患者放松心情，并且要求家属与患者共同鼓励做好情绪管理，提高患者战胜疾病的信心。告知患者积极配合治疗的重要性。鼓励患者表达情感，并分享现有的成功案例，从而提高患者对治疗的配合。

（3）用药指导。经过基础治疗后，若患者的病情进一步加重，根据患者实际情况，可采取个体化、阶梯式的药物治疗方法，以促进患者康复。在各种药物使用过程中，应特别注意观察用药不良反应并及时进行处理。

（4）随访管理。建议在患者出院后 1 个月、3 个月和半年内到门诊随访或对其进行电话随访。年纪较大、症状严重者，随访时间应为出院后 1 周，之后每月 1 次。也可进行家庭访视。

2. 骨质疏松症的社区护理

骨质疏松症者大多为高龄患者，随着年龄的增长，跌倒的风险也相应地增加。因此，对中老年人有必要开展跌倒风险的评估，早期进行积极有效的干预，对减少跌倒的发生起到至关重要的作用。

（1）注意安全，预防跌倒。对家居环境进行充分的评估，并采取相应的预防跌倒的有效措施。例如，洗手间为跌倒高发地，可在墙上安装扶手。选用防滑地砖或使用防滑垫。及时擦干地面湿渍，清理过道的杂物，收纳好易绊脚的电源线等。在照明方面，应避免照明设施过于昏暗或刺眼。正确使用辅助器材行走，外出时需要有家属陪伴。

（2）适当运动。选择适合自己的运动，如慢走、做体操、打太极拳等，并坚持不懈。这些措施既可有效地减慢骨质的流失速度，增加骨骼的硬度，又可增强肌肉的力量，提高老年人的反应能力，增强自我保护意识。

（3）多晒太阳，适当交际。积极正确接受紫外线照射，通过皮肤吸收而获取维生素 D，这是获取维生素 D 最经济有效的方法。适当的人际交往能使人的心情保持愉悦，防止情绪突然激动而发生过激行为导致跌倒的发生。

（4）坚持做简单的穴位按摩。可以在中医的指导下，对太阳穴、印堂穴、耳前及耳后等处穴位进行适当的按摩。

（5）老年人应佩戴合适的眼镜。大多数老年人由于视力下降，其视野范围变窄，这成为其跌倒的常见原因。因此，视力不佳的老年人应该及时去正规医院检查视力和视野，经过验光后佩戴合适的眼镜，而不应随意购买使用不合适的老花镜。

（6）穿合脚的鞋子。可以选用布底鞋或轻便的防滑运动鞋。年长后，脚码可比原来的码数小一点，鞋码选择时要注意脚感，松紧适宜。避免穿鞋底较滑、鞋口松垮的鞋或长靴等。

（7）外出要小心谨慎。正确使用辅助器材，如手杖、拐杖、步行架等。不走夜路，雨雪天气应格外小心谨慎，尽量不外出。不要边看手机边走路，过人行横道及遇到不熟悉的地形时要尽量两人以上同行，最好互相拉手以便跌倒时相互帮助。

（8）增加平衡训练。抬腿训练是最简单快捷又安全的训练方法，即倚靠固定的扶撑物或把手处，进行跷脚站立或单脚站立。这种锻炼不仅可以强化平衡能力，还可强化肌力。

（9）避免"三不"动作。不举起和搬运重物，不登高取物，不参与力不从心的家务活。患有骨质疏松症的老年人，不能随便把较重的东西举高或搬动，因为这将可能发生肌肉拉伤、骨痛或因人体重心不稳而跌倒。由于老年人腿僵硬、功能受限或柔韧性差，其登高取物难以进行，很容易因为站立不稳而跌倒。老年人不要做力不从心的重活，这容易发生腰椎拉伤、腰肌劳损，更严重的是可能因站立不稳而跌伤。

（10）积极治疗骨质疏松症。患者应积极遵照医嘱合理用药。在日常生活中，坚持进行适度的体育锻炼，增进骨骼的坚固性，以改善肌肉协调和平衡能力。

慢性骨关节病患者社区随访流程见图5-12。

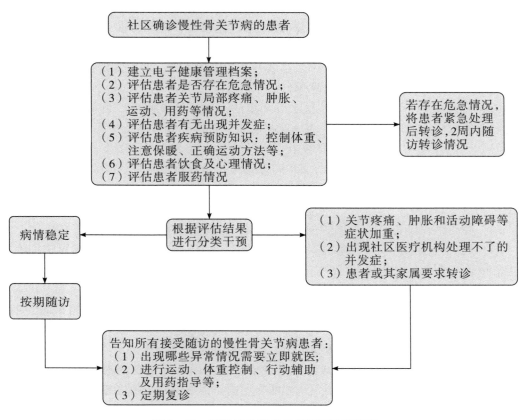

图 5-12　慢性骨关节病患者社区随访流程

第十节　恶性肿瘤

一、定义及病因

（一）定义

肿瘤是一种细胞异常增生而形成的新生物，根据病理的性质不同分为良性和恶性。根据来源，恶性肿瘤分为癌、肉瘤等。来源于上皮细胞的恶性肿瘤为癌，来源于间叶细胞组织的为肉瘤。恶性肿瘤的共同特点是可以通过血液、淋巴管和种植而发生各个脏器的转移，可以侵犯周围的组织脏器而导致多脏器功能不全，甚至脏器衰竭而致死亡。

（二）病因

恶性肿瘤的病因尚未明确，目前的观点认为有外源性和内源性两大因素。

1. **外源性因素**

(1) 生活习惯。吸烟与恶性肿瘤,如肺癌、鼻咽癌、胃癌、食道癌等的发生密切相关;酗酒可引起口腔、食管恶性肿瘤的发生;常处于应激状态可诱发乳腺癌;摄入高脂肪食品可增加乳腺癌、子宫内膜癌、结肠癌等的发病风险;使用发霉餐具、吃霉变花生、饮用污染水可诱发肝癌、食管癌等。

(2) 环境污染。空气、食物、饮水等环境的污染可诱发癌症。目前,世界卫生组织已公布的致癌性物质有砷(As)、4-氨基联苯、石棉、放射性氡气等。

(3) 天然及生物因素。天然因素中,紫外线在一定条件下可诱发皮肤癌等。生物因素中,幽门螺杆菌感染可致胃癌,EB病毒感染可诱发鼻咽癌,人类乳头状病毒感染可诱发宫颈癌,乙型肝炎病毒感染可致肝癌等;此外,真菌、寄生虫在一定条件下也可致癌。

(4) 慢性刺激与创伤。长期的创伤和局部慢性刺激有诱发癌变的风险。

(5) 医源性因素。长期接触放射性核素、X线及细胞毒性药物、激素等可增加癌症发生的风险。例如,电离辐射可致白血病。

2. **内源性因素**

(1) 遗传因素。遗传因素在机体发生肿瘤时增加对致癌因子的易感性和倾向性。家族性结肠腺瘤性息肉者,因存在胚系细胞 *APC* 基因突变,40岁以后大部分患者均有大肠癌变;*Brca-2* 突变与乳腺癌的发生相关,发生率达80%以上。

(2) 免疫因素。免疫缺陷易导致恶性肿瘤。缺乏丙种球蛋白的患者易患淋巴造血系统肿瘤;艾滋病患者的恶性肿瘤发病率明显增高。但有些免疫机能正常的人群也可发生恶性肿瘤,机制尚不完全清楚,可能与肿瘤能逃脱免疫系统的监控并破坏机体免疫系统相关。

(3) 内分泌因素。内分泌紊乱、激素水平异常也可诱发肿瘤。例如,雌激素和催乳素与乳腺癌发生相关。

二、疾病特点及治疗原则

(一) 疾病特点

恶性肿瘤是一组严重威胁人类健康与生命的疾病。据我国2019年国家癌症中心统计,2015年,我国恶性肿瘤新增约392.9万例,每天超过1万人被确诊为癌症。主要的恶性肿瘤包括肺癌、女性乳腺癌、肝癌、上消化系统肿瘤及结直肠癌等。在恶性肿瘤发病率中,男性的高于女性的,城市的高于农村的,但城市的死亡率低于农村的。恶性肿瘤的发病率随年龄的增加而上升,40岁以下青年人群的发病率处于较低水平,但40岁以后开始快速升高,患者年龄主要集中在60岁以上,80岁年龄组达到高峰。随着恶性肿瘤治疗技术手段提高,我国恶性肿瘤的五年相对生存率约为40.5%,许多恶性肿瘤成为慢性病。因此,恶性肿瘤的社区管理显得特别重要。

(二) 治疗原则

恶性肿瘤多采取综合治疗的方法,有计划、合理地进行。治疗方法包括手术、化疗、放疗、生物免疫治疗、靶向治疗、介入治疗、中医治疗、放射性核素治疗等。

三、社区护理与管理

（一）护理评估

肿瘤患者在日常的生活和工作中，要学会自我评估一些症状，警惕身体出现的变化。如果身体出现发热、疲乏、呼吸困难、咳血、腹胀、腹痛、腹泻、便血、血尿等，要及时就医检查，明确诊断后进行治疗。

同时，可以采用评估量表，如心理评估量表 SAS 及 SDS、营养评估量表 NRS2002、疼痛评估量表 NRS 及患者健康状况评估量表卡氏（Karnofsky）功能状态评分量表（表5-17）来评估肿瘤患者的心理、营养、疼痛等。

表5-17 卡氏（Karnofsky）功能状态评分量表

体力状况	评分
正常，无症状和体征	100
能进行正常活动，有轻微症状和体征	90
勉强进行正常活动，有一些症状或体征	80
生活能自理，但不能维持正常生活和工作	70
生活大部分能自理，但偶尔需要别人帮助	60
常需要人照料	50
生活不能自理，需要特别照顾和帮助	40
生活严重不能自理	30
病重，需要住院和积极的支持治疗	20
病危，临近死亡	10
死亡	0

注：得分越低，健康状况越差；若低于60分，许多有效的抗肿瘤治疗就无法实施。

（二）恶性肿瘤患者的社区护理

（1）社会角色发生改变，恶性肿瘤患者常难以接受。家属应给予患者心理安慰，鼓励患者表达自身情感，放松心情，从而提高战胜病痛的信心。应指导患者纠正不良的生活习惯，不吸烟、不喝酒。同时，鼓励患者如正常人一样生活，完成一些力所能及的工作，在工作中重新确立自己的价值。

（2）患者的居住环境应保持清洁。例如，房间应该定时通风换气。

（3）患者应做好个人卫生，如口腔、头发、脸、会阴部、手足皮肤等的清洁，提高舒适度。对于长期卧床患者，应经常帮助其更换体位，给予床上被动运动及按摩，防止出现压力性皮损及肌肉萎缩。

（4）做好药品管理，妥善保管，遵医嘱按时、按量服用药物。

（5）对于长期口服止痛药物者，家属及患者应掌握疼痛评分法。如果服药不能控制疼痛，应及时咨询医生，不可擅自调整药物用量，同时可通过转移注意力等方法减轻疼痛。

（6）证据表明，锻炼身体可以改善乳腺癌和结直肠癌患者的预后，每周适度锻炼1～3小时，可使乳腺癌患者复发的风险降低26%～40%。有骨转移者应制订运动计划，运动时注意保持身体平衡，预防跌倒。

（7）乳腺癌手术后患者注意分阶段进行相应的功能锻炼，早期阶段锻炼有握拳、进行前臂屈伸及内旋等，中期阶段锻炼有爬墙训练、梳头、患侧手摸对侧肩膀等，后期阶段锻炼有慢跑、散步等。

（8）接受过放射治疗者，应避免长期到含有氯化物消毒剂的游泳池锻炼，做好放射区皮肤护理，防暴晒。头颈部肿瘤患者经过放射治疗后坚持张口、鼓腮、弹舌、活动肩颈部训练。宫颈癌患者每天坚持进行阴道扩张及阴道冲洗，防止黏膜粘连。

（9）留置PICC管道者需要定期维护，避免提重物，洗澡时做好保护。发现异常情况如敷料松脱、皮肤瘙痒、肢体肿胀、疼痛、管道脱出等应及时去医院处理。

（10）定期复查血常规，若有异常，应及时返院。白细胞低下者应注意个人卫生，避免到人多的公共场所。血小板低下者，注意防磕碰，勿使用硬牙刷刷牙，勿用力排便，防止出血。

（11）定期回医院复查，一般患病2年内每3个月复查1次，2～5年内每半年复查1次，5年后待病情稳定可每年复查1次。身体不适时及时去医院就诊。

（12）恶性肿瘤患者饮食指导原则：

　　A. 合理膳食，适当运动。

　　B. 保持适宜的、相对稳定的体重。

　　C. 选择多样化食物。

　　D. 适当摄入富含蛋白质的食物。

　　E. 多摄入蔬菜、水果及富含维生素、矿物质的食物。

　　F. 限制精制糖的摄入。

　　G. 肿瘤患者在治疗和康复期间由于膳食摄入不足，导致营养失调时，建议提供肠内或肠外营养支持。

（三）肿瘤筛查

肿瘤筛查是早期发现癌前病变和癌症的重要途径。常用的筛查方法如下。

1. 血液检查

血液检查是体检中查出早期癌症的重要手段，通过检测血液中各种肿瘤标志物指标的水平，则可发现、鉴别各种恶性肿瘤。因为其缺乏特异性，所以对肿瘤标志物检查结果要正确分析，需要结合临床及其他检查综合判断。

2. 肛门指检

肛门指检对发现直肠恶性肿瘤有较大帮助。

3. 大便潜血试验

结肠癌的表现有大便出血，大便潜血试验有助于判断。

4. 妇科体检

通过宫颈刮片检查，采用巴氏染色的方法，可检测早期宫颈癌。

5. B超

利用彩色多普勒成像技术，可清晰地发现全身大多数器官是否有肿块及病变。

6. 低剂量螺旋CT

低剂量螺旋CT用于肺癌筛查。

7. 胃镜和肠镜

胃镜和肠镜可直接观察胃黏膜、肠黏膜的色泽、血管纹理、腺体开口形态，来识别有无病变，对可疑病灶可做活检确诊。

案例拓展

（1）患者张某，男，53岁，因连续加班头晕、头痛逐渐加重来社区卫生服务中心就诊。患者既往有高血压病史，未规律服药；主诉头晕、头痛明显、恶心、未吐。查体：体温36.3℃，脉搏76次/分，呼吸18次/分，血压186/112 mmHg，四肢肌力正常。检验结果：总胆固醇水平5.92 mmol/L，低密度脂蛋白胆固醇水平4.37 mmol/L。

诊断：①高血压3级（很高危）；②高脂血症。

A. 患者出现了什么健康问题？应该如何处理？

B. 患者存在哪些高血压的危险因素？

C. 针对高血压危险因素？对张先生应采取哪些干预措施？

（2）患者李某，男，65岁，退休工人，身高169 cm，体重73 kg。患者3年前被诊断患有"2型糖尿病"，目前使用口服药物降糖治疗：盐酸二甲双胍肠溶片，每天3次，每次0.5 g。患者自诉近两个月出现间断性口干、多饮、多尿，遂来社区医院就诊。实验室检查结果：糖化血红蛋白含量8.2%，空腹血糖水平9.0 mmol/L，餐后2小时血糖水平15.6 mmol/L。患者平素喜食水果，有进食夜宵的习惯，以静坐生活方式为主。患者高血压病史1年，服用厄贝沙坦，每天1次，每次75 mg。就诊时血压145/88 mmHg。患者未规律监测血糖、血压。

A. 社区医护人员如何针对该患者进行健康教育？

B. 社区医院对该患者如何管理及随访？

（张江平　李碧香　董杰　杨昊　梁桃　曾莉容　黄燕霞　麦美芳　龚小华）

参考文献

[1] 晁晶晶，薛雅卓. 肿瘤患者的延续性护理质量评价［J］. 护士进修杂志，2017，32（24）：2294－2296.

[2] 葛均波，徐永健，王辰. 内科学［M］. 9版. 北京：人民卫生出版社，2018：725－748.

[3] 国家肾脏疾病临床医学研究中心. 中国慢性肾脏病矿物质和骨异常诊治指南概要［J］. 肾脏病与透析肾移植杂志，2019，28（1）：52－57.

[4] 黄远霞，蒋明珠，沈晓，等. 慢性病保健模型对我国慢性病防控策略的启示［J］. 医学与社会，2018，31（7）：5－7.

[5] 黄跃师，袁长蓉，宋晓萍，等."互联网＋护理服务"的发展现状［J］. 护理研究，2020，34（8）：1388－1393.

[6] 贾建平，陈生弟. 神经病学［M］. 8版. 北京：人民卫生出版社，2018：186－222.

[7] 姜丽萍. 社区护理学［M］. 4版. 北京：人民卫生出版社，2017：165－186.

[8] 李玉春，姜丽萍. 社区护理学［M］. 北京：人民卫生出版社，2017：167－169.

[9] 李增宁，赵晓鹏，谢颖. WS/T558—2017《卒中患者膳食指导》解读［J］. 河北医科大学学报，2018，39（12）：1368－1370.

[10] 刘佳铭，孙晓容，钟瑶. 数字化延续护理模式在COPD稳定期患者中的应用效果评价［J］. 中华肺部疾病杂志（电子版），2019，12（6）：799－801.

[11] 刘力生. 中国高血压防治指南（2018年修订版）［J］. 中国心血管杂志，2019，24（1）：1－46.

[12] 刘雪融，张萍，王艳，等. 消化系统恶性肿瘤患者临终期医院－家庭－护理三位一体模式的研究［J］. 中华现代护理杂志，2017，23（21）：2709－2713.

[13] 刘影，刘玉萍. 成都市中老年人指骨骨密度现况调查及影响因素分析［J］. 公共卫生与预防医学，2021，32（1）：153－157.

[14] 马家奇. 全民健康信息化及其对慢性病防控的重要作用：慢性病全生命周期信息监测［J］. 中华预防医学杂志，2020，54（4）：378－384.

[15] 马玉芬，成守珍，刘义兰，等. 卧床患者常见并发症护理专家共识［J］. 中国护理管理，2018，18（6）：740－747.

[16] 梅长林，余学清. 内科学（肾脏内科分册）［M］. 北京：人民卫生出版社，2015：171－188.

[17] 乔秋萍，徐娟娟，杨巧芳，等. 居家护理平台在冠心病患者经皮冠状动脉介入治疗术后自我管理中的应用［J］. 中国护理管理，2020，20（8）：1178－1182.

[18] 涂英，沈翠珍. 社区护理学［M］. 北京：人民卫生出版社，2018：156－159.

[19] 闻曲. 肿瘤护理学［M］. 北京：人民卫生出版社，2015：7－37.

[20] 谢丽，胡文静，刘宝瑞. 肿瘤起源及未来肿瘤治疗［J］. 中华肿瘤杂志，2018，40（2）：81－84.

[21] 尤黎明，吴瑛. 内科护理学［M］. 8版. 北京：人民卫生出版社，2017：202－211.

[22] 尤黎明，吴瑛. 内科护理学［M］. 9版. 北京：人民卫生出版社，2018：78－92.

[23] 袁莎莎，王芳，李陈晨，等. 基于ICCC框架的社区卫生服务机构慢性病管理研究［J］. 中国卫生政策研究，2015（6）：39－45.

[24] 岳红云，张百红. 肿瘤起源的几个问题［J］. 现代肿瘤医学，2017，25（19）：3188－3195.

[25] 张丽芹，张丽华，陈霞，等. 自我管理教育对社区老年2型糖尿病患者生活质量的影响［J］. 中国老年学杂志，2017，37（3）：731－733.

[26] 张素，韩春燕. 中国成人慢性呼吸疾病患者护理管理指南［M］. 北京：人民卫生出版社，2018：30－32.

[27] 曾益新. 肿瘤学 [M]. 北京：人民卫生出版社，2014：2-10.

[28] 赵红，杨丽，杜文建. 社区护理 [M]. 北京：人民卫生出版社，2017：158-170.

[29] 浙江省卫生和计划生育委员会. 浙江省基本公共卫生服务规范（第四版）[S/OL]. [2022-06-10]. https：//book118.com//html/2018/6907/7064035016001146.shtml，2017-06.

[30] 中国肺癌筛查标准（T/CPMA 013—2020）[J]. 中华肿瘤防治杂志，2021，28（1）：1-8. DOI：10.16073/j.cnki.cjcpt.2021.01.01.

[31] 中国医师协会心力衰竭专业委员会，中华心力衰竭和心肌病杂志编辑委员会. 心力衰竭容量管理中国专家建议 [J]. 中华心力衰竭和心肌病杂志（中英文），2018，2（1）：8-16.

[32] 中华医学会神经病学分会，中华医学会神经病学分会脑血管病学组. 中国急性缺血性卒中诊治指南 2018 [J]. 中华神经科杂志，2018，51（9）：666-682.

[33] 中华医学会糖尿病学分会. 中国 2 型糖尿病防治指南（2017 年版）[J]. 中华糖尿病杂志，2018，10（1）：4-49.

[34] 中华医学会心血管病学分会心力衰竭学组，中国医师协会心力衰竭专业委员会中华心血管病杂志编辑委员会. 中国心力衰竭诊断和治疗指南 2018 [J]. 中华心血管病杂志，2018，46（10）：760.

[35] 周柳娇，李吉，雷钧. 中老年人群骨质疏松症影响因素分析 [J]. 预防医学，2021，33（2）：188-191.

[36] 诸葛毅，王小同，俎德玲. 慢性阻塞性肺疾病社区管理实务 [M]. 杭州：浙江大学出版社，2017：23.

[37] TSUTSUI H, ISOBE M, ITO H, et al. JCS 2017/JHFS 2017 Guideline on diagnosis and treatment of acute and chronic heart failure-digest version [J]. Circulation journal，2019，83（10）：2084-2184.

[38] WANG C, XU J, YANG L, et al. Prevalence and risk factors of chronic obstructive pulmonary disease in China (the China Pulmonary Health [CPH] study)：a national cross-sectional study [J]. Lancet，2018，391（10131）：1706-1717.

第六章 传染病及突发公共卫生事件的社区管理

学习目标：
- 掌握社区常见传染病的护理与管理。
- 熟悉突发公共卫生事件的分级、报告制度和应急处理流程。
- 了解传染病的概述及特征。

第一节 传染病概述

传染病（communicable diseases）是由病原微生物，如朊病毒（prion）、病毒（virus）、衣原体（chlamydia）、立克次体（rickettsia）、细菌（bacteria）、真菌（fungus）、螺旋体（spirochete）、寄生虫（parasite）感染人体后产生的，在一定条件下可造成流行的疾病。

传染病的基本特征主要表现如下：

（1）每种传染病都是由特异性病原体引起的。随着研究水平的不断提高和深入，人们对各种传染病病原体的认识也逐渐加深。

（2）传染病的流行，表现为散发流行、大流行或暴发性、局限性、地方性流行。

（3）免疫性传染病发病后，机体可产生特异性免疫，这种免疫力持续时间短的为1～2年，长的可持续终身。病后免疫力低下者可表现为复发、再感染和重复感染。

（4）传染病在公共人群中发生传播和终止的过程即为传染病流行过程。社区传染病管理的主要目的是治病救人，防治结合。

第二节 传染病的预防及社区护理管理

一、传染病的预防

传染病的预防（prevention）是传染病医护工作者的重要任务。及时报告和隔离患者是临床工作者必负的责任，同时，应针对构成传染病流行过程的三个基本环节采取相应的干预措施，防止传染病传播。

（一）管理传染源

传染病可分为甲类、乙类和丙类传染病。传染病报告制度要求早发现、早报告。

（1）甲类传染病包括霍乱和鼠疫。一旦发生甲类传染病，城镇地区须在2小时内通过疫情监测信息系统上报，农村地区须在6小时内上报。

（2）乙类传染病包括传染性非典型肺炎（即严重急性呼吸综合症）、艾滋病、病毒性肝炎、脊髓灰质炎、人感染高致病性禽流感、麻疹、流行性出血热、狂犬病、流行性乙型脑炎、登革热、炭疽、细菌性和阿米巴性痢疾、肺结核、伤寒和副伤寒、流行性脑脊髓膜炎、百日咳、白喉、新生儿破伤风、猩红热、布鲁氏菌病、淋病、梅毒、钩端螺旋体病、血吸虫病、疟疾、甲型H1N1流感（2009年新增）、新型冠状病毒肺炎（按甲类管理，2020年新增）。一旦发生乙类传染病，城镇地区须在6小时内上报，农村地区须在12小时内上报。

（3）丙类传染病包括流行性感冒、流行性腮腺炎、风疹、急性出血性结膜炎、麻风病、流行性和地方性斑疹伤寒、黑热病、包虫病（即棘球蚴病）、丝虫病，除霍乱、细菌性和阿米巴性痢疾、伤寒和副伤寒以外的感染性腹泻病、手足口病（2008年新增）。一旦发生丙类传染病，须在24小时内上报。

（二）切断传播途径

对各种传染病的主要预防措施是切断传播途径，包括隔离（quarantine），消毒（disinfect），以及对具有传染性的分泌物、排泄物等进行严格的消毒处理。

1. 标准预防

手卫生方面，根据预期可能发生的暴露选用手套、隔离衣、口罩、护目镜或防护面罩，以及安全注射。

2. 接触隔离

须进行接触隔离的常见疾病包括肠道感染、多重耐药菌感染、皮肤感染、水痘。

（1）患者隔离。采用蓝色隔离标识，将患者安置在单人隔离房间，无条件时可将同种病原体感染的患者安置于一室；限制患者的活动范围；减少转运，若必须转运，则应尽量减少对其他患者和环境表面的污染。

（2）医护人员防护。医护人员接触隔离患者的血液、体液、分泌物、排泄物等物质时，应戴手套；离开隔离病室前，接触污染物品后应摘除手套，洗手或手消毒；手上有伤口时应戴双层手套；进入隔离病室时应穿隔离衣。

3. 飞沫隔离

须进行飞沫隔离的常见疾病包括百日咳、白喉、病毒性腮腺炎、流行性感冒、流行性脑脊髓膜炎等。

（1）患者隔离。采用粉色隔离标志，可疑传染患者应安置在单人隔离病房；相同病原体感染的患者可同时安置；不同病原体感染的患者应分开安置；减少患者的活动范围；减少转运，当必须转运时，医护人员应注意防护，患者病情容许时要求其佩戴外科口罩；患者之间、患者与探视者之间相隔距离在 1 m 以上；加强通风，对环境进行消毒处理。

（2）医护人员防护。接触患者时戴一次性帽子、医用防护口罩，注意通风，接触患者体液、血液时戴手套，进行可能发生喷溅的诊疗操作时应穿隔离衣及戴护目镜。

4. 空气隔离

须进行空气隔离的常见疾病包括肺结核、水痘、麻疹、传染性非典型肺炎等。

（1）患者隔离。采用黄色隔离标志，患者应安置在负压病房；限制患者离开隔离室是减少传播的唯一途径，只有在十分必要时才允许患者离开隔离室；患者须戴外科口罩，以减少感染扩散；严格空气消毒。

（2）医护人员防护。应严格按照区域流程，在不同的区域穿戴不同的防护用品，离开时按要求摘脱并正确处理使用后的物品；进入确诊或可疑传染病患者房间时，应戴帽子和医用防护口罩（佩戴有效期为 4～6 小时）；进行可能产生喷溅的诊疗操作时，应戴防护目镜或防护面罩，穿防护服；当接触患者及其血液、体液、分泌物、排泄物等物质时应戴手套。

（三）保护易感人群

易感人群的保护措施包括改善营养状况，加强锻炼，通过预防接种提高主动或被动特异性免疫。易感人群应及时接种疫苗，使机体对相应的病原体具有特异性主动免疫功能。

二、传染病的社区管理

传染病的社区管理的重点是做好三级预防。

（一）一级预防

一级预防又称病因预防，具体的措施包括针对个体的措施、针对整体人群的措施和针对环境的措施，以及疫苗使用、健康教育等。

（二）二级预防

二级预防也称临床前期预防，即在疾病的临床前期阶段采取早发现、早诊断、早报告、早隔离、早治疗的预防措施，控制疾病的发展和恶化。

（三）三级预防

三级预防即临床期预防，主要针对临床期和康复期采取各种有效治疗和康复措施，促进康复，使患者尽早恢复劳动和生活能力。优质的医疗服务是第三级预防的基础，在临床期积极控制病情进展，防止病残发生；同时，应关注疾病及隔离导致的生理、心理障碍，进行合适的康复治疗。

第三节 儿童常见传染病的社区护理与管理

一、手足口病

手足口病是由各种肠道病毒引起的急性传染病,常见病毒为柯萨奇病毒 A16 型、A6 型和肠道病毒 71 型,夏、秋季多见。

(一)流行病学

1. 传染源

患者、隐性感染者和无症状带毒者为主要传染源。

2. 传播途径

手足口病主要通过飞沫与接触传播。

3. 易感人群

以学龄前儿童为主,人群普遍易感。

(二)临床表现

潜伏期:一般是 2~10 天,平均可达 3~5 天。

1. 普通病例表现

急性起病,发热,口腔黏膜、手、足、臀部等出现斑丘疹,后转为疱疹,同时伴口腔疼痛感,疱疹疱内液体较少,周围可出现炎性红晕,手、足部较多,皮疹数少则几个多则几十个。消退后一般不留痕迹,一周内痊愈,预后一般较好。

2. 重症病例表现

(1)出现中枢神经系统疾病时的表现:嗜睡、头痛、谵妄甚至昏迷,出现共济失调、眼球运动障碍等,无力或急性弛缓性麻痹甚至惊厥。

(2)呼吸系统表现:患者可能出现咳嗽、口唇发绀、咳粉红色泡沫样痰液伴呼吸困难等肺水肿表现。

(3)循环系统表现:出汗、四肢发凉、指(趾)发绀,毛细血管再充盈时间延长,心率可能增快或减慢,血压升高或下降。

(三)治疗原则

主要对症治疗,注意隔离,预后比较好,一般在 7 天左右痊愈。有并发症者注意保护脑、肺、心等重要脏器功能,根据各器官出现的并发症进行治疗,必要时进行机械通气。

(四)社区护理与管理

1. 隔离

在标准预防的基础上,采取接触隔离及飞沫隔离的预防措施。

2. 病情观察

患者可能出现持续高热，呼吸、心率增快，末梢循环障碍，恶心，呕吐，疲乏无力，易惊等，密切观察病情变化，针对性地做好防治工作。大部分的手足口病患儿均无须住院，居家进行病情观察和隔离即可。应指导患儿家长掌握相关病情观察要点，及时发现病情变化并就诊。重症病例应及时转诊至上级定点医院救治。

3. 对症护理

对症护理包括：①保持口腔清洁。患儿出现口腔溃疡、疱疹时，需加强口腔护理。②保持皮肤清洁。③降温。可给予物理降温或药物降温。④保持呼吸道通畅，呕吐患者应防误吸。

4. 预防措施

预防措施包括：①养成良好的个人卫生习惯，勤洗手。②家长接触患儿前后要按七步洗手法洗手，正确处理各类污物。③家庭环境应多通风。④多进行户外活动。⑤多吃新鲜蔬菜和瓜果，增强免疫力。⑥患儿居家隔离期间，其他家庭成员尤其是儿童需要注意避免与患儿的直接密切接触。

5. 居家健康指导

对患儿和密切接触者隔离7～10天，解除隔离的标准是无发热、皮疹已消退。

二、水痘

水痘是由水痘－带状疱疹病毒感染引起的急性传染病，主要发生在婴幼儿、学龄前儿童，成人也可发病，但成人的发病症状较儿童更严重，以冬、春季发病多见。

（一）流行病学

1. 传染源

水痘传染期是从皮疹出现前2天到疱疹完全结痂为止，水痘疱疹内的疱液传染性最强，患者是该病唯一的传染源。

2. 传播途径

水痘的传播途径主要是空气传播及接触传播。

3. 易感人群

人群普遍易感，以儿童多见，生病后可获得终身免疫。

（二）临床表现

该病的潜伏期为12～21天，平均为14天，起病较急，年长儿童和成人在皮疹出现前可有发热、头痛、全身不适等症状。

水痘的皮疹特征明显，表现为斑疹、丘疹、疱疹、结痂四种形态的皮疹同时出现，但以躯干、脸面部为主，呈向心性分布，各种形态的皮疹相继分批出现，由细小的红色斑丘疹变为疱疹，然后结痂，最后脱痂。脱痂后一般不留瘢痕。部分患者水疱期瘙痒明显，约10天可以痊愈。严重者可并发肺炎、脑炎、心肌炎等。

（三）治疗原则

1. 一般治疗

尽早隔离，多休息，主要为对症治疗，如补液、补充维生素、避免刺激性食物。

2. 抗病毒治疗

一般选用阿昔洛韦静脉输液。皮疹处可使用阿昔洛韦软膏外涂，瘙痒明显者可用炉甘石洗剂外涂。积极隔离患者，防止传染。

3. 并发症治疗

并发肺炎、脑炎等严重病例其病死率较高，应及早采用抗病毒药物治疗，密切观察病情变化，尽早发现并发症并及时治疗。

（四）社区护理与管理

1. 隔离

在标准预防的基础上，采取接触隔离及空气隔离预防措施。

2. 病情观察

医护人员应指导患儿家长了解水痘的临床表现。如患儿出现皮疹、高热、头痛、烦躁不安或者神志改变等，应及时就诊，及时转诊至上级定点医院救治。

3. 症状护理

（1）皮肤护理：保持皮肤干净，红色斑丘疹期可淋浴，清洁皮肤后局部使用炉甘石洗剂涂抹，出现脓疱疹可使用阿昔洛韦软膏外涂，脓疱疹明显时可使用生理盐水清洗，同时要勤换衣被，预防皮肤继发感染。

（2）降温：患儿如有发热，应定时监测体温变化，以休息为主，可物理降温，高热者多饮水，进食富有营养且易消化的食物，如新鲜的水果、蔬菜。

（3）避免患儿用手抓破疱疹：修剪患儿指甲，避免搔抓，尽量让痂皮自然脱落。

4. 预防措施

（1）管理传染源：患儿应居家隔离，隔离应持续至全部疱疹干燥结痂后为止。

（2）切断传播途径：患儿居家隔离期间，其居室应定期通风换气，患儿用物应暴晒 2 小时以上，有条件者定时用紫外线灯照射进行居室和日常用品的消毒，家庭成员接触患儿前后须洗手。

（3）保护易感人群：患儿所在学校、幼托机构应做好晨间检查及空气消毒，并进行疫情监测，家庭如有易感儿与患儿有直接密切接触史，接触后须检疫 3 周，1 周岁以上婴幼儿建议注射水痘疫苗。

5. 居家健康指导

指导患儿进食高蛋白、高维生素、易消化的食物，多饮水，高热时应适当摄入清热解毒的食物；冬、春季节室内要经常开窗通风，保持空气流通。

三、麻疹

麻疹是由麻疹病毒引起的以发热、结膜炎、口腔麻疹黏膜斑（又称科氏斑）、全身斑丘疹为特点的一种急性呼吸道传染病，传染性强，病后可获得持久免疫力。该病好发年龄为半岁至 5 岁，以冬、春季多见。

（一）流行病学

1. 传染源

患者是麻疹唯一的传染源，发病前 2 天至出疹后 5 天内均有传染性，前驱期传染性最强。

2. 传播途径

麻疹的传播途径主要是空气传播及接触传播。

3. 易感人群

人群普遍易感。

(二) 临床表现

麻疹的潜伏期为6～21天，平均10天左右，接种过麻疹疫苗者的潜伏期可延长至3～4周。

1. 典型麻疹临床表现

(1) 前驱期：又称出疹前期，即从发热至出疹的这段时期，常为3～4天。主要表现为：①发热。多为中度以上发热。②上呼吸道感染症状。咳嗽、流涕、结膜充血水肿、畏光、流泪是本病的特点。③麻疹黏膜斑（又称科氏斑），是麻疹早期的特征性体征，一般在出疹前1～2天出现。④部分患者可有食欲减退、全身不适等非特异症状。

(2) 出疹期：一般自发热第3天或第4天开始，持续7天左右。皮疹先出现于耳后、发际，渐及面、颈部，延至躯干、四肢，最后到达手、足。皮疹初起为红色斑丘疹，皮疹之间可见正常皮肤，后融合成片。全身中毒症状明显，伴高热，症状明显加重。

(3) 恢复期：出疹3～4天后皮疹开始消退，病情迅速好转，全身症状明显减轻，体温正常，皮疹可按出疹顺序依次消退，2周左右痊愈。

2. 非典型麻疹临床表现

(1) 轻型麻疹：主要见于体内尚有一部分免疫力者，如潜伏期内接受过丙种球蛋白者或出生8个月以内有来自母亲的被动抗体的婴儿。症状轻，麻疹黏膜斑不典型或不出现，无并发症。

(2) 重型麻疹：主要见于营养不良、严重感染者。体温持续40℃以上，中毒症状重，出现循环衰竭表现，此型患儿死亡率较高。

(3) 异型麻疹：主要见于接种过麻疹减毒活疫苗后4～6年再次感染者。患儿皮疹不典型，容易并发肺炎，一般认为无传染性。

(4) 无皮疹型麻疹：多见于应用免疫抑制剂者。患者无皮疹、麻疹黏膜斑等表现。

3. 常见并发症

(1) 肺炎：为麻疹最常见的并发症，多见于3岁以下患儿。

(2) 喉炎：麻疹患儿常有轻度喉炎表现，病愈后逐渐消失，当继发细菌感染时，临床出现声嘶、犬吠样咳嗽、呼吸困难等表现。

(3) 心肌炎：轻者仅出现心音低钝、心率增快，重者可出现心力衰竭、心源性休克。

(4) 麻疹脑炎：出疹后的2～6天容易发生麻疹脑炎，患儿的临床表现和脑脊液改变与病毒脑炎的相似，脑炎的轻重与麻疹轻重无关。

(三) 治疗原则

(1) 一般治疗：卧床休息，鼓励多饮水，注意保持水、电解质平衡，可适当给予静脉补液。

（2）对症治疗：高热时可使用少量退热剂，但应避免急骤退热，尤其在出疹期。可适当给予镇静剂，继发细菌感染时可使用抗生素。

（3）并发症的治疗：监测病情变化，有并发症者给予相应治疗。

（四）社区护理与管理

1．隔离

在标准预防的基础上，采取接触隔离及空气隔离预防措施。

2．病情观察

医护人员应指导患儿家长监测病情变化，当出现持续高热、咳嗽加剧、呼吸困难等并发肺炎的表现，出现声音嘶哑、犬吠样咳嗽、吸气性呼吸困难等并发喉炎的表现，出现抽搐、意识障碍等并发脑膜炎的表现时，应立即就诊，并及时转诊至上级定点医院救治。

3．症状护理

（1）降温：高热时不宜用药物及物理方法强行降温，禁用冷敷及乙醇擦浴，以免皮疹不易发出。若体温升至40 ℃以上，可用小剂量退热剂或温水擦浴，使体温稍降以免发生惊厥。

（2）皮肤护理：勤换内衣，保持皮肤干燥，剪短患儿指甲，避免皮肤感染。

（3）口、眼、耳、鼻部的护理：用生理盐水轻轻清洁口腔、眼睛、鼻痂等。

4．预防措施

（1）管理传染源：隔离患儿至出疹后5天，对接触患儿的易感儿居家隔离观察3周并按要求给予被动免疫。

（2）切断传播途径：房间通风及紫外线照射消毒，患儿衣物应在阳光下暴晒2小时以上，家庭成员接触患儿前后应严格洗手。

（3）保护易感儿：8个月以上未患过麻疹的婴幼儿应接种麻疹减毒活疫苗，7岁进行再次接种。高发人群可进行强化免疫接种。必要时可注射免疫血清球蛋白，预防发病。

5．居家健康指导

尽量卧床休息至皮疹消退、体温正常。保持室内空气新鲜、衣被清洁。给予清淡、易消化、营养丰富的流质饮食或半流质饮食，少量多餐；鼓励多饮水；恢复期应添加高蛋白、高维生素的食物。

四、感染性腹泻

感染性腹泻是指由多种病毒引起的急性肠道传染病，其中以轮状病毒最为常见。发病有明显的季节性，发病高峰在秋、冬寒冷季节（12月、1月、2月），以秋季流行为主，故又称秋季腹泻。

（一）流行病学

1．传染源

患者与无症状携带病毒者是感染性腹泻的主要传染源。

2. 传播途径

感染性腹泻主要通过接触传播，经粪—口传播或口—口传播，部分可通过空气传播。

3. 易感人群

感染性腹泻的易感人群以婴幼儿为主，9～12月龄发病率较高，成人普遍易感。

（二）临床表现

该病的潜伏期为1～3天，起病较急，开始常伴有发热和上呼吸道感染症状，体温37.9～39.5℃，伴有咳嗽、咽红、流鼻涕等，精神萎靡，食欲不振。多无明显感染中毒症状，病初1～2天常发生呕吐；大便次数增多，每日5～6次，多则10～20次，量较多；大便呈黄色或淡黄色，蛋花汤样或水样，无腥臭味，因胆汁少，大便颜色淡，又称为"白色腹泻"。患儿常伴有呕吐、腹痛等症状。腹泻导致水分和盐分的大量丢失，因而易引起患儿脱水、酸中毒及电解质紊乱。本病为自限性疾病，自然病程3～8天。近年有报道，轮状病毒感染可侵犯多个脏器，如中枢神经系统、心肌等。

（三）治疗原则

目前，该病无特效药物治疗，以对症治疗为主。对于腹泻者，可口服补液盐溶液（oral rehydration salt，ORS）纠正和防止脱水，抗菌治疗无效。

（四）社区护理与管理

1. 隔离

在标准预防的基础上，采取接触隔离预防措施。

2. 病情观察

指导患儿家属居家观察患儿脱水症。腹泻病例管理的关键是对脱水程度和性质的正确判断。若患儿出现精神萎靡、发热、腹泻次数增多，甚至出现脱水症状、水电解质紊乱等，应立即转诊至上级定点医院救治。

（1）识别脱水。腹泻患儿脱水评估的6个常用指征：一般状况、口渴与否、口腔黏膜和舌是否干燥、眼窝是否凹陷、哭时有无眼泪及皮肤弹性。脱水的患儿一般情况差，眼窝凹陷，哭时少泪或无泪，口腔黏膜干燥，皮肤弹性差。当患儿有严重脱水时还可出现前囟凹陷、尿量减少、手足凉、脉搏增快。若出现以上症状应及时就诊，并转诊至上级定点医院救治。

（2）脱水程度的判断。详见表6-1。

表6-1 脱水程度的判断

项目	轻度	中度	重度
失水占体重百分比	3%～5%	5%～10%	>10%
心率增快	无	有	有
脉搏	可触及	可触及（减弱）	明显减弱
血压	正常	直立性低血压	低血压
皮肤弹性	正常	轻度降低	降低

续表 6-1

项目	轻度	中度	重度
前囟	正常	轻度凹陷	凹陷
口腔黏膜和舌	正常或稍干燥	干燥，唾液少	非常干燥，无唾液
眼泪	有，稍减少	明显减少	无
呼吸	正常	深，也可快	深和快
尿量	正常	少尿	少尿或严重无尿
口渴	+	++	+++
眼窝	正常或稍凹陷	凹陷	明显凹陷
精神	正常	烦躁或萎靡	嗜睡

资料来源：崔焱. 儿科护理学［M］. 北京：人民卫生出版社，2017：473-487.

（3）脱水性质的确定。脱水分为等渗性、低渗性和高渗性脱水。患儿急性水样便腹泻时，若营养状况好，多为等渗性脱水；若长期反复腹泻同时伴营养不良，可出现低渗性脱水；高渗性脱水在临床上很少见。

3. 症状护理

（1）补充体液：居家护理方法主要有口服补液。口服补液简便、安全、有效，价格也低廉，轻、中度脱水患儿可用此法。交通不便的农村地区，可倡导使用家庭制作的口服补液，如加少量食盐的米粥、面汤、果汁或白开水。

家庭口服补液制作：米粥、面汤、果汁或白开水 500 mL + 细盐 1.75 g，或白开水 500 mL + 白糖 10 g（2 小勺）+ 细盐 1.75 g。若患儿因呕吐等原因不能口服补液或脱水严重致口服补液不能达到效果时，应及时就医。

（2）臀部的护理：患儿腹泻次数较多时，臀部皮肤容易发生失禁性皮炎，护理不当容易出现糜烂。因此，每次便后均要用温水清洗并用手纸吸干，可涂上鞣酸软膏保护肛周皮肤。

4. 预防措施

（1）管理传染源：应早期发现患儿并隔离患儿，严密观察密切接触者。

（2）切断传播途径：加强饮食、饮水及个人卫生管理，做好患儿粪便的消毒工作，防止饮用水源和食物被污染。医院要严格做好新生儿病室的消毒工作。

（3）保护易感人群：人乳在一定程度上对婴儿有保护作用，提倡母乳喂养，提高患儿免疫力。

5. 居家健康指导

（1）坚持母乳喂养，适当增加喂奶次数。对人工喂养婴儿选择容易消化的半流质食物，少食多餐。4~6月龄纯母乳喂养的婴儿可延长每次喂奶的时间和增加喂奶的次数。

（2）大多数感染性腹泻患儿可居家治疗，出现明显脱水症状时应及时就医。注意解除患儿家长的疑虑，例如，仅仅口服补液是否可以、腹泻时是否要继续母乳喂养、孩子是否能喝下这么多液体等。社区护士应了解当地的信仰和风俗习惯，用良好的人际沟通技巧根据实际情况有针对性地指导患儿家长进行患儿护理。

第四节　其他常见传染病的社区护理与管理

一、病毒性肝炎

病毒性肝炎指由多种肝炎病毒引起的以肝脏病变为主的一种传染病。该病的临床表现主要为食欲减退、乏力、恶心、上腹部不适感、肝区疼痛等。部分患者可发展为肝硬化，甚至肝癌。病毒性肝炎按病原学可分为甲型肝炎、乙型肝炎、丙型肝炎、丁型肝炎、戊型肝炎五种。甲型、戊型肝炎主要经过消化道传播，其他主要通过血液、体液传播。社区最常见的是甲型肝炎、乙型肝炎。

（一）流行病学

1. 甲型肝炎

（1）传染源：急性期患者和无症状感染者均为该病的传染源。

（2）传播途径：以粪—口途径为主。

（3）易感性与免疫力：未注射疫苗者普遍易感，成人甲型肝炎抗体阳性率达90%，感染后免疫力可持续终身。

2. 乙型肝炎

（1）传染源：急、慢性乙型肝炎患者及病毒携带者均具有传染性，乙型肝炎表面抗原（HBsAg）携带者是乙型肝炎最主要的传染源。

（2）传播途径：①主要传播方式为血液传播，包括不洁注射、针刺伤等；②次要传播方式与接触患者的各种体液和分泌物有关，或通过性接触传播；③可经胎盘垂直传播，以及产道分娩、哺乳和喂养等方式传播。

（3）人群易感性：HBsAg阴性者均易感，婴幼儿期是乙型肝炎感染最危险的时期，感染或接种疫苗后出现乙肝表面抗体者具有免疫力。

3. 丙型肝炎

（1）传染源：急、慢性丙型肝炎患者及病毒携带者均具有传染性，以病毒携带者为主。

（2）传播途径：①血液传播是丙型肝炎感染的主要方式；②性传播；③生活密切接触、母婴途径均可传播丙型肝炎。

（3）人群易感性：各类人群普遍易感。

4. 丁型肝炎

传染源和传播途径与乙型肝炎的相似。

5. 戊型肝炎

传染源和传播途径与甲型肝炎的相似。

（二）临床表现

1. 急性肝炎

急性肝炎的潜伏期一般在 15～45 天，总病程为 2～4 个月。

（1）黄疸前期临床表现：发热、乏力、纳差、恶心、腹部不适、肝区疼痛、尿黄，持续时间为 5～7 天。

（2）黄疸期临床表现：热退，巩膜及全身皮肤黄染，自觉症状减轻，肝区叩击痛，持续时间为 2～6 周。

（3）恢复期临床表现：全身皮肤及巩膜黄染逐渐消退，症状减轻甚至消失，无肝脾肿大，肝功能恢复正常，持续时间为 2 周至 4 个月。

2. 慢性肝炎

病程一般超过 6 个月，且伴有肝炎症状及体征或肝功能异常，即可确诊为慢性肝炎。

3. 重型肝炎

（1）急性重型肝炎：起病较急，病情发展快，黄疸加重。发病 10 天内即可出现神经精神症状，伴有出血倾向。

（2）亚急性重型肝炎：起病 10 天后伴有极度乏力、纳差、全身皮肤重度黄疸、腹水形成，有明显出血征象，出现胆酶分离等。

（3）慢性重型肝炎：常伴有肝硬化或 HBsAg 携带史。

4. 淤胆型肝炎

症状较轻，伴有皮肤瘙痒、黄疸逐渐加重，胆红素以直接胆红素增高为主。

5. 肝炎后肝硬化

肝炎后肝硬化指慢性病毒性肝炎进展而来的肝硬化，患者可表现为腹壁及食管静脉曲张、腹水、脾肿大等。

（三）治疗原则

（1）一般治疗：急性病毒性肝炎及慢性活动性肝炎可转当地传染病专科医院进行规律诊治。

（2）抗病毒治疗：急性病毒性肝炎一般无须抗病毒治疗。对急性丙型肝炎主张早期使用干扰素治疗，慢性病毒性肝炎则需要进行抗病毒干预治疗。

（3）使用免疫调节剂。

（4）使用护肝药物，如水飞蓟、复方甘草酸苷片、腺苷蛋氨酸等。

（5）中医药治疗。

（四）社区护理与管理

1. 隔离

在标准预防的基础上，采取接触隔离预防措施。

2. 病情观察

了解患者健康状况，是否有其他临床表现，如皮肤、巩膜、黏膜有无黄染，有无出现并发症等，发现异常应及时就诊，并转诊至上级定点医院救治。应及时填写疫情报告卡和记录文件，存入健康档案。定期随访，对于慢性肝炎患者，每年应至少随访 2 次。

3. 对症护理

（1）急性期患者应尽量卧床休息。

（2）饮食原则：清淡饮食，忌辛辣刺激性食物。患者应进食高蛋白、高糖类、高维生素、低脂肪、易消化吸收的食物，尤其注意限制脂肪的摄入，避免出现脂肪肝；患者应禁烟、酒。

（3）皮肤护理：勿搔抓皮肤，预防感染，可穿棉质衣物。

（4）心理支持：向患者讲解疾病相关知识及预后等，解除患者顾虑，增强其战胜疾病的自信心。

4. 预防措施

（1）管理传染源：①加强患者血液、体液隔离。慢性病毒性肝炎患者避免从事入口食品、食具及婴幼儿护理等工作。②肝炎病毒携带者禁止献血，注意加强个人卫生。

（2）切断传播途径：①加强血制品的管理。②牙科用物、针灸针严格消毒。③手术器械严格消毒灭菌处理，提倡使用一次性注射器，接触患者血液、体液的用物尽量使用一次性的。④避免共用剃须刀、牙刷等。⑤皮肤破损者避免接触患者的血液、体液、分泌物、排泄物等。⑥被污染的血液、体液物品，需经过严格消毒液浸泡、清洗后方可使用。⑦避免发生针刺伤。⑧正确使用避孕套，避免不洁性行为。⑨HBsAg 阳性的母亲分娩时，注意防止新生儿皮肤的损伤，接生器械严格消毒，断脐应注意无菌操作，避免母亲血液污染新生儿。

（3）保护易感人群：指导患者家属知晓以下注意事项：①新生儿出生后 24 小时内应进行乙肝疫苗预防接种。②一般易感者按照 0、1、6 月接种程序依次接种乙肝疫苗。③暴露后应于 6 小时内注射乙肝免疫球蛋白，同时在不同部位注射乙肝疫苗；1 个月后注射第二针；6 个月后注射第三针。

5. 居家健康指导

（1）对传播途径进行宣教：甲型、戊型肝炎为消化道传播，患者在家中应使用专门的餐具，进餐时实行分餐制，特别是要养成良好的卫生习惯。乙型肝炎主要通过血液、体液传播，患者使用物品须专人专用。

（2）肝炎急性期及恢复期没有转阴者，禁止从事餐饮、水源管理等工作，肝功能正常后方可从事该类工作。

（3）对患者治疗和复查的管理：了解患者的服药情况，督促患者按医嘱规律服用抗病毒药，若出现纳差、极度乏力、腹胀、肝区疼痛等症状，指导患者定期到正规医疗机构随诊。

（4）对家庭成员的健康管理：①对曾经与患者有密切接触的家庭成员，应督促其到正规医疗机构进行检查，以确定是否感染或患病。帮助其树立正确的认识，坚持工作，可通过锻炼身体等方式提高免疫力，避免重复感染，并禁烟、酒。一旦发现疾病症状，及时就医。②指导家庭成员正确实施隔离，尤其注意餐具的消毒，物品应一人一份，避免交叉感染，养成良好的卫生习惯。若有皮肤破损，与患者接触时应戴手套。

二、登革热

登革热是指由登革病毒引起的以伊蚊传播为主的急性传染病，其临床症状表现：起病急，发热，全身肌肉、骨、关节疼痛，重度疲乏，全身皮疹，伴有淋巴结肿大，血常规示白细胞、血小板减少等。

（一）流行病学

1. **传染源**

患者和隐性感染者为登革热的传染源。

2. **传播途径**

该病通过伊蚊叮咬而传播。

3. **易感人群**

人群普遍易感，以成人为主。

4. **流行特征**

该病的发病季节为夏、秋季节。

（二）临床表现

1. **典型（普通型）登革热**

（1）发热：起病急，伴有畏寒、寒战、高热，表现为稽留热或弛张热，发热时常伴有头痛、眼眶痛、肌肉酸痛、乏力、胃肠道症状等。

（2）皮疹：一般为斑丘疹，或呈麻疹样及猩红热样皮疹。皮疹最先分布于躯干、四肢、头面部，然后蔓延至全身皮肤，伴有痒感，持续3～5天后可逐渐消退。

（3）出血：如皮下出血、牙龈出血、鼻出血等。

2. **轻型登革热**

表现为低热，全身症状轻，病程短。

3. **重型登革热**

发热3～5天，病情突然加重，表现为剧烈头痛、呕吐、狂躁、谵妄、意识障碍，甚至抽搐、大量出汗、血压骤降及颈强直等，病情凶险且迅猛，24小时内死于中枢性呼吸衰竭。

（三）治疗原则

登革热的治疗原则为早发现、早隔离、早治疗。

（1）降低体温：首先采用物理降温法，如冰敷、酒精擦浴等，慎用退热药物。

（2）补液：先口服补液，动态关注电解质等检验结果。必要时遵医嘱静脉补液，密切观察有无脑水肿、颅内高压症、脑疝发生。

（3）降低颅内压：有颅内压增高症状的患者，遵医嘱使用20%甘露醇快速静脉滴注。

（四）社区护理与管理

1. **隔离**

采取虫媒隔离预防措施。告知患者需要隔离至体温正常。房内应有防蚊措施，如挂蚊帐、定时喷洒化学灭蚊剂、配置驱蚊器等。

2. 病情观察

密切观察病情变化，如心率、血压、体温及出血情况等，发现异常应及时就诊，并转诊至上级定点医院救治。

3. 休息与活动指导

早期以卧床休息为主；恢复期不宜过早活动，待体温正常、无出血倾向后方可进行适当活动。

4. 对症护理

（1）发热护理：以物理降温为主。有出血症状者，避免酒精擦浴，必要时遵医嘱使用药物降温，降温速度不宜过快。

（2）皮肤护理：勿搔抓皮肤，预防感染，可穿棉质衣物。有出血倾向者，应指导患者尽量减少碰撞，避免出血进一步加重。

（3）饮食原则：指导进食牛奶、肉汤、鸡汤等，多喝温水。对于禁食或血容量不足者，必要时遵医嘱予补液支持对症治疗。

（4）疼痛预防：患者应尽量卧床休息。医护人员应加强疼痛相关知识宣教，解释疾病发生原因，指导患者必要时就诊、遵医嘱使用止痛药等。

（5）心理支持：向患者讲解疾病相关知识及预后等，解除患者顾虑，增强其自信心。

5. 预防措施

（1）控制传染源：早发现、早诊断、早隔离、早治疗。

（2）切断传播途径：清理卫生环境，清理积水等，防止伊蚊滋生。

（3）提高免疫力：确保营养均衡，积极锻炼身体，增强体质。

6. 居家健康指导

（1）加强登革热的致病原因、传播过程、临床表现、防治方法等知识的宣传，及早发现患者并隔离，指导患者了解重型登革热的症状，将患者及时转诊至上级定点医院救治。

（2）关注登革热疫情预报情况。

（3）登革热流行期间，预防的重点是防蚊、灭蚊。

三、肺结核

肺结核（pulmonary tuberculosis）是由结核分枝杆菌侵入肺部引起的感染性疾病，约占结核病的90%。目前，世界肺结核发病率有上升趋势，且耐药结核感染率不断上升，全球约有1/3的人口受到结核杆菌感染，每年新患结核病患者近800万人，其中300万患者死亡。

（一）流行病学

1. 传染源

未经治疗的排菌者是肺结核的主要传染源。

2. **传播途径**

肺结核主要经空气传播，痰液干燥后结核杆菌随尘埃飞扬造成远距离传播。

3. **易感人群**

人群普遍易感，免疫缺陷、营养不良、妊娠者，以及某些疾病患者如糖尿病、硅肺患者等易感染此病。

（二）临床表现

有结核病接触史，多表现为低热（午后为主）、乏力、纳差、消瘦、盗汗等。部分患者无典型结核症状，多在体检时发现有胸部病变；部分患者咳嗽、咳痰2周以上，抗感染治疗效果不好，严重者可出现咯血、呼吸困难等表现。

（三）治疗原则

规范化药物治疗是治疗肺结核最重要的措施，能缩短传染期、降低死亡率。活动性结核病治疗的原则是早期、联合、适量、规律和全程使用敏感药物。

一般治疗需要6～9个月，需要根据病情及抗结核药的作用特点，联合两种以上药物进行治疗，为增强与确保疗效，常用利福平、异烟肼、乙胺丁醇、吡嗪酰胺等化疗药。

（四）社区护理与管理

1. **隔离**

在标准预防的基础上，采取空气隔离预防措施，开放性肺结核患者使用负压病房。

2. **病情观察**

观察患者咳嗽、咳痰情况，有无盗汗、午后低热、胸闷、胸痛、呼吸困难、咯血等不适。

3. **症状护理**

（1）患者结核活动期、咯血、高热或有大量胸腔积液时应绝对卧床休息。

（2）患者发生少量咯血时，首先要稳定其情绪，过度紧张、激动会增加咯血量，屏气容易引起窒息；运动性咯血患者应绝对卧床休息，取头低足高位或俯卧位，冰敷患侧胸部；咯血量大时应及时转定点医院进一步救治。

4. **预防措施**

（1）管理传染源：及时发现并治疗结核病患者。

（2）切断传播途径：开放性肺结核患者的家属应接受检查，对重点人群进行筛查，注意居住场所的通风和环境卫生。

（3）保护易感人群：初生婴儿进行卡介苗预防接种。

5. **居家健康指导**

（1）肺结核治疗的关键是坚持规律、全程用药，切忌擅自停药或不规范治疗。

（2）早餐前所有抗结核药一起顿服，空腹口服利福平，服药期间注意观察有无发热、胃肠道反应、全身皮疹过敏反应、关节疼痛等不良反应，定期随诊，监测血常规、肝肾功能、胸部CT的变化，若有不适及时就医。

（3）服用吡嗪酰胺期间应忌口，不宜吃高嘌呤食物，如海鲜、动物肝脏、豆类、豆制品、酒、老火汤等。

（4）多数肺结核患者的营养状况比较差，必须加强营养，指导患者进食蛋白丰富、高热量、高维生素、容易消化的食物，如鸡蛋、牛奶等，每日适量饮水 1 500 mL 以上。

（5）肺结核患者外出必须戴口罩，避免传染给他人；注意咳嗽礼仪；提倡使用公筷、专用餐具；尽量独睡一房。

（6）患者痰液结核杆菌阳性，具有较强的传染性，应告知患者加强预防交叉感染。痰液应放置于含有有效氯浓度为 2 000 mg/L 的消毒液痰桶中浸泡 30 分钟后方可倾倒处理。

四、艾滋病

艾滋病（acquired immune deficiency syndrome，AIDS）是由人免疫缺陷病毒（human immunodeficiency virus，HIV）引起的。其特点为传播速度快、发病缓慢、病死率高等。HIV 对低温耐受，56 ℃处理 30 分钟后可使 HIV 失去传染性，但不能完全灭活血清中的 HIV；100 ℃处理 20 分钟可使 HIV 完全灭活；HIV 可被 75% 酒精、0.2% 次氯酸钠及漂白粉灭活；0.1% 甲醛、紫外线和 γ 射线均不能灭活 HIV。HIV 侵入人体可刺激机体产生抗体，但该抗体并非中和抗体，血清抗体阳性的 HIV 感染者仍有传染性。

（一）流行病学

1. 传染源

本病唯一的传染源为 HIV 感染者及艾滋病患者。窗口期的感染者也是传染源之一，窗口期一般为 2～6 周。

2. 传播途径

（1）性接触传播：为主要传播途径，HIV 通过性接触摩擦致黏膜轻微破损即可侵入机体致病。与发病率有关的因素主要包括性伴侣数量、性伴侣感染阶段、性交方式及性交保护措施等。

（2）经血液和血制品传播。

（3）母婴传播。

（4）其他：接受 HIV 感染者的器官移植、人工授精或使用污染的器械等，医务人员被 HIV 污染的针头刺伤或破损皮肤受污染也可被感染。

3. 人群易感性

人群普遍易感。

（二）临床表现

AIDS 潜伏期一般为 9 年左右，短至数月，最长可达 15 年。共分为三期。

（1）急性期：通常发生在初次感染 HIV 的 2～4 周。发热是最常见的临床表现，伴全身不适、头痛、消化道症状、咽痛、肌肉酸痛、四肢关节痛、皮疹等。

（2）无症状期：该期持续时间一般为 6～8 年。

（3）艾滋病期：①相关症状为持续 1 个月以上的发热、盗汗、腹泻，体重减轻 10% 以上，少数患者出现神经精神症状，伴有全身淋巴结肿大等。②各种机会性感染及肿瘤。

（三）治疗原则

（1）高效抗反转录病毒治疗（highly active anti-retroviral therapy，HAART）。主张联合用药，HAART治疗选用药物和组成方案须注意：①成人剂量和儿童/婴幼儿剂量有区别。②常见药物不良反应有头痛、恶心、呕吐、腹泻。毒副作用可能包括骨髓抑制、肝肾损害，应注意监测糖、脂肪代谢是否异常，避免产生严重后果。③注意药物配伍的禁忌和相互作用。

（2）免疫重建。

（四）社区护理与管理

由于HIV感染者有很长一段时间的潜伏期，被感染者不能识别自身是否已被感染，在此期间病毒可传播给他人，因此，鼓励高危人群进行筛查，开展有关艾滋病一站式服务，促使人们主动采取安全行为，降低HIV交叉感染的风险。

1. 隔离

采取接触隔离预防措施。如果患者出现腹泻，接触患者可能污染皮肤或工作服时应戴手套和穿隔离衣。此外，艾滋病期患者由于免疫缺陷，抵抗力低下，应实施保护性隔离。

2. 病情观察

密切观察有无发热、咳嗽、呼吸困难、呕吐、腹痛、腹泻等症状，尽量做到早发现、早隔离、早治疗，积极对症护理，指导患者及时就诊并转诊至上级定点医院救治。

3. 对症护理

（1）休息与活动：有症状者应尽量卧床休息，无症状者可正常工作。

（2）加强个人卫生：做好口腔护理和皮肤清洁工作，每次排便后应先用温水进行局部清洗，再用纯棉的软布或纸巾吸干，最后可在肛周皮肤处涂抹润肤油保护皮肤。

（3）用药注意事项：由于抗病毒治疗需要终身服药，应按时、足量、按医嘱服用，因此，要对使用抗病毒治疗的患者进行用药依从性的教育。

（4）营养监测：根据主观综合性营养评估法，综合评估患者的营养状况，了解其日常饮食习惯、进食能力及方式等。

（5）饮食原则：若有呕吐，在饭前30分钟给予止吐药。鼓励患者多饮水或多喝肉汤、果汁等，忌食生冷及刺激性食物。不能进食、吞咽困难者给予鼻饲。必要时静脉补充所需要的营养和水分。

（6）心理支持：密切关注患者心理动态，关心体谅患者，注意保护其隐私。

（7）社会支持：真正了解患者的社会支持及经济状况，鼓励其亲属、朋友多给予患者生活及精神上的帮助，帮助患者解除孤独感与恐惧感。

4. 发生艾滋病暴露后的应急处理方法

（1）紧急局部处理措施：若局部皮肤或黏膜无破损，可用流动自来水持续清洗，再用生理盐水反复冲洗；有伤口者，应由近心端向远心端轻轻挤压，尽可能挤出伤口处的血液，一边挤一边持续用流动水冲洗，禁止局部挤压。冲洗后，用75%酒精或安尔碘进行消毒，并包扎伤口，再根据程序进行上报工作。性暴露者，应立即到定点医院进行暴露风险评估，并进行暴露后预防。

（2）职业暴露级别评估医疗机构根据暴露的级别进行评定。HIV 职业暴露分一级暴露、二级暴露、三级暴露。

（3）预防性用药方案：包括基本用药程序、强化用药程序。

（4）随访和咨询：包括发生职业暴露后第 4 周、第 8 周、第 12 周及 6 个月需要复查相关检验指标，实时并有效地监控药物的毒副作用。

5. 居家健康指导

（1）疾病预防指导：通过传媒、社区教育等多种途径使群众了解艾滋病的病因和感染途径，采取自我防护措施进行预防；加强性道德的教育；严格加强血液及血制品的管理，提倡义务献血，禁止商业性采血；侵入性操作必须使用一次性用品；加强静脉药瘾者注射用具的管理。

（2）向患者普及疾病知识，使其认识该病的基本知识、传播方式、预防措施、保护他人和自我健康监控的方法。对 HIV 感染者实施管理：定期或不定期的访视及医学观察；患者的血液、排泄物和分泌物应用 0.2% 次氯酸钠或漂白粉等消毒液消毒；严禁献血、捐献器官或精液；性生活应使用避孕套；出现症状、并发感染或恶性肿瘤者，应转诊至上级医院住院治疗；已感染 HIV 的育龄妇女应避免妊娠、生育，或在专门的上级医院进行抗病毒治疗干预，新生儿采用一次性服用奈韦拉平（nevirapine，NVP）方案降低母婴传播率；已感染 HIV 的哺乳期妇女应人工喂养婴儿，若坚持母乳喂养，则整个哺乳期都应继续进行抗病毒治疗。

五、新型冠状病毒肺炎

新型冠状病毒肺炎（COVID-19）为急性呼吸道传染病。

冠状病毒对紫外线和热敏感，56 ℃ 30 分钟、乙醚、75% 乙醇、含氯消毒剂、过氧乙酸和氯仿等均可有效灭活病毒，氯己定不能有效灭活病毒。

（一）流行病学

1. 传染源

传染源主要是新型冠状病毒感染者，潜伏期即有传染性，发病后 5 天内传染性较强。

2. 传播途径

该病的主要传播途径是呼吸道飞沫传播和密切接触传播。在相对封闭的环境中经气溶胶传播。接触被病毒污染的物品后也可造成感染。

3. 易感人群

人群普遍易感。感染后或接种疫苗后可获得一定的免疫力。

（二）临床表现

（1）临床分型：轻型、普通型、重型、危重型。

（2）潜伏期 1～14 天，多为 3～7 天。

（3）以发热、干咳、乏力为主要表现。部分患者可以鼻塞、流涕、咽痛、嗅觉及味觉减退或丧失、结膜炎、肌痛、腹泻等为主要表现。重症患者多在发病 1 周后出现呼吸困难和（或）低氧血症，严重者可快速进展为急性呼吸窘迫综合征、脓毒症休克、难以纠正的代谢性酸中毒和出凝血功能障碍及多器官功能衰竭等。极少数患者还可有中枢神经系统受累及肢端缺血性坏死等表现。值得注意的是，重型、危重型患者在病程中可表现为中低热，甚至无发热。

（4）轻型患者可表现为低热、轻微乏力、嗅觉及味觉障碍等，无肺炎表现。少数患者可无明显临床症状。

（5）曾接种过疫苗者及感染奥密克戎（Omicron）株者以无症状及轻症为主。有临床症状者主要表现为中低度发热、咽干、咽痛、鼻塞、流涕等上呼吸道感染症状。

（6）多数患者预后良好，少数患者病情危重，多见于老年人、有慢性基础疾病者、晚期妊娠和围生期女性、肥胖人群。

（7）儿童病例症状相对较轻，部分儿童及新生儿病例症状可不典型，表现为呕吐、腹泻等消化道症状或仅表现为反应差、呼吸急促。极少数儿童可有多系统炎症综合征，出现类似川崎病或不典型川崎病表现、中毒性休克综合征或巨噬细胞活化综合征等，多发生于恢复期。其主要表现为发热伴皮疹、非化脓性结膜炎、黏膜炎症、低血压或休克、凝血障碍、急性消化道症状等。一旦发生，病情可在短期内急剧恶化。

（三）病例的发现与报告

各级各类医疗机构发现符合病例定义的疑似病例或新型冠状病毒抗原检测结果为阳性者，应立即采集标本进行核酸检测或闭环转运至有条件的上级医疗机构进行核酸检测，检测期间单人单间隔离。核酸检测结果为阳性者，进行集中隔离管理或送至定点医院治疗，并按照规定进行网络直报。

（四）治疗原则

（1）根据病情确定治疗场所。

（2）一般治疗。

（3）抗病毒治疗。

（4）免疫治疗。

（5）抗凝治疗。

（6）俯卧位治疗。

（7）心理干预。

（8）重型、危重型支持治疗。

（9）中医治疗。

（五）社区护理与管理

1. 消毒隔离

（1）通过传媒、社区教育等多种途径使群众了解该病的病因和感染途径，采取自我防护措施进行预防。

（2）社区医院应严格执行"一医一患一诊室"的就诊原则。

（3）严格执行流行病学调查及监测就诊患者体温，若发现符合病例定义的疑似病例后，应立即采取就地单人单间隔离，上报当地卫生部门，由当地卫生部门指定相关医疗单位在确保转运安全前提下立即将疑似病例转运至定点医院。

2. 疾病预防指导

（1）保持良好的个人及环境卫生，均衡营养，适量运动，充足休息，避免过度疲劳。

（2）提高自身健康素养，养成"一米线距离"、勤洗手、戴口罩、公筷制等卫生习惯和生活方式，打喷嚏或咳嗽时应掩住口鼻。

（3）保持室内通风良好，科学做好个人防护，出现呼吸道症状时应及时到发热门诊就医。

（4）近期去过高风险地区或与新型冠状病毒感染者有接触史的，应主动进行新型冠状病毒核酸检测。

3. 患者出院后社区管理

（1）定点医院要做好与患者居住地基层医疗机构间的联系，共享病历资料，及时将出院患者信息推送至患者辖区或居住地基层医疗卫生机构。

（2）出院后继续进行14天隔离管理和健康状况监测，佩戴口罩，有条件的居住在通风良好的单人房间，减少与家人的近距离密切接触，分餐饮食，做好手卫生，避免外出活动。

（3）出院后第2周、第4周到医院随访、复诊。

第五节　突发公共卫生事件的管理与应急处置

我国自严重急性呼吸综合征（severe acute respiratory syndrome，SARS）暴发流行后，更加注重突发公共卫生事件的预防和应急处理，依据相关法律法规，制定了相关应急条例及应急预案，为突发公共卫生事件提供了法律依据及指导原则。

一、概述

突发公共卫生事件严重影响社会公共人群的身心健康，社会关注度高，社区护理人员必须掌握预防与应对的知识及技能。

（一）突发公共卫生事件的定义

突发公共卫生事件指突然发生，造成或可能造成社会公众人群健康损害的重大传染病疫情、群体性不明原因的疾病或重大食物中毒，以及其他严重影响公众健康的事件。

（二）突发公共卫生事件的分类

突发公共卫生事件包括自然灾害、人为灾难、公共卫生事件、社会安全事件四类。

（三）突发公共卫生事件的分级

突发公共卫生事件可划分为四个级别：特别重大、重大、较大和一般。其依次用红色、橙色、黄色、蓝色表示。

二、社区突发公共卫生事件应急处理管理

社区应根据上级医院制定的紧急应急预案规范，最大限度地减少突发公共卫生事件对公众健康造成的影响及危害，保障公众安全。

（一）社区突发公共卫生事件的预警

社区突发公共卫生事件的预警是指运用各种医疗卫生知识和科学手段，通过分析国内外资料及监测结果等数据，预测其发生、发展与变化趋势及可能涉及的危害程度。早期预警目的：及时、有效采取相应防范措施，将危害程度尽量降到最低。

1. 预警的基本方式

突发公共卫生事件的预警的基本方式有直接预警、定性预警、定量预警、长期预警四种。

2. 预警响应机制

通过评估事件现状，预测疫情发展趋势、传播速度及波及范围等，及时准确地向上级相关部门上报预警信息。预警采用红色、橙色、黄色和蓝色表示事件的不同分级，并对应启动不同应急处理措施。

3. 预警信息发布

依据事件的发生、发展规律、性质、类别及危害程度，第一时间启动应急预案，做好预警信息上报工作。向上级指定单位第一时间发布最新信息，及时、准确、实事求是，确保信息的可信度和权威性，尽量将损失降到最小，避免发生群体性恐慌。

（二）社区突发公共卫生事件应急处置管理

1. 应急管理工作原则

（1）有效预防，常备不懈。
（2）统一指挥，分级负责。
（3）规范依法，措施果断。
（4）依靠科学，团结合作。

2. 突发公共卫生事件的应急反应

（1）报告制度。应建立高效、可行的信息监测报告制度：①报告时限。甲类传染病，城镇于2小时内、农村于6小时内向当地卫生防疫部门报告，填报传染病报告卡；乙类传染病，城镇于6小时内、农村于12小时内向当地卫生防疫部门报告，填写传染病报告卡。②报告方式。报告单位是医疗卫生机构及卫生行政部门等；报告人是医护人员、检疫或疾控人员等；报告形式有电话、传真等，并填报《中华人民共和国传染病报告卡》和《突发公共卫生事件相关信息报告卡》（表6-2）；报告内容包括发生类别、时间、地点、实际发病人数、死亡人数、临床症状、可能原因、已采取的措施等。

表6-2 突发公共卫生事件相关信息报告卡

填报单位（盖章）：_____ 填报日期：____年____月____日
报告人：_____ 联系电话：_____
事件名称：_____
信息类别：1. 传染病；2. 食物中毒；3. 职业中毒；4. 其他中毒事件；5. 环境卫生；6. 免疫接种；7. 群体性不明原因疾病；8. 医疗机构内感染；9. 放射性卫生；10. 其他公共卫生突发事件
等级：1. 特别重大；2. 重大；3. 较大；4. 一般；5. 未分级；6. 非突发事件
初步诊断：初步诊断时间：____年____月____日
订正诊断：订正诊断时间：____年____月____日
确认分级时间：____年____月____日 订正分级时间：____年____月____日
报告地区：　　省　　　市　　　县（区）
发生地区：　　省　　　市　　　县（区）　　乡　　（镇）
详细地点：_____
事件发生场所：1. 学校。2. 医疗卫生机构。3. 家庭。4. 宾馆、饭店、写字楼。5. 餐饮服务单位。6. 交通运输工具。7. 菜场、商场或超市。8. 车站、码头或机场。9. 党政机关办公场所。10. 企事业单位办公场所。11. 大型厂矿企业生产场所。12. 中小型厂矿企业生产场所。13. 城市住宅小区。14. 城市其他公共场所。15. 农村村庄。16. 农村农田野外。17. 其他重要公共场所。18. 若是医疗卫生机构，则（1）类别：①公办医疗机构；②疾病预防控制机构；③采供血机构；④检验检疫机构；⑤其他及私立机构。（2）感染部门：①病房；②手术室；③门诊；④化验室；⑤药房；⑥办公室；⑦治疗室；⑧特殊检查室；⑨其他场所。19. 若是学校，则（1）类别：①托幼机构；②小学；③中学；④大、中专院校；⑤综合类学校。（2）其他事件信息来源：①属地医疗机构；②外地医疗机构；③报纸；④电视。20. 其他事件信息来源详细：_____
事件波及的地域范围：_____
新报告病例数：_____ 新报告死亡数：_____ 排除病例数：_____
累计报告病例数：_____ 累计报告死亡数：_____
事件发生时间：__年__月__日 __时__分
接到报告时间：__年__月__日 __时__分
首例患者发病时间：__年__月__日 __时__分
末例患者发病时间：__年__月__日 __时__分
主要症状：1. 呼吸道症状；2. 胃肠道症状；3. 神经系统症状；4. 皮肤黏膜症状；5. 精神症状；6. 其他：_____
主要体征：_____
主要措施与效果：_____

资料来源：中华人民共和国国务院. 突发公共卫生事件应急管理条例[S/OL]. [2022-06-10]. http://www.nhc.gov.cn/glfg/200804/coaef6fa264048b3boaf617e4451446c.shtml, 2003-05-09.

（2）现场管理。现场管理包括对受灾者的医疗救护和流行病学管理。

预检分诊：目前常用简单检伤分类法（simple triage and rapidly treatment，START），此评估方法适用于事件发生的现场较小、短时间大量伤员需要救护的情况。START法主要观察3个指标，即呼吸、循环、意识。在救护中要简单判断、快速分诊，采用不同颜色表示伤情轻重。其中，红色：非常紧急，第一优先处置。表示患者伤情严重，威胁生命，须初步抢救后1小时内立即送往综合性医院治疗，属重度损伤，如意识丧失、呼吸心跳停止、大出血等。黄色：紧急，第二优先处置。表示患者没有致命损伤，但需要治疗，可能有潜在的生命危险，须4~6小时内初步救护后优先送往附近医院，属中度损伤，如严重烫伤、骨折等。蓝（绿）色：非紧急，第三优先处置。表示患者伤情较轻，意识清醒、生命体征平稳，无须转诊进一步治疗，属轻度损伤，如单纯伤口破裂、扭伤等。黑色：标志已死亡者或损伤非常严重没有存活希望的伤员，如躯干分离、高空坠落致严重创伤及内脏脱出者。

对突发公共卫生事件中受灾害人员或救灾人员进行精神损伤程度的判断，开展心理问题预检分诊，常见有五种情况：①正常反应。表现为不安、寒战、恶心、呕吐，能执行简单命令。②外伤性抑郁。表现为呆坐，像"正常反应"，但能参与简单的救助活动。③惊吓。表现为丧失判断力，对人群充满恐惧，最好进行隔离护理。④过度反应。表现为常讲恐怖性故事、到处乱窜等过度反应。

（3）现场救护。现场救护与院内抢救区别在于其需要结合现场具体情况，尽最大能力救治伤员，降低伤亡率。

救护原则：①立即脱离危险区。首先评估环境，帮助患者脱离危险区后再进行施救。②先救命后治伤。首先评估循环、呼吸等危及生命的体征，确保在基础生命体征平稳的情况下再进行包扎、固定等治疗。③急救与呼救并重。事件发生后现场目击者应立即呼救，同时开展力所能及的救助。④加强转运途中的监护。伤员在转运过程中随时可能出现各种意外情况，护理人员需要及时观察病情变化，时刻做好抢救准备。

救护技术：①现场评估及判断病情。②维持呼吸通道，预防感染，减少并发症。③心肺复苏。④止血，观察有无继续出血征兆。⑤维持有效循环，遵医嘱予对症处理。⑥休息，保持环境安静和舒适体位。⑦配合医生治疗：配合包扎、固定、术前准备及病情监护等。⑧转运监护：争取尽快转运至上级医院进一步救治，并确保转运途中安全。

其他处理措施：①公共卫生管理。根据事件的性质和危害程度、波及范围等，及时有效地协助疫情控制、现场应急处置等。②稳定群众情绪。突发公共卫生事件的发生具有必然性，特别是病情进展快、病死率高的疾病的暴发，其消息一旦传出，势必会造成社会群众心理极度恐慌。此时，相关政府部门应及时发布相关信息，稳定群众情绪；避免恐慌发生。③开展流行病学调查。事件发生后，相关部门应组织专业人员尽快进入现场开展流行病学调查，了解疾病的特点，为开展有效的预防控制及治疗提供依据。④及时协助相关部门封锁疫区，及时疏散现场人员，指导消杀灭菌及观察隔离等。⑤向相关部门上报结果。

（三）社区突发公共卫生事件恢复期健康管理

在突发公共卫生事件恢复期，社区护士必须采取有效的应对措施，遇到无法处理的，应及时向上级相关部门反应，必要时转至上级医院进一步救治。

1. 重点人群的心理应激反应及其心理干预

应对重点人群予以及时的心理干预，预防各种并发症发生。

（1）幸存者的心理应激反应及其心理干预。

心理应激反应：①不愿意相信目前发生的一切；②意识到现实后，经历消沉期，慢慢对周围的一切都变得漠不关心；③意识到惨剧的发生是现实，可能会出现创伤后应激障碍。

心理干预：①为接受干预对象营造一个安全、轻松的环境；②建立良好沟通关系，鼓励并倾听他们宣泄心中的痛苦，并予积极的暗示；③客观分析事件的前因后果，帮助其解决实际生活中遇到的各种困难，使他们树立生活的勇气和信心。

（2）遇难者家属的心理应激反应及其心理干预。

心理应激反应：遇难者家属表现出无比悲痛或绝望，甚至出现精神崩溃、自杀倾向等。

心理干预：①给予遇难者家属生活上精心的照顾及关爱；②鼓励遇难者家属将灾害后各种负面情绪宣泄出来，帮助其坦然面对事实；③确保遇难者家属合理的营养摄入，保证其身心健康。

（3）救援人员的心理应激反应及其心理干预。

心理应激反应：灾难发生后，救援人员、医务人员等会第一时间参与各项抢救工作中，会不可避免地见证各种伤亡场面，难免会产生心理、行为应激反应。

心理干预：合理情绪疗法，倾诉与转移注意力，自我减压，或寻求专业心理治疗。

2. **创伤后应激障碍**

创伤后应激障碍（post-traumatic stress disorder，PTSD）指受到异常威胁性、灾难性的创伤性事件，从而导致的个体延迟出现和长期持续的身心障碍。可在数天至6个月内发病，病程至少持续1个月以上，最长可达数月或数年。

（1）创伤后应激障碍的症状。

成人创伤后应激障碍的症状：①创伤性再体验症状，主要表现为不自主出现严重的触景生情反应或与创伤相关的情境反应；②回避和麻木类症状，主要表现为不愿意回忆及面对以往的创伤经历，拒绝一切相关活动等；③警觉性增高症状，主要表现为警惕感反应过于强烈，伴有注意力分散、容易被激怒等。

儿童创伤后应激障碍的症状：与成人的临床表现不完全相同，且有些是儿童特有的症状，不同年龄阶段的儿童其表现也有可能不同，主要包括创伤性再体验症状、回避症状、高度警觉症状。

（2）创伤后应激障碍的治疗。其治疗主要以心理治疗和药物治疗为主，心理治疗是较为有效的方法，但两者的联合使用效果更佳。

3. **躯体损伤人群的医疗护理服务**

突发事件常导致很多人肢体残疾，他们需要长时间的接受训练、治疗和康复护理，预防并发症和伤残的发生，尽量恢复自理、自主能力及生活应对能力。社区护士可以依靠社区力量实施康复训练和家庭护理，与伤残者保持良好的沟通与交流，确保他们得到必要的帮助。对于失去亲人、无人照顾的患者，社区护士可以提供上门服务，进行家庭访视和疾病管理。

4. **社区公共卫生管理**

社区成立防疫组织，社区护士协助卫生防疫人员进行卫生宣教、管理环境和改善卫生条件。社区公共卫生管理主要包括：①集中消毒灭菌，注意食品卫生，预防传染病的发生；②尽早查找传染源，及时阻断传播途径等，动态跟踪事态发生、发展；③对集体居住和可能感染的居民进行疫苗接种。

> **案例拓展**
>
> 1. 一位患者对医生说"乙肝只通过血液传播，日常生活接触不会被传染，只要我的家人不接触我的血液就没事了"。针对他的说法，应该对他进行怎样的疾病健康宣教？如何指导其进行家庭消毒隔离措施？
> 2. 患者，男性，48岁，诊断为"继发性肺结核"，患者诉"纳差、恶心、乏力明显，盗汗，体重下降，咳嗽、痰多且不易咳出"。已给予异烟肼、利福平、吡嗪酰胺、乙胺丁醇抗结核治疗，经治疗好转已出院回家。
> (1) 患者居家隔离措施有哪些？
> (2) 患者突发咯血该如何处理？
> 3. 作为社区医生，小区有从新型冠状病毒肺炎高风险地区返回人员，应采取什么措施，若发现核酸检测阳性的患者应如何处置？

（欧梦党　罗小青）

参考文献

[1] 崔焱，仰曙芬. 儿科护理学 [M]. 6版. 北京：人民卫生出版社，2017：471-481.
[2] 韩孟杰. 贯彻落实防治艾滋病"十三五"行动计划　将艾滋病持续控制在低流行水平 [J]. 中国艾滋病性病，2018，24（1）：2-4.
[3] 李兰娟，任红，等. 传染病学 [M]. 9版. 北京：人民卫生出版社，2018：162-210.
[4] 申刚磊，方佩英，沈崇德，等. 无锡市分级诊疗与双向转诊调查分析 [J]. 中国卫生事业管理，2017，5（7）：501-504.
[5] 涂英，沈翠珍. 社区护理学 [M]. 北京：人民卫生出版社，2018：83-93.
[6] 王贵强，王福生，成军，等. 慢性乙型肝炎防治指南（2015年版）[J]. 实用肝脏病杂志，2016，19（3）：389-400.
[7] 王晓菲，郝艳华，吴群红，等. 卫生机构突发公共卫生事件风险沟通现状分析 [J]. 中国卫生事业管理，2018，4（11）：827-851.
[8] 卫生应急办公室：国家突发公共卫生事件应急预案 [S/OL]. [2022-06-10]. http://www.nhc.gov.cn/yjb/s3577/201501/a32bbe5e9b7e4478aded668f0338c027.shtml，2006-01-10.
[9] 吴尊友. 艾滋病预防技术进展与防治策略 [J]. 中华预防医学杂志，2018，52（12）：1204-1209.
[10] 徐萍. 综合护理在肺结核合并糖尿病医院感染控制中的应用效果 [J]. 中国急救医学，2018，38（12）：248.
[11] 尤黎明，吴瑛. 内科护理学 [M]. 北京：人民卫生出版社，2018：225-226.
[12] 张复春. 中国登革热现状 [J]. 新发传染病电子杂志，2018，3（2）：65-66.

[13] 赵若彤. 公共卫生事件中的风险沟通——以2016年山东疫苗事件为例[J]. 改革与开放, 2017, 1 (18): 96-98.

[14] 中华医学会肝病学分会, 中华医学会感染病学分会. 慢性乙型肝炎防治指南 (2015更新版) [J]. 中华肝脏病杂志, 2018, 23 (12): 888-905.

[15] 中华医学会感染病学分会, 中华医学会热带病与寄生虫学分会, 中华中医药学会急诊分会. 中国登革热临床诊断和治疗指南[J]. 中医杂志, 2018, 59 (17): 1523-1530.

[16] 中华医学会感染病学分会艾滋病丙型肝炎学组, 中国疾病预防控制中心. 中国艾滋病诊疗指南 (2018版) [J]. 协和医学杂志, 2019, 10 (1): 31-52.

[17] 中华医学会呼吸病学分会肺癌学组, 中国肺癌防治联盟专家组. 肺结节诊治中国专家共识 (2018年版) [J]. 中华结核和呼吸杂志, 2018, 41 (10): 763-771.

[18] MACMAHON H, NAIDICH D P, GOO J M, et al. Guidelines for management of incidental pulmonary nodules detected on CT images: from the fleischner society 2017 [J]. Radiology, 2017, 28 (1): 228-243.

第七章 社区常见急重症的护理

学习目标:
- 掌握社区各种常见急重症的院前急救护理。
- 熟悉社区各种常见急重症的临床表现及评估要点。

第一节 院前急救的概述

一、院前急救的定义

院前急救（prehospital emergency care），也称为院外急救（outhospital emergency care），通常是指在院外对各种急危重症患者的医疗救护。院前急救又有广义和狭义之分，广义的院前急救是指施救者在现场对发病患者进行的紧急救援；狭义的院前急救是指专业急救人员在患者到达医院之前进行的各种医疗救护。院前急救是紧急医疗服务系统（emergency medical service system，EMSS）的最前沿。

二、院前急救的任务与工作范围

（1）为医院之外的患者提供现场紧急医疗救治。这是院前急救最常规及最常见的工作任务。院前急救患者一般包括三种：①病情危急的患者。短时间内有生命危险，若不及时救助，随时会出现死亡，如急性心肌梗死、急性卒中、急性中毒、严重创伤患者等，占10%~15%。②病情危重的患者。短时间内不会出现生命危险，如骨折、急腹症患者等，是目前国内院前急救的主要患者，占70%~80%。③慢性病患者。此类患者一般不需要现场紧急救护，而是因为患者行动不便，或缺乏紧急救护常识等原因而进行呼救，这种情况下只需要为患者提供救护车转运服务，占10%~15%。

（2）突发公共卫生事件或灾害性事故发生时的紧急救援，与消防、交通、公安等部门联合进行的抢救工作。

（3）执行特殊任务时的医疗救护保障，如大型集会、重要会议的医疗保障。

（4）普及急救知识和技能。在"120"救护人员未到达现场时，患者可先由现场目击者进行抢救，因此，需要专业急救人员或急救导师在日常工作生活中对民众进行急救培训，普及基本的现场急救知识，培养主动急救意识，以提高患者的抢救成功率。

（5）院前急救是打造社区—急救—医院立体化综合急救系统的重要组成部分。院前急救人员将患者病情、抢救过程等情况通过"120"指挥中心及时向接收医院的急诊科报送，接收医院急诊科根据患者病情准备急救物品；救护车到达时，院前急救人员与"120"救护人员即能快速做好病情的交接。院前急救与院内急救的无缝衔接能为患者抢救赢得宝贵时间，提高抢救成功率。

三、院前急救的原则

大部分的突发事件都发生在院前，而且情况紧急，很多时候无法对现场患者病情进行详细地鉴别诊断和治疗。院前急救要遵循如下原则：

（1）先复苏后固定。遇到心搏呼吸骤停且伴有外伤的患者时，必须要先进行复苏，待患者恢复有效心跳及呼吸并稳定之后，再进行外伤处理，有骨折者进行骨折外固定。

（2）先止血后包扎。遇到外伤且有大出血的患者时，必须要马上进行止血处理，再进行包扎处理。

（3）先重伤后轻伤。当现场医疗资源有限但又有大批量患者需要救护时，要根据现场的检伤分类结果，优先处理急危重症患者，再处理轻伤患者。

（4）先救治后运送。运送患者前，必须要先对需要紧急处理的患者进行救治，避免因为搬运而耽误最佳抢救时机。

（5）急救与呼救并重。当现场遇到大批量患者而急救资源又明显不足时，要注意进行求援，急救与呼救并重，现场分工明确，忙而不乱，确保对患者的抢救工作紧张有序进行。

四、院前急救的工作特点

（一）社会性强，经济效益低

院前急救常常需要与公安、交警、居委会等政府部门联合起来，解决一些非医疗性问题，如酗酒、药物滥用、自杀、他杀等现场抢救时带来的一系列法律问题，这些问题都体现了院前急救的社会性。急救中心是以社会效益为主要目标，涉及大量人力、财力、物力，是一种高经济投入、低经济回报的社会公益性事业。

（二）随机性强，病种多样且复杂

患者随时呼救，呼救者可能对病情不了解，描述不清。

（三）流动性强

院前急救服务范围广，求救者有可能是在家中，也有可能是在户外各种区域，如各种交通线路、野外、商场、工厂等。

（四）急救环境条件差，有一定的现场急救风险

紧急救援有时是在野外、路边或者运输过程中，光线、噪声和振动都会影响急救操作。

（五）体力劳动强度大

现场抢救有时除了需要抢救患者外，还要上下楼梯或远程搬运患者，均需要较好的体力。

五、社区常见急重症的居家处理原则

社区医护人员往往是最早接触急救现场的急救力量，如果能够以最快的速度、最有效的急救护理措施，迅速控制病情发展、稳定病情，可为患者后续的救治打下良好的基础，尽可能地改善患者预后。

（1）社区医护人员到达现场时，应尽快为患者正确地进行全身身体评估，确定优先处理顺序。除非现场环境影响抢救操作，否则不要随便移动患者，以防造成患者二次损害的发生。

（2）触摸患者颈动脉或肱动脉搏动情况，判断心跳及呼吸情况，如果没有心跳及呼吸，立即给予心肺复苏。

（3）保持呼吸道通畅。患者往往为婴幼儿或者老年人，大多时候都因为哺乳、进食大块食物、义齿脱落、呕吐等造成呼吸道堵塞。

（4）查看是否有外伤出血，尽快采取有效措施止血，并消毒伤口，用清洁敷料进行包扎。

（5）如果患者为颈部或者背部受伤，应注意排除有无脊椎损伤情况，搬运前做好妥善固定，如上颈托、夹板等，同时注意正确使用轴线翻身法，以免造成进一步的损伤。

（6）寻求援助。我国内地的急救电话为"120"，香港特区、澳门特区的为"999"，台湾地区的为"119"。当打电话求助时，应注意正确、简明扼要地报告患者发病的时间、地点、主要症状，以及目前已经采取的急救措施，如有条件，也可以按照远程指导继续进行抢救。

六、转上级医院救治

院前急救作为抢救患者生命的最前沿，它包含了患者入院之前的各种救治工作，如现场急救、转运等。由于社区医院的环境、人员、设备等因素的限制，对于一些患者，当得到初步救治、病情稳定之后，需要马上联系转诊至有更好救治条件的医院进行进一步的治疗，包括：①各种危及生命的急症，如心搏呼吸骤停、溺水、触电等，经过一系列的抢救措施，患者病情暂稳定，需要继续深切治疗、观察。②患者自身疾病超过了社区医院救治能力，需要向上级医院转运。③个别患者病情较轻，但是因为患者本人或其家属期望过高，在社区医院救治过程中可能会导致矛盾和纠纷的发生，也可以根据情况需要转诊至上级医院。

第二节 心搏呼吸骤停

一、心搏呼吸骤停的概述

（一）定义

心搏呼吸骤停是指由于各种原因导致心搏呼吸突然停止，丧失心脏有效泵血功能，进而导致全身各组织严重缺血和缺氧。一般情况下，心搏呼吸骤停发生后，5～10秒内就会引起头晕或晕厥。如果心搏骤停超过4分钟，大脑就会严重受损；超过10分钟，大脑基本就会"不可逆性坏死"，即无法恢复。因此，心搏呼吸骤停是临床上最危急的情况，必须马上进行救治，否则短时间内会引起死亡。

（二）心搏呼吸骤停的原因

心搏呼吸骤停的原因可分为心源性因素与非心源性因素两种。

1. 心源性因素

致命性心律失常（最常见的是心室颤动和无脉性室性心动过速）是心搏骤停的直接原因。临床上引起心搏呼吸骤停的心血管方面的原因包括：①冠状动脉粥样硬化性心脏病，是目前心源性猝死中最常见的病因。②冠状动脉痉挛。③原发性心肌病，如肥厚性心肌病，常发生猝死，可发生于任何年龄，其中一半以上发生在20岁以内的患者。④心脏瓣膜病，少数主动脉瓣狭窄患者可发生猝死，这可能与心室颤动引起的冠状动脉供血不足、心脏传导阻滞等有关。⑤其他原因，如先天性心脏病、心肌炎等，常见于儿童和青少年。心肌炎是猝死的第二个常见原因。

2. 非心源性因素

非心源性因素主要包括：①呼吸系统原因，如呼吸衰竭、气道阻塞或窒息、肺栓塞、成人呼吸窘迫综合征等。②严重的水和电解质及代谢紊乱，如高钾/低钾血症、低钠血症、酸中毒等。③其他特殊情况，如淹溺、创伤、电击伤、低温、急性中毒、妊娠期心脏骤停等。

（三）呼吸骤停的原因

呼吸骤停的原因有院内因素和院外因素两种。院内因素如药物反应、麻醉、手术、卒中、心肌梗死或任何原因引起的昏迷等；院外因素如溺水、药物过量等原因引起的意识丧失等。

（四）心搏骤停的原因

（1）心搏骤停的"6H"原因：缺氧（hypoxia）、低血容量（hypovolaemia）、氢离子浓度上升（酸中毒）[hydrogenions（acidosis）]、低钾血症/高钾血症（hypokalaemia/hyperkalaemia）、体温过低（hypothermia）、低血糖（hypoglycemia）。

（2）心搏骤停的"6T"原因：毒素（药物过量）[toxins（drug overdose）]、心脏

压塞（cardiac tamponade）、张力性气胸（tension pneumothorax）、急性心肌梗死（acute myocardial infarction，AMI）、肺栓塞（pulmonary embolism）、创伤（trauma）。

二、临床评估与判断

（一）心搏呼吸骤停的临床表现

临床表现主要包括：①意识丧失；②大动脉搏动消失；③叹息样或喘息式呼吸（濒死呼吸），随后即停止；④听诊心音消失；⑤瞳孔散大、固定。其心电图的表现主要有四种：心室颤动（图7-1）、无脉性室性心动过速（图7-2）、心室停顿（图7-3）、无脉性心电活动（图7-4）。

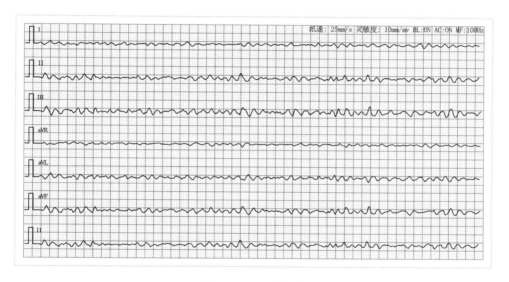

图7-1 心室颤动

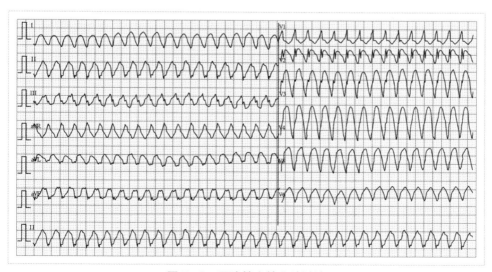

图7-2 无脉性室性心动过速

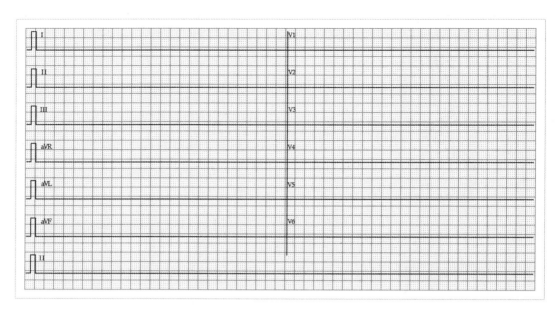

图 7-3 心室停顿

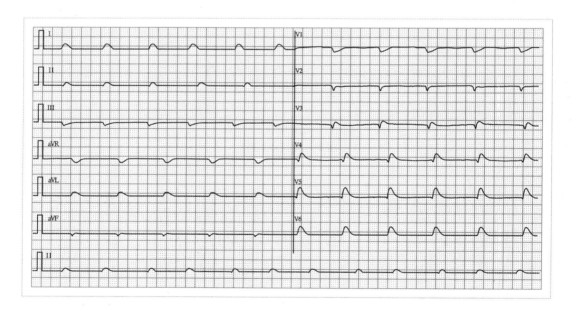

图 7-4 无脉性心电活动

（二）心搏呼吸骤停的判断

心搏呼吸骤停较早出现的临床表现是突发意识丧失伴大动脉搏动消失。现场急救人员可用 5～10 秒时间通过呼叫及拍打患者双肩判断患者有无意识，同时检查大动脉搏动情况，通过目测胸腹部呼吸起伏情况来进行判断。

三、急救与护理措施

当目击患者发生心搏呼吸骤停时,施救者必须争分夺秒,立即进行基础生命支持(basic life support,BLS),越早进行抢救,抢救成功率就越高。

(一)环境评估与病情识别

当施救者到达现场时,第一时间内应对抢救现场环境进行判断,确保环境安全。然后轻拍患者的双侧肩膀,并在双耳旁边大声呼叫患者,如果患者没有反应,请立即启动应急反应系统(emergency medical system,EMS)。

(二)呼吸与脉搏判断

专业施救者应用5~10秒对患者进行脉搏与呼吸的评估,判断脉搏时,一般成人检查颈动脉(图7-5),儿童检查肱动脉(图7-6)。当确认患者发生心搏呼吸骤停时,施救者应该立即对患者进行高质量的心肺复苏(cardiopulmonary resuscitation,CPR)。

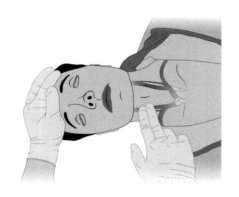

图7-5 颈动脉判断脉搏(成人)

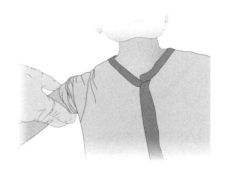

图7-6 肱动脉判断脉搏(儿童)

(三)开始高质量CPR

关于高质量CPR技术,《2020年美国心脏协会心肺复苏及心血管急救指南》(以下简称为"2020年版心肺复苏指南")指出:识别心搏呼吸骤停后10秒内开始胸外心脏按压。单人按压与通气比例为30:2,两人操作时儿童及婴幼儿按压与通气比例为15:2。

(1)用力、快速胸外心脏按压。正常按压频率为100~120次/分,正常成人按压深度为5~6cm,儿童按压深度为胸廓前后径的1/3(约5cm),婴儿按压深度为胸部厚度的1/3(约4cm)。根据相关证据,2020年版心肺复苏指南更新中提到,对于成人心搏呼吸骤停,胸外心脏按压位置直接定位在两乳头连线的中点,见图7-7。

(2)每次按压后,胸廓应保证完全回弹,避免倚靠胸部(图7-8)。

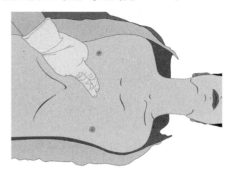

图7-7 胸外心脏按压的位置

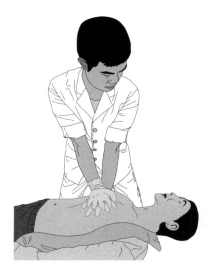
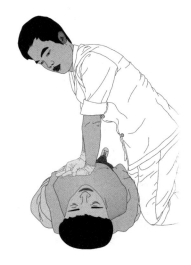

图7-8 胸外心脏按压

（3）胸外心脏按压尽量减少中断。现场抢救往往需要团队操作，抢救过程中正在进行按压的施救者若因体力不足或需要进行其他操作而需要中断按压时，务必在10秒之内继续进行胸外心脏按压。2020年版心肺复苏指南要求，在高质量CPR中，按压所占比例至少达到60%，理想状态下达到80%以上。

（4）给予有效的人工呼吸，同时避免过度通气。开放气道时，常采用压额提颏法（图7-9），即一手的2个手指置于下颌骨性组织上以抬起下颌，另一手置于前额使头后仰。若怀疑有颈椎损伤，可使用推举下颌法（图7-10）。按照2020年版心肺复苏指南，30次按压后打开气道实施2次通气，采用口对口人工通气（图7-11），可使用透气的纸巾、手帕、衣物等物品做好隔绝。若有2名施救者，有条件时可以使用球囊面罩辅助通气（图7-12），每次通气持续时间约1秒，通气时注意观察胸部是否可见隆起，同时避免通气过快、过猛及潮气量过大。人工呼吸频率为10～12次/分。

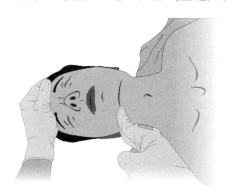
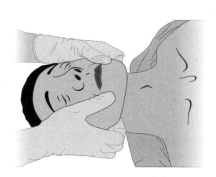

图7-9 压额提颏法　　　　　　图7-10 推举下颌法

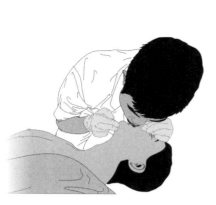
图 7-11 口对口人工通气

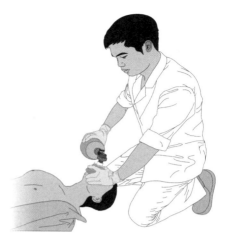
图 7-12 球囊面罩辅助通气

四、心搏呼吸骤停的高级生命支持

专业施救人员到达后，在急救团队工作有效运行以确保高质量 CPR 的前提下，可以继续开展高级生命支持。对于现场经过抢救后恢复自主循环（return of spontaneous circulation，ROSC）的患者，应转运至有救治能力的医疗机构，进行进一步的支持治疗。在转运过程中应注意持续对患者进行有效的监护和治疗，并通过"120"急救中心或其他方式通知拟送往的医院，做好院内接收抢救准备工作。

第三节 急性冠状动脉综合征

一、定义与分类

（一）定义

急性冠状动脉综合征（acute coronary syndrome，ACS）是在由于各种原因导致的冠状动脉粥样硬化的基础上，粥样斑块破裂或侵袭，导致闭塞性血栓而形成的一组临床综合征。

（二）分类

临床上根据患者发病时心电图 ST 段是否抬高，通常将 ACS 分为 ST 段抬高 ACS（约占1/4）和非 ST 段抬高 ACS（约占3/4）。其中，ST 段抬高 ACS 主要指急性 ST 段抬高心肌梗死（ST-segment elevation myocardial infarction，STEMI）；根据心肌损伤血清生物标志物肌酸激酶同工酶（creatine kinase isoenzyme，CK-MB）和心肌肌钙蛋白

（cardiac troponin，cTn）结果，非 ST 段抬高 ACS 可分为急性非 ST 段抬高心肌梗死（non-ST-segment elevation myocardial infarction，NSTEMI）和不稳定型心绞痛（unstable angina，UA）（图 7-13）。

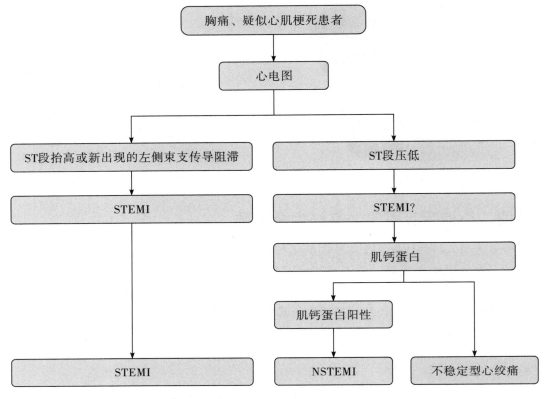

图 7-13　急性冠状动脉综合征的临床分类

二、临床评估与判断

（一）危险因素

1. 主要危险因素

ACS 的主要危险因素包括：①年龄、性别。一般在 40 岁以上的男性中常见，且呈现年轻化的趋势。②血脂异常。③高血压。④吸烟，包括主动吸烟与被动吸烟，且发病率与每天吸烟的数量成正比。

2. 其他危险因素

ACS 的其他危险因素包括：①肥胖。②从事较少的体力活动，工作紧张、压力大。③长期有不良生活习惯，如习惯性熬夜、作息生活不规律，以及高热量、高脂肪、高胆固醇、高糖和高盐饮食等。④遗传因素。一般近亲患病的概率可是其他正常家庭的 5 倍。

(二) 临床表现

1. 典型临床表现

ACS 典型临床表现为突然发作剧烈而持久的胸骨后或心前区压榨性疼痛，常伴有烦躁不安、出汗、恐惧或濒死感。有些患者的疼痛可向颈部、下颌、背肩部等部位放射，持续时间超过 15 分钟，含服硝酸甘油不能完全缓解，此时常提示急性心肌梗死（acute myocardial infarction，AMI）。有些患者在发作前数日即有乏力、胸部不适、活动时心悸、心绞痛等前驱症状。

2. 非典型临床表现

ACS 非典型临床表现为上腹痛、咽喉痛、牙痛、胸部针刺样疼痛等，特别在糖尿病或慢性肾功能不全患者、老年人或痴呆患者中常见，接诊时应询问患者是否有心脏病病史，并做好鉴别诊断。

(三) 辅助检查

1. 心电图检查

临床上怀疑 ACS 时，接诊后第一时间内必须完成 18 导联心电图检查，以明确患者是否发生 AMI。AMI 心电图的特征性改变为在心肌梗死区域的导联上呈现出：宽而深的 Q 波，即病理性 Q 波；ST 段抬高呈弓背向上型；T 波倒置；急性下壁心肌梗死最常见，见图 7-14。

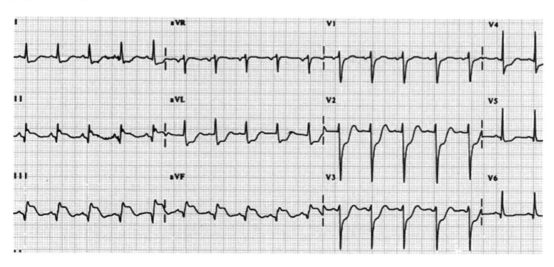

图 7-14 急性下壁心肌梗死

临床上 AMI 心电图定位诊断见表 7-1。

表 7-1 急性心肌梗死心电图定位诊断

心肌梗死的部位	出现梗死图形的导联
前间壁	V1～V3
前壁	V3、V4（V5）
广泛前壁	V1～V6（Ⅰ、aVL）

续表 7-1

心肌梗死的部位	出现梗死图形的导联
下壁	Ⅱ、Ⅲ、aVF
后壁	V7~V9
高侧壁	Ⅰ、aVL
前侧壁	V5、V6
右心室	V3R~V5R
正后壁	V7、V8（V9）

2. 心肌损伤标记物检查

在心肌梗死急性期可检测到心肌损伤标记物升高（表 7-2），UA 患者心肌酶可无异常。

表 7-2　STEMI 血清心肌损伤标记物及检测时间

检测时间	肌红蛋白	cTnI	cTnT	CK	CK-MB
开始升高时间/h	1~2	2~4	2~4	6	3~4
到达峰值时间/h	4~8	10~24	10~24	24	10~24
持续时间/h	0.5~1	5~10	5~14	3~4	3~5

3. 影像学检查

影像学检查包括心脏 B 超、X 线检查等，其中冠状动脉造影可明确闭塞的位置，一般用于冠状动脉介入治疗者。

三、急救与护理措施

AMI 的治疗原则是早发现、早治疗，尽量减少梗死心肌，保护心脏功能，及时处理并发症。目前，AMI 的治疗越来越强调时间性，院前急救时要早期识别 AMI 患者，疑似 AMI 患者要第一时间录入当地胸痛中心网络，使患者能够得到及时、迅速的再灌注治疗。

AMI 紧急处理：

（1）接诊疑似 ACS 患者时，嘱患者绝对卧床休息，采取舒适体位，吸氧。医护人员要做到忙而不乱，做好患者心理护理，消除其焦虑、紧张及恐惧情绪。进行心电监护，粘贴电极片时应注意避开除颤区域。备好各种抢救仪器设备和药品，除颤仪待机备用状态，10 分钟内完成 18 导联心电图检查并上传结果至胸痛中心网络，完成首次心电图检查时注意做好导联位置标记，以备复查心电图。持续观察心电图及心电监护上患者心律的变化。

（2）迅速给予左侧上、下肢体留置针以建立两条静脉通路，并保证静脉通路畅通，以便随时抢救患者和介入手术时用药。建立静脉通道的同时留取血液标本，及时、快速地进行各项血液相关检查。一般要求 cTnI/cTnT 检测必须在 20 分钟内完成并出结果。

（3）镇痛。疼痛是 AMI 最突出的症状。如果患者持续疼痛无缓解，则可能导致缺血性冠状动脉收缩，加重坏死区域的缺血和缺氧。因此，应尽快给予镇痛药，少量吗啡（静脉注射）是最有效的镇痛药。

（4）拟急诊经皮冠状动脉介入治疗（percutaneous coronary intervention，PCI）术前准备。经医生评估及患者家属签字同意进行PCI手术后，立即给予患者口服"心梗一包药"（阿司匹林300 mg + 替格瑞洛180 mg），备好急救用物，全程监护，医护人员陪同送至有条件的医院进行介入治疗。在转运过程中，协同转诊的医护人员应收集患者资料，通过网络与拟接收医院进行联络，上传资料，以使接收医院可以提前办好相关手续，尽量缩短流程时间，提高抢救效率。

第四节　气道异物梗阻

一、定义与常见原因

（一）定义

气道异物梗阻（foreign body airway obstruction，FBAO）是各种原因导致的异物进入气管内，造成气管部分或完全阻塞而窒息的紧急情况。

（二）常见原因

引起气道异物梗阻的常见原因包括：①多数成年人进餐时，由于进餐急促的同时说话或大笑，使大块的食物误入气道内；个别老年人食物咀嚼不充分，或伴有吞咽功能障碍，不慎将食物或假牙误吞入呼吸道；酗酒患者大量饮酒后呕吐等。②部分儿童和婴幼儿有口含异物的习惯，或进食大块食物等，进食期间啼哭或嬉笑时，可造成误吸。③昏迷患者因舌根后坠，呕吐时如果不及时清除呕吐物，有可能导致呕吐物反流入咽部。④精神病患者或企图自杀者，其常见呼吸道异物有钥匙、硬币、果核、纽扣、玩具配件及石块等。

二、临床评估与判断

（一）特殊体征

患者出现突然刺激性咳嗽、声音嘶哑、呼吸困难，手部不自觉地以"V"字形贴附在颈部以表示痛苦和求助，这是一个特殊、典型的体征（图7-15）。

（二）气道部分阻塞

患者呈痛苦面容，张口呼吸，同时呼吸急促，吸气时可见带有高调呼吸音，手呈"V"字形体征。

（三）气道完全阻塞

患者不能说话、呼吸或咳嗽，发绀。施救者必须马上明确识别，并采取措施帮助患者取出异物。

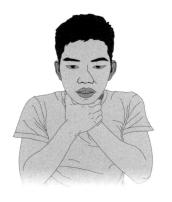

图7-15　气道异物梗阻体征

（四）其他辅助检查

若患者昏迷，施救者肉眼无法判断是否由异物梗阻引起，可通过 X 线或 CT 等影像学检查进行辅助判断，并尽早转上级医院进一步处理。

三、急救与护理措施

当气道异物阻塞时，生命可能在短时间内受到威胁，此时应尽可能于现场协助患者取出异物，使患者气道畅通，解除因窒息引起的缺氧症状。

（一）简单快速询问病史

判断是否气道阻塞及阻塞发生时间。

（二）体查

主要是检查患者的意识、面部及四肢等，初步判断患者的病情。

（三）估计梗阻的种类

通过观察患者意识、呼吸、咳嗽、说话来估计气道是否完全阻塞。

（1）对于有意识的站位患者，立即给予腹部冲击法急救，即海姆利希急救法（又称海姆立克急救法，Heimlich 法）。施救者站在患者背后，双腿呈弓步前后站稳，双臂环绕患者腰部，一只手握拳，握拳拇指侧顶住患者腹部，位于剑突与脐间的腹中线部位，再用另一只手紧握拳头，用力快速向内、向上用拳头冲击腹部，直至异物排出，见图 7-16。施救时注意观察患者意识，若患者意识丧失，则可能发生心搏呼吸骤停，此时应立即将患者放平在地上，马上进行心肺复苏（cardiopulmonary resuscitation，CPR）。

（2）对于过度肥胖或妊娠末期患者，可采用胸部冲击法代替 Heimlich 法。施救者站于患者身后，双腿呈弓步前后站稳，患者取立位，施救者将上肢放在患者腋下，将胸部环绕住，一只手的拇指侧放于患者胸骨中线，避开剑突和肋骨下缘，另一只手握住拳头，向后快速冲压，直至异物排出，见图 7-17。

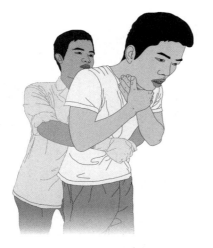

图 7-16　腹部冲击法（Heimlich 法）

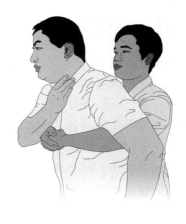

图 7-17　胸部冲击法

（3）对于婴幼儿窒息，施救者可跪下或坐下，将患儿放置于施救者膝盖，必要时将患儿衣物去除，将患儿脸朝下，略低于胸部，头部靠在施救者置于膝盖或大腿的前臂上，手托住患儿下颌，注意应避免压迫患儿喉部软组织。支撑稳定后，施救者用另一只手的手掌根部在患儿的肩胛之间用力拍背 5 次，见图 7-18。在进行拍背 5 次后，施救者将空手放于患儿背部，并用手掌托住患儿枕部，此时患儿被完全抱在施救者的两前臂之间，施救者用一只手托住患儿脸部及下颌，另一只手托住患儿枕部，将患儿翻转过来，抱住患儿，将其脸朝上，保持患儿头部低于躯干，再在患儿胸骨下半部进行最多 5 次向下的胸部快速冲击，直至异物清除或患儿变得无反应，见图 7-19。

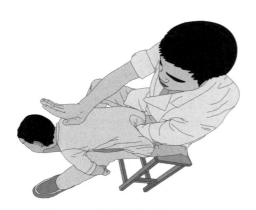
图 7-18　婴幼儿俯卧位清除异物

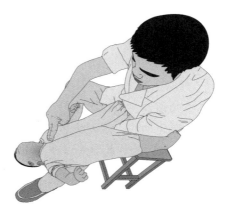
图 7-19　婴幼儿仰卧位清除异物

（4）对于意识丧失的患者，立即进行 CPR。施行 CPR 过程中应注意观察患者口腔中是否有异物，若有异物应立即将其清除。

（5）不要盲目地用手指伸入患者咽喉部抠除异物，因为这可能会将异物推入更深的气道内，同时也可能造成施救者手指被患者咬伤。

第五节　急性脑血管病

一、定义与病因

（一）定义

急性脑血管病（acute cerebrovascular disease）又称为卒中（cerebral stroke）、脑血管意外（cerebrovascular accident，CVA），是脑血管疾病（cerebrovascular diseases）的主要临床类型，是指由于急性脑循环障碍所致的局限或全面脑神经功能障碍综合征，一般包括缺血性卒中（占 60%～70%）和出血性卒中两种类型。

(二) 病因

临床上引起卒中的病因主要是动脉粥样硬化，而高脂血症、糖尿病、高血压、吸烟、肥胖等都是高危因素。另外，由于性别、年龄、种族等不同因素，我国卒中发病率高于心脏病，这与欧美国家的相反。据估计，中国每年大约有200万新发卒中患者，且存在年轻化的趋势。

二、临床评估与判断

一般来说，卒中常见症状包括：①突发眩晕、头晕，偶伴有视物不清；②一侧面部、肢体活动或感觉障碍，或不自主地抽动；③突发失语、吐字不清；④剧烈头痛；⑤不明原因突然跌倒或晕倒；⑥短暂意识丧失或个性突然改变；⑦恶心、呕吐或血压波动较大。

(一) 症状判别

卒中的识别一般可以通过"FAST"法进行快速判断：F 即 face（脸），要求患者做出笑脸或龇牙动作，观察患者双侧脸颊是否对称，卒中患者的脸部会出现不对称，也无法正常露出微笑；A 即 arm（手臂），要求患者举起双手，看患者是否有肢体麻木无力现象；S 即 speech（言语），检查时要求患者按照医生所述重复说一句话，看患者是否存在语言表达困难或口齿不清；T 即 time（时间），准确记录发病时间，一般要求精确到分钟。

(二) 辅助检查

1. 血液检查

血液检查包括血常规、血脂、血糖、肝肾功能检查等，以明确是否存在卒中高危因素。

2. 头颅 CT 检查

脑梗死发病后24小时内，CT 检查时一般无影像学改变，发病24小时后梗死区域在 CT 影像中呈现低密度灶。对于脑出血患者，早期头颅 CT 可精确地显示出血的部位、出血量、占位、是否破入脑室等，是诊断脑出血的首选检查。无条件做 CT 的医院须马上将患者转诊至上级医院。

三、急救与护理措施

严重卒中可导致永久性神经损伤，根据情况，要尽早给予溶栓、抗血小板、抗凝、降低颅内压、神经保护等对症支持治疗。

（1）保持呼吸道通畅，给予平卧位，头偏一侧，根据病情给予双腔鼻氧管或面罩吸氧，呼吸道有异物者给予清理呼吸道，舌后坠者给予口咽通气管辅助通气。

（2）密切观察患者的瞳孔、意识及四肢活动情况，以及注意观察患者是否有恶心、呕吐、头痛等颅内高压表现，进行心电监护监测生命体征，对高血压者及时给予降压药物。

（3）建立两条静脉通路，同时留取血标本进行检查。必要时给予18 G 留置针建立静脉通路，以方便甘露醇快速输注或行造影检查需要。护送患者检查过程中随时观察患者生命体征情况，随行备好除颤监护仪、呼吸机、氧气筒、吸引器、气管插管用物、溶栓箱等，以便及时抢救。

（4）及时进行血糖、心电图等检查，可识别因 AMI 或心律失常引起的脑栓塞。

（5）卒中患者原则上应绝对卧床休息。需要搬运时，应尽可能做到轻搬轻放，可使用软担架、铲式担架或可透 CT 线的脊柱板妥善固定患者。有烦躁、抽搐者，遵医嘱适当给予镇静剂，可给予安定缓慢静脉注射或苯巴比妥肌内注射，同时做好安全防护，避免患者撞伤。

（6）溶栓治疗及护理。按照美国心脏协会/美国卒中协会指南要求，从急诊就诊到开始溶栓（door to drug），要在 60 分钟内完成。无条件进行溶栓的医院须马上将患者转诊至上级医院。对于缺血性卒中患者，重组组织型纤溶酶原激活剂［如阿替普酶（rt-PA）］是静脉溶栓的首选药，但必须是在症状发生 4.5 小时内溶栓。具体用法：按 0.9 mg/kg（最大剂量为 90 mg）计算药物总量，总剂量的 10% 在最初 1 分钟内静脉注入，余下的 90% 剂量静脉泵入，维持 1 小时。因此要求患者进入医院进行就诊，只要怀疑卒中发生，就要按照卒中中心标准要求，准备溶栓用物，随时准备进行溶栓治疗。

（7）预防并发症。脑血管病患者多数死于急性期。当患者出现下列情况，则提示有脑疝形成，应立即进行抢救：①剧烈头痛或极度烦躁不安，意识障碍逐渐加重；②频繁呕吐或抽搐；③呼吸及心率变慢，血压升高；④双侧瞳孔不等大。

第六节　消化道出血

一、定义与病因

（一）定义

消化道出血（gastrointestinal bleeding）是临床常见的一种疾病，可由多种疾病所致。消化道是指从食管到肛门的管道，包括食管、胃、十二指肠、空肠、回肠、盲肠、结肠及直肠。临床上以屈氏韧带（Treitz 韧带）为界，将消化道出血分为上消化道出血（upper gastrointestinal bleeding）和下消化道出血（lower gastrointestinal bleeding）。上消化道出血是指屈氏韧带以上的食管、胃、十二指肠、上段空肠及胰管和胆管的出血。屈氏韧带以下的肠道出血统称为下消化道出血。

（二）病因

上消化道出血的常见病因有消化性溃疡、胃十二指肠糜烂、食管胃底静脉曲张破裂出血、糜烂性食管炎、贲门黏膜撕裂等，其中，食管胃底静脉曲张破裂出血是上消化道出血致死率最高的病因。下消化道出血的常见病因有恶性肿瘤（半数以上）、炎症性疾病、血管畸形等。

二、临床评估与判断

（一）呕血和黑便

呕血和黑便是上消化道出血的特征性表现。其出血部位通常位于幽门上方，有呕血和黑便，但出血量大时，粪便可能是暗红色或鲜红色。而出血量大、速度快的幽门以下部位的病变也可因血液反流入胃造成呕血，呕血甚至也可呈现出暗红色甚至鲜红色，同时伴有血块。下消化道出血时，粪便中的血液颜色取决于出血的速度和数量，若快速出血、量大，即使出血部位较高，便血也可能呈鲜红色。因此，临床上不能单纯凭借呕血或者便血的症状，对消化道出血的位置做出判断。

（二）失血性周围循环衰竭

失血性周围循环衰竭表现为头晕、心悸、乏力等，甚者出现意识障碍、脉搏细速、冷汗、皮肤苍白、血压下降等休克表现。

（三）出血量评估

一般来说，成人每日失血量大于 5 mL，粪便潜血试验出现阳性；如果出血量大于 50 mL，可出现黑便；当胃内积血量大于 250 mL 时，就会发生呕血；当一次性出血量小于 400 mL 时，由于轻度血容量减少可由组织液及脾脏贮血所补充，多不引起全身症状；一次性出血量大于 400 mL 时，就会引起乏力、头晕、心悸等急性循环障碍的症状；一次性出血量大于 1 000 mL 时，就会出现皮肤苍白、冷汗、血压下降、脉压差缩小及脉搏快而弱等休克表现。

（四）活动性出血评估

当出现以下表现时，应警惕患者活动性出血的可能：

（1）呕血或黑便的数量增加，呕吐物从棕色变为鲜红色，或粪便从黑色干粪变为稀便和/或暗红色血便，或伴有肠鸣音亢进。

（2）经快速补液输血，患者周围循环衰竭症状未见好转，或暂时好转后又继续恶化。

（3）血象持续恶化。

（4）胃管内可抽出较多新鲜血液。

（5）补液和尿量足够的情况下，血尿素氮持续或再次增高。

（五）内镜检查

内镜检查是诊断上消化道出血的病因、部位和出血情况的首选方式。若考虑下消化道出血时，根据原发病及出血部位的不同，可选择小肠镜、胶囊内镜、结肠镜检查。胶囊内镜检查对小肠病变的阳性率可以达到 60%～70%，这是小肠出血的一线检查方法，可以在出血的活动期或静止期进行。内窥镜检查通常在出血后 24～48 小时内进行。

三、急救与护理措施

消化道出血急救原则：积极控制出血，治疗原发病。

（一）卧床休息，放松情绪，活动期严格禁食

清醒患者采取半坐卧位或侧卧位；昏迷患者采取侧卧位或平卧位，头偏一侧，床边准备吸引装置及急救车。严密监测患者生命体征，并做好记录。

（二）准确判断患者的意识状态

意识障碍是严重急性失血的最重要表现之一。对于危重患者，急救时应注意做好"OMI"，即吸氧（oxygen，O）、监护（monitoring，M）、静脉通路（intravenous，I），同时注意观察患者毛细血管充盈时间。

（三）快速补充血容量

根据患者情况，给予快速补充血容量，当血红蛋白低于 70 g/L 且收缩压低于 90 mmHg 时，应立即输入足量的全血、右旋糖酐或其他血浆代用品。肝硬化患者应接受新鲜血液。

（四）药物治疗

近年来，质子泵抑制剂奥美拉唑、H_2 受体拮抗剂西咪替丁或雷尼替丁常被用于治疗消化性溃疡。对于消化性溃疡和糜烂性胃炎出血，也可以将去甲肾上腺素 8 mg 加入 100～200 mL 冰生理盐水通过鼻饲管注入，或口服使用凝血酶。垂体后叶素是一种常用的药物，但禁用于高血压、冠心病患者和孕妇。生长抑素对上消化道出血有较好的止血作用，是肝硬化食管胃底静脉曲张破裂出血的首选药物之一。使用上述特殊药物时，应严格控制滴速，不宜过快，同时密切观察药物副作用的发生，及时报告治疗情况。

（五）三腔二囊管压迫止血

该方法止血效果明显，但操作时必须严格遵守技术规程，以确保止血效果，防止出现窒息、吸入性肺炎等并发症。

（六）内镜直视下止血

目前，通过药物与内镜联合治疗，是消化道出血首选的治疗方式。若仍无效可考虑手术或介入治疗。

第七节 休 克

一、定义与分类

（一）定义

休克（shock）是由于各种原因引起机体有效循环血容量锐减，导致机体组织灌注不足、细胞代谢紊乱和功能受损的临床综合征。

（二）分类

按照病因分类，可将休克分为心源性休克、失血性休克、感染性休克、过敏性休克和神经源性休克等；根据心输出量和外周阻力变化的血流动力学特征，可将休克分为高排低阻型休克、低排高阻型休克、低排低阻型休克。

二、临床评估与判断

（一）休克的分期及其症状

休克是一个渐进发展的过程，可分为休克早期、休克中期及休克晚期。

（1）休克早期：在表现原发症状和体征的情况下出现轻微的兴奋症状，如意识清醒，但烦躁不安、焦虑；皮肤苍白，嘴唇和指甲轻度发绀；心率加快，呼吸增快，出冷汗，脉搏细速；血压可以直线下降，也可略降，甚至正常或稍高，脉压缩小；尿量减少。

（2）休克中期：患者烦躁不安，意识不清，呼吸浅表，脉搏微弱，四肢温度降低，血压逐渐降低，少尿或者无尿。

（3）休克晚期：表现为弥散性血管内凝血（disseminated intravascular coagulation，DIC）和多器官功能衰竭（multiple organ dysfunction syndrome，MODS）。

（二）实验室检查

实验室检查项目包括：①血常规；②出凝血功能检查；③肾功能检查、尿常规及相对密度测定；④血生化；⑤血清酶学检查和肌钙蛋白、肌红蛋白、D-二聚体等检查；⑥各种体液、排泄物等的培养，病原体检查和药敏测定等；⑦血清乳酸浓度测定，这与休克的预后密切相关。

（三）诊断

1. 休克早期的症状诊断

休克早期的症状主要包括：①血压升高，脉压差减小；②心率增快；③口渴；④皮肤湿润，黏膜呈白色，四肢湿冷；⑤皮肤静脉塌陷；⑥尿量减少。

2. 诊断标准

凡患者表现符合以下描述中第 1 项，加上第 2、3、4 项中的其中 2 项，或者加上第 5、6、7 项中的其中任何 1 项，都可被诊断为休克：①有发生休克的诱因，如失血、感染、过敏等；②有意识障碍；③脉搏超过 100 次/分或不能触及脉搏；④四肢湿冷，重者躯干及四肢皮肤有暗红色花纹，黏膜苍白，胸骨部位皮肤指压试验阳性，无尿或少尿；⑤收缩压低于 80 mmHg；⑥脉压差小于 20 mmHg；⑦原有高血压时，收缩压比原来水平下降 30% 以上。

三、急救与护理措施

休克的治疗原则是稳定生命体征，迅速消除引起休克的因素，改善心脏功能，恢复有效循环血容量，纠正微循环障碍，预防多器官功能衰竭。

（1）现场紧急处理。患者取休克中凹位，头及躯干抬高 20°～30°，下肢抬高 15°～

20°，考虑有心力衰竭或肺水肿的患者采取平卧位或端坐位。予心电监护监测生命体征，并做好记录。同时，给予患者鼻导管吸氧，如果有呼吸困难者可给予面罩吸氧，保持呼吸道通畅；将休克伴昏迷者头偏向一侧，根据需要可给予口/鼻咽通气管开放气道。注意保暖，保持环境安静。

（2）迅速补充血容量。迅速采用18 G留置针建立两条或以上的静脉通路，同时留取血液标本准备送检。迅速扩容，所用液体包括胶体液和晶体液。常用胶体液有低分子右旋糖酐、明胶制品和代血浆等。常用晶体液有乳酸钠林格注射液、林格注射液、0.9%生理盐水等。在快速扩容的同时，给予留置尿管，并做好尿量监测，保持每小时尿量在30 mL以上。

（3）血管活性药物的应用。给予多巴胺、去甲肾上腺素等血管活性药物。

（4）病因治疗。协助进行各项检查，以明确病因，遵医嘱给予对症治疗。

（5）做好心理护理。患者病情严重，常表现出恐惧、烦躁，护士应积极给予患者心理疏导，耐心安慰患者。同时，做好家属的安抚工作，家属与医护人员共同为患者提供心理支持，更有利于患者快速康复。

第八节　外　　伤

一、定义与分类

（一）定义

外伤涵盖的范围较广泛，所有机械因素、化学因素、虫兽咬伤、叮咬等原因造成的人体机能及人体组织损伤，均可称为外伤。广义的外伤包括由雷击、电击、自缢、溺水、冲击波、核辐射、动物、化学药品等引发的机体损害；狭义的外伤即机械损伤，如日常生活中较为常见的刀割伤、砸伤等。

（二）分类

按伤后皮肤或黏膜是否有伤口，外伤可分为开放性外伤和闭合性外伤；按致伤部位，外伤可分为颅脑外伤、颌面部外伤、颈部外伤、胸部外伤、腹部外伤、骨盆损伤、脊柱外伤、四肢外伤、多发外伤等。

二、临床评估与判断

根据受伤史、局部症状及全身反应做出诊断，施救者必须首先判断并排除有无危及生命的紧急情况，如通气功能不足、循环功能障碍等，然后进一步识别外伤所引起的不同组织及脏器的破坏情况。

（一）体格检查

初步评估患者是否需要紧急救治，同时在紧急救治过程中进行进一步的详细检查。

(1) 初步检查：通过观察患者面部表情及体位姿势变化，判断患者是否有痛苦病容及强迫体位，给予安慰。若发现下列任何 1 项或多项表现，必须进一步深入检查，包括意识失常、体温过低、呼吸困难、脉搏微弱、脉率过快、收缩压或脉压过低、面色苍白或口唇及肢端发绀等。

(2) 详细检查：按头面部、颈部、胸部、腹部、骨盆部、四肢及脊柱的检诊程序进行检查。

(3) 伤口检查：对于开放性伤口，施救者应该仔细观察创面，包括创面是否继续出血、创面深度及污染情况、创面是否存留异物等。但对于伤情较重者，应在确保急救环境安全及设备齐全的情况下再进行进一步的详细检查，以保证患者安全。

（二）实验室检查

血常规和血细胞比容检查结果可用于判断失血或感染情况；尿常规检查结果可提示泌尿系统是否损伤。

（三）穿刺和导管检查

诊断性穿刺是一种简单、快速、有效的辅助检查方法，但应注意区分假阳性和假阴性。例如，腹腔穿刺穿入腹膜后血肿，则为假阳性。一般而言，胸腔穿刺可明确血胸或气胸；腹腔穿刺或灌洗可证实内脏破裂、出血；留置导尿管或灌洗可诊断尿道或膀胱的损伤。

（四）影像学检查

X 线平片或 CT 检查可明确判断骨折类型和损伤情况。怀疑胸部和腹腔脏器损伤者，可明确是否有气胸、血气胸等肺病变或腹腔积气等；若考虑伤处有异物存在时，X 线平片或 CT 检查还可确定异物的大小、形状和位置等。

三、急救与护理措施

现场急救与护理应做到快抢、快救和快送。

（一）快抢

迅速将患者转移至安全的环境，去除致伤因素，以避免患者继续受到损伤。

（二）快救

首先要解决危及患者生命的紧急问题，如心搏呼吸骤停、窒息、大出血、休克等。

(1) 心肺复苏：对于心搏呼吸骤停者，须立即给予心肺复苏。

(2) 保持呼吸道通畅：观察患者气道是否通畅，若气道不通畅，应立即开放气道，必要时进行气管插管。

(3) 控制外出血：止血包扎。

(4) 迅速建立有效静脉通道，及时补充血容量。

(5) 有效固定骨折、脱位部位：用夹板或就地取材，对有骨折或关节损伤的肢体临时固定，注意观察远端血运，以防缺血坏死。

(6) 包扎伤口：现场应尽可能使用洁净敷料进行包扎止血，返院后再进行进一步的清洁，防止伤口感染。

（三）快送

建议由专业人员迅速转送。

（1）舒适体位和制动：如半卧位便于呼吸，患肢抬高可减轻肿胀，体位变化宜慢。伤处适当制动，发生骨折、脱位时，先临时给予夹板固定，返院后再行复位。

（2）预防感染：根据伤情选用合适的抗生素，尽早进行清创处理。对于伤口深者，给予注射破伤风抗毒素。

（3）镇静止痛：在未明确诊断前慎用，防止掩盖病情。

（4）饮食与输液：根据脱水程度和性质进行补液，保持体液和电解质平衡及能量代谢平衡。给予患者高热量、高蛋白、高维生素的饮食。

第九节 中 暑

一、定义与病因

（一）定义

中暑（heat illness）是指在高温等环境条件下，以机体体温调节中枢发生障碍、汗腺功能衰竭、水电解质代谢紊乱为特征的急性临床综合征，又称为急性热致疾病（acute heat illness）。根据发病机制和临床表现，将中暑分为先兆中暑、轻症中暑和重症中暑。重症中暑又分为热痉挛（heat cramp）、热衰竭（heat exhaustion）和热射病（heatstroke/sunstroke）。

（二）病因

1. 产热过多

产热过多致中暑多见于高温环境下长时间进行强体力劳动者。

2. 散热障碍

高温、高湿、高辐射温度、低气压等环境因素，以及患者衣物透气不良或穿紧身衣裤等都可以导致散热障碍。

3. 机体热适应能力下降

某些心血管疾病、糖尿病、先天性汗腺缺乏或广泛皮肤烧伤后患者，其机体对热的适应能力下降，在环境变化时，机体容易发生代谢紊乱从而导致中暑。

二、临床评估与判断

（一）病史

询问、观察患者发病时所处的环境，询问患者劳动强度、劳动持续时间及患者既往身体状况等，同时查看患者是否为肥胖者、孕妇或老年人等高危患者。

（二）病情判断

（1）先兆中暑、轻症中暑者表现为口渴、头痛、头晕、多汗、脸色干红或苍白、周身乏力、食欲不振、恶心、呕吐、心悸等。将患者转移到通风阴凉处休息，补充水分、钠盐，短时间内均可恢复。

（2）重症中暑时，患者会出现高热痉挛、晕厥和昏迷症状。热痉挛常发生在腓肠肌和跟腱，也可以发生在腹部，以意识障碍、高热、无汗为典型表现。热痉挛亦可以是重症中暑的早期表现。热衰竭一般表现为高热、全身大汗淋漓、乏力、极度口渴、头痛、恶心、呕吐、晕厥，但可无明显中枢神经系统损伤表现。当患者出现热衰竭症状时，若治疗不及时，可能很快会发展为热射病。

三、急救与护理措施

热射病病情重、并发症多、预后差、死亡率高，有效预防和治疗热射病是降低中暑患者死亡率的关键。

（一）降温

降温有物理降温和药物降温两种。物理降温是首要治疗方法，也是最快速、最直接的降温方法。首先将患者迅速转移到通风阴凉处或有空调的房间，解开其衣物，扇风降温，同时将室温调至 20～25 ℃，如果患者的体温持续上升，可以进行温水擦浴，有条件时可以给予患者全身除头部外 4 ℃ 的冰水浸浴。若经处理后，患者体温仍不能迅速降低，高于 42 ℃ 时，可以使用 4 ℃ 的冰盐水进行灌肠或者经胃管内注入。药物降温时，可给予氯丙嗪肌内注射，或混于 5% 葡萄糖生理盐水中静脉注射，阿司匹林等药物可与氯丙嗪协同使用。在物理降温的早期阶段，由于表皮受到冷刺激，引起皮肤血管收缩和肌肉震颤，影响机体散热甚至会促进机体产热，从而导致体温升高。因此，目前多主张物理降温和药物降温联合的方法。同时，在降温过程中，必须加强护理，密切注意患者体温、血压情况，体温降至 37 ℃ 左右时应停止降温，避免发生因体温过低而导致虚脱。

（二）开放气道和通气

监测患者血氧及血气分析情况，维持良好通气，可给予双腔鼻氧管吸氧或面罩高流量吸氧。

（三）改善周围循环

及时建立静脉通道进行补液治疗，维持水和电解质平衡。密切监测患者尿量，保持尿量和血压。

（四）预防及健康宣教

向患者及其家属进行防暑降温的宣传教育。

第十节 烧伤与烫伤

一、定义

（一）烧伤

烧伤（burn）一般指热力（如火焰、高温气体、热液、炽热金属液体）、化学物质（包括酸、碱、磷等）、电流、激光射线等引起的组织损害，主要指皮肤和/或黏膜的损害。

（二）烫伤

烫伤（scald）是指由无火焰的高温液体（热油、沸水等）、高温固体（烧热的金属等）等所致的组织损伤。

烧伤的严重程度与患者年龄及体质状况、烧伤的面积和深度、有无合并伤等因素相关。烧伤的临床过程一般分为急性体液渗出期、急性感染期、创面修复期。烧伤导致的休克是危重烧伤患者首要的死亡原因。

二、烧伤的临床评估与判断

（1）意识、气道及呼吸情况。呼叫患者，评估患者意识情况。同时，注意观察患者口、鼻、咽部是否有成煤烟状、碳化的痰液及发红的黏膜，头面部毛发有无烧灼痕迹，特别要从面部及颈部烧伤水肿情况判断是否发生吸入性肺炎。如患者呼吸频率加快，则提示肺损伤、休克、疼痛的可能。

（2）监测生命体征情况。

（3）评估四肢及循环情况。通过触诊四肢，评估患者感知功能及神经血管是否受到损伤。感觉皮温，评估外周灌注情况。

（4）烧伤面积判断。目前，我国常用的烧伤面积计算方法包括手掌法和中国新九分法。手掌法：患者一侧手掌的面积，约为其体表面积的1%，主要适用于小面积烧伤患者。中国新九分法：将人体的各个部位体表面积设置为9%，主要适用于大面积烧伤的成年人；因为儿童头部大、下肢小，其计算方法与成年人有所不同。（表7-3、图7-20）

表7-3 烧伤面积计算方法——中国新九分法

部位			成人体表	儿童体表
头部	发部	3%		
	面部	3%	9%	9% + （12 - 年龄）
	颈部	3%		
双上肢	双上臂	7%		
	双前臂	6%	9% ×2	9% ×2
	双手	5%		
躯干	躯干前	13%		
	躯干后	13%	9% ×3	9% ×3
	会阴	1%		
双下肢	双臀	5%		
	双大腿	21%		9% ×5 + 1 -
	双小腿	13%	9% ×5 + 1	（12 - 年龄）
	双足	7%		

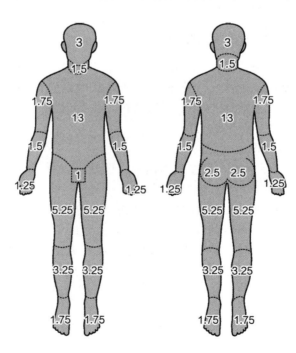

图7-20 烧伤面积的计算方法——中国新九分法

（5）烧伤深度的判断。

目前常用的烧伤深度的判断方法为"四度五分法"（表7-4）。

表7-4 烧伤深度的判断方法——四度五分法

烧伤深度	特点及特征
Ⅰ度烧伤	一般为表皮角质层、透明层、颗粒层的损伤
浅Ⅱ度烧伤	包括整个表皮，直到生发层，或真皮乳头层的损伤
深Ⅱ度烧伤	包括乳头层以下的真皮损伤，但仍残留有部分真皮
Ⅲ度烧伤	系全层皮肤的损伤，表皮、真皮及其附件全部被毁
Ⅳ度烧伤	深及肌肉甚至骨骼、内脏器官等。早期，Ⅳ度烧伤往往被烧损而未脱落的皮肤遮盖，临床上不易鉴别

（6）烧伤严重程度的分类。烧伤面积和深度是判断烧伤严重程度的重要指标。目前，我国常用的烧伤严重程度的分类为：①轻度烧伤。Ⅱ度烧伤面积低于9%（儿童低于5%）。②中度烧伤。Ⅱ度烧伤面积为10%～29%（儿童为6%～15%），或Ⅲ度烧伤面积低于10%（儿童为5%）。③严重烧伤。总烧伤面积为30%～49%；或Ⅲ度烧伤面积为10%～19%（儿童总烧伤面积为16%～25%，或Ⅲ度烧伤面积为6%～10%）；或烧伤面积未达到上述百分比，但患者发生休克、严重的呼吸道烧伤或较重的复合伤。④特重烧伤。总烧伤面积超过50%，或Ⅲ度烧伤面积超过20%（儿童超过总烧伤面积的25%或Ⅲ度烧伤面积的10%），或已有严重的并发症。

三、急救与护理措施

烧伤、烫伤的紧急救治原则为迅速脱离致伤源、立即冷疗、就近急救和转运。

（一）脱离致伤源，防止继续损害

现场立即协助患者脱离热源，给予无菌床单铺垫、覆盖。四肢创面直接使用冷水冲洗，水温越低，效果越好，持续时间控制在15分钟之内。头面部等特殊部位则给予冷水湿敷。化学物质烧伤用水冲洗前，务必先使用洁净毛巾或纱布擦干后再行冲洗，防止直接冲洗时使化学物质流向未烧伤区域。

（二）保持呼吸道通畅

在烧伤现场有浓烟的情况下，可以使用湿润毛巾覆盖口鼻，保持下蹲姿势跑离现场。若患者有呼吸衰竭或严重吸入性损伤，则在脱离现场后及时给予其吸氧。

（三）镇静止痛

对于烧伤、烫伤致疼痛无法忍受时可给予口服或肌内注射止痛药，必要时给予吗啡等麻醉药镇痛。注意观察患者呼吸情况，预防呼吸抑制发生。

（四）早期补液

尽早给患者开放2条及以上18 G的留置针静脉通路，以达到快速补液的目的。一般胶体、晶体的调整系数采用1.5来进行计算，伤后第一个24小时按每1%烧伤面积、每千克体重成人补充胶体和电解质液1.5 mL（小儿1.8～2.0 mL），另外每日水分需要量约为2 000 mL（小儿按年龄或体重计算）。总的来说，补液应遵循以下原则：

（1）根据患者的实际情况选择补液途径。

（2）根据烧伤面积、体重估算总补液量，合理分配晶体溶液、胶体溶液和水分的摄入量。

（3）大面积烧伤以静脉补液为主、口服补液为辅。

（4）静脉补液应遵循先快后慢、先盐后糖、先晶后胶、晶胶搭配、见尿补钾的原则。先快后慢是指休克期第一个 24 小时的补液量的一半要在伤后 8 小时内输入，另一半则在剩下的 16 小时内匀速输入。

（5）根据临床指标随时调整补液量、种类及速度。动态观察患者电解质情况，以免水电解质平衡紊乱。

（五）烧伤创面处理

根据创面选用合适的敷料换药。

（六）控制感染

早期及时使用有效抗生素，消毒创面。重度烧伤患者要做好隔离，有条件时安排入住层流病房。给患者进行治疗操作时，要严格遵循无菌观念，以免造成进一步的感染发生。

案例拓展

[案例1]

在社区居民家中发现一名男性患者，约 40 岁，现场患者家属称 5 分钟前患者在做家务搬抬重物过程中突然手捂胸口，摔倒在地，呼之不应。查体：患者意识丧失，颈动脉搏动未触及，无自主呼吸，全身皮肤冰凉，口唇及四肢肢端发绀，双侧瞳孔散大固定，直径约 5 mm，对光反射消失。追问病史，患者家属称患者平素体健，一个星期前有上呼吸道感染病史，但未规律服药治疗，近日亦因工作压力大，经常熬夜加班。

（1）该患者可能发生了什么情况？

（2）判断患者心搏呼吸骤停最迅速、可靠的指征是什么？

（3）作为一名社区医生，你应该怎样对该名患者进行急救？

（4）急救成功后如何联系转运？

[案例2]

李先生，38 岁，因车祸致全身多发外伤约半小时，由其家属扶送来诊，来诊时神志清楚，对答切题，自述上腹部稍疼痛，测血压 118/68 mmHg，脉搏 86 次/分，呼吸 18 次/分，在护送做 CT 检查过程中患者突发烦躁不安、皮肤苍白、四肢湿冷。

（1）该患者可能发生了什么情况？

（2）在护送患者检查过程中，该患者发生病情变化时可采取哪些急救措施？

（赖开兰　黄必山）

参考文献

[1] 陈海燕,姜丽萍. 院前-院内一体化急救护理程序在急性脑出血患者中的应用效果[J]. 中华现代护理杂志,2018,24(14):1696-1698.

[2] 顾淑芳,孙娜. 院前急救与院内救治衔接的研究进展[J]. 中华护理杂志,2017,52(4):474-476.

[3] 金静芬,刘颖青. 急诊专科护理[M]. 北京:人民卫生出版社,2018:95-102,228-231.

[4] 李亚敏. 急危急救护士临床工作手册[M]. 北京:人民卫生出版社,2018:3-14.

[5] 王耀辉,张重阳,孙伟,等. 基于急救医疗服务的院前干预对急性缺血性脑卒中静脉溶栓门-针时间的影响[J]. 中华危重病急救医学,2018,30(7):667-670.

[6] 杨淑红. 循证急救护理在手术室创伤性休克患者中的应用效果[J]. 中华灾害救援医学,2019,7(12):696-697.

[7] 于学忠,黄子通. 急诊医学[M]. 北京:人民卫生出版社,2016:474-476.

[8] 余益民,姚志彬,陈俊虎,等. 院前急救创伤患者流行病学特征分析[J]. 中国公共卫生,2017,33(4):658-662.

[9] 张文武. 急诊内科学[M]. 北京:人民卫生出版社,2017:73-84,553-579.

[10] 中国医师协会急诊医师分会. 急性上消化道出血急诊诊治流程专家共识[J]. 中国急救医学,2015,35(10):865-873.

[11] ABELSSON A, LUNDBERG L. Trauma simulation in prehospital emergency care[J]. Journal of burn care & research, 2018, 25(3):201-204.

[12] HARSHMAN J, ROY M, CARTOTTO R. Emergency care of the burn patient before the burn center: a systematic review and meta-analysis[J]. Journal of burn care & research, 2019, 40(2):166-188.

[13] HOWARD I, CAMERON P, WALLIS L, et al. Quality indicators for evaluating prehospital emergency care: a scoping review[J]. Prehospital and disaster medicine, 2018, 33(1):43-52.

[14] KELLERER C, JANKRUTFt N, JÖRRES R A, et al. Diagnostic accuracy of capnovolumetry for the identification of airway obstruction—results of a diagnostic study in ambulatory care[J]. Respiratory research, 2019, 20(1):92.

[15] MURPHY A, WAKAI A, WALAH C, et al. Development of key performance indicators for prehospital emergency care[J]. Emergency medicine journal, 2016, 33(4):286-292.

[16] MICHAEL R S, SAMANTHA E S M, SMITH M S, et al. Emergency medical service directors' protocols for exertional heat stroke[J]. Medicina (Kaunas), 2020, 56(10):494.

第八章

精神疾病患者的社区护理

学习目标：
- 掌握自杀行为、暴力行为、外走行为的防范与急救处理要点。
- 掌握精神疾病患者的社区康复训练内容。
- 了解精神疾病危机状态的概念。

第一节　精神疾病患者危机状态的社区护理

一、危机状态的定义

精神科危机状态是指患者在精神症状或药物不良反应的影响下产生的、个体无法控制的、难以防范的危及自身或他人安全的行为，常见的行为有自杀、暴力冲动、伤人、外走、噎食等。

危机状态发生的原因有以下三方面：

（1）因精神症状所致：如幻觉、妄想、抑郁、焦虑及意识障碍、自制力缺乏等原因均可导致危机事件的发生。

（2）心理社会因素所致：如性格内向、人际交往障碍、家庭支持系统缺失、工作压力等。

（3）精神药物不良反应所致：如抗精神病药物所致的急性肌张力障碍，苯二氮䓬类药物易发生摔伤、坠床等风险。

二、自杀行为的防范与急救处理

自杀行为是指有意识地实施伤害自己身体的行为，以达到结束自己生命的目的。精神专科中常见的自杀率较高的疾病有精神分裂症、重度抑郁症、精神活性物质依赖及人格障碍。精神分裂症的患者往往在幻觉、妄想的支配下采取冲动性的自杀行为，自杀成功率较高。

（一）自杀行为风险的评估与观察

1. 自杀风险的评估

对患者自杀风险应进行综合性的评估，如有无情绪波动，有无自伤、自杀行为或想法，对治疗的配合程度等，使用常见的心理量表进行评估，如护士用自杀风险评估量表（表8-1）。

表8-1 护士用自杀风险评估量表（Nurses' Global Assessment of Suicide Risk，NGASR）

项目	赋分
绝望感	3
近期负性生活事件	1
被害妄想或有被害内容的幻听	1
情绪低落/兴趣丧失或愉快感缺乏	3
人际和社会功能退缩	1
言语流露自杀意图	1
计划采取自杀行动	3
自杀家族史	1
近期亲人死亡或重要的亲密关系丧失	3
精神病病史	1
鳏夫/寡妇	1
自杀未遂史	3
社会地位、经济地位低下	1
饮酒史或酒滥用	1
罹患晚期疾病	1

注：只要个体存在预测因子就给予表格中的相应得分，分数累加，分数越高代表自杀的风险越高，总分25分。≤5分为低自杀风险，6~8分为中自杀风险，9~11分为高自杀风险，≥12分为极高自杀风险。

资料来源：郭静．自杀风险评估量表（NGASR-CN）的重译及信效度检验［D］．济南：山东大学，2018．

2. 自杀行为的观察

多数患者实施自杀行为前，有一定的表现。例如：拒绝治疗，藏药；情绪突然变得很开心，或者情绪突然显得非常易激惹或易发生冲动行为；会谈论关于死亡的方式，讨论自杀方式，有自杀观念；喜欢独处，会收集一些危险物品如绳子、玻璃片、刀具、抗精神病药物等。

（二）自杀行为的防范

1. 加强对高自杀行为风险患者的看护，建立安全的家庭和社会支持系统

对高自杀行为风险患者应做好患者家属或陪护人员的关于自杀防范的指导，指导其加强陪伴，减少患者独处的机会；将危险物品如药品、刀具等看管好，必要时上锁；监督服药，避免漏服、藏药；努力帮助患者建立起良好的家庭支持系统。对于无人照看的患者，可向居委会等社会机构寻求帮助，在经济、人际关系上给予一定的支持。

2. 加强对精神症状的观察，及时发现患者的病情变化

向患者家属或陪护人员介绍患者的病情；让患者家属或陪护人员参与患者的治疗，如指导其观察患者是否出现精神症状、患者的睡眠情况及情绪变化；学会倾听、了解患者的内心感受，与患者一起分析导致患者痛苦或欲自杀的原因，告知患者自杀观念的产生绝大部分是由疾病所致，如配合治疗，随着治疗的进行、症状的缓解，自杀观念会缓解或消失。

3. 鼓励患者参加有意义的活动，提高患者的生活质量

鼓励患者参加有建设意义的活动，如团体心理治疗、正念心理治疗训练，可很好地缓解患者的情绪，转移其注意力，使患者在活动中增强自我价值感及治疗的信心。

4. 使用安全治疗协议

对于高自杀行为风险者，家属或医护人员可与其建立不自杀协议或口头不伤害协议，对自杀行为的预防有一定帮助。

（三）对常见自杀行为的紧急处理

精神疾病导致的常见自杀行为有自缢、过量服药、电击、跳楼、撞击、割腕等。当自杀行为发生时应立即对患者进行抢救。

（1）自缢。死亡的主要原因是身体的重力压迫颈动脉促使大脑缺血、缺氧。

处理方法：①将患者向上托起，立即解脱自缢的绳带套；②将患者就地放平，解开衣领、腰带，打开呼吸通道，保持呼吸道通畅，予吸氧；③心搏呼吸骤停者，立即进行心肺复苏；④向医院求助。

（2）服药自杀。精神科住院患者中毒事件多为一次性吞服过量抗精神病药物导致，患者蓄意藏匿平时所发的药物来达到自杀目的；而门诊患者中除了常见精神药物中毒外，还可见服用有机磷等农药自杀案例。

处理方法：①了解服用何种药物，为后续治疗提供依据。精神疾病患者常见的过量服用的药物主要为苯二氮䓬类、巴比妥类、抗精神病药物。②迅速清除药物。对于清醒并配合的患者，可采用催吐法，给予患者多次饮水，每次300～500 mL，然后刺激咽喉部呕吐，直至胃内容物无味、澄清为止。对于昏迷或不配合者予洗胃，如给予1∶5 000高锰酸钾溶液、清水、淡盐水洗胃。③评估患者的病情，病情严重者应一边抢救一边送上级医院进一步治疗。

（3）电击。电击伤是人体受到电流通过而造成的伤害。电流引起的损伤主要是电热所致的烧伤和强烈的肌肉痉挛，严重者可引起心搏骤停。

处理方法：①立即切断电源。采用安全、迅速的方法切断电源，不可直接用手接触电者；当找不到电源时，可穿上胶鞋，使用绝缘物体如被服类套住触电患者，牵拉其脱离电源。②轻型触电者如意识清醒可就地休息，以减轻心脏负荷，利于恢复。③心跳呼吸停止者，应立即进行心肺复苏。④心跳呼吸恢复后可转入医院进一步治疗。

在抢救过程中应注意避免给触电者造成二次伤害，如对于高处触电者应采取适当的安全措施防止其从高处坠落。

（4）坠楼及撞击。立即进行伤情评估，检查患者的生命体征和意识状态等，首先处理危及生命的问题。例如：发生大出血，应控制明显的外出血，予加压止血；发生骨折，不要随意搬动患者，防止骨折端损伤神经、血管，应根据骨折部位的不同给予相应固定，搬运时要保持正确的姿势；发生休克，进行抗休克治疗，现场建立静脉通道，输液扩容，将患者送至专门的抢救单位过程中要严密观察病情，如有无休克、脑疝和内脏出血的征兆。

三、暴力冲动行为的防范与急救处理

暴力冲动行为通常是指对他人的攻击或对物品的攻击行为，精神科的暴力冲动行为多为兴奋冲动、伤人毁物，甚至杀人放火，因此是精神科最为危急的事件，必须立即处理。社区工作人员应重视并及时发现潜在的暴力冲动行为，对于危险分级3级及以上者，按照社区严重精神障碍患者的管理办法，定期进行随访，及时对患者进行评估，采取有效的预防措施，减少暴力冲动行为的发生。

（一）暴力冲动行为的评估与观察

（1）不同精神疾病暴力冲动行为的特点：不同精神疾病暴力冲动行为的发生率、严重性、针对性均不同。精神分裂症患者暴力冲动行为的发生率最高，其次为情感性精神障碍患者、精神活性物质滥用患者等。其中，精神分裂症患者出现暴力冲动行为主要与幻觉、妄想症状有关，患者有被害妄想症，出于"自卫"心理而做出伤人行为，出现命令性幻听时"被指使伤人"；躁狂发作患者出现易激惹，如果自身要求不被满足，易出现暴力冲动行为；精神活性物质所致精神障碍如酗酒也可引起暴力冲动行为。

（2）暴力冲动行为发生的征兆评估：①语言方面。患者常发出威胁性语言。②情感方面。患者表现出愤怒、敌意、易激惹、情绪不稳定。③先兆行为。患者常不停地踱步，不能静坐，握拳或用拳击物。④意识方面。患者精神症状突然发生改变，发生暴力冲动行为的概率会增加。

（3）暴力冲动行为风险的评估工具：精神科暴力评估量表、外显攻击行为量表、严重精神障碍危险分级等，可评估患者的攻击风险。

（二）暴力冲动行为的防范

（1）注意观察病情。对于危险分级3级及以上的患者，应劝导其入院治疗。住院期间，了解患者是否有在精神症状的支配下发生冲动、伤人及破坏周围环境的风险，指导其家属或陪护人员掌握患者病情极易诱发暴力行为的因素，严密监护患者行为及心理变化，通过观察，快速掌握患者出现暴力冲动行为的先兆，如突然击打物体、握拳不放等；观察患者的睡眠情况，睡眠不足易出现情绪变化，暴力行为发生概率较高。

（2）创造和谐舒适的居家环境。社区人员或患者家属在与患者接触过程中应注意人文关怀，以人为本，做好人性化的护理，尊重患者，注重与患者的沟通，态度和蔼可亲，避免过激言语，以患者利益为出发点，体谅、爱护患者；营造舒适、和谐的居家环境，有助于稳定患者的情绪，避免暴力冲动行为的发生。

（3）指导患者情绪控制的方法。指导患者一些情绪释放的方法，如运动、摇打枕头或沙袋、使用消音筒发泄情绪，如仍无法控制，应主动寻求帮助。此外，可在患者情绪平稳的状态下与其讨论过往出现过激情绪时成功控制情绪的经验，使其增强控制情绪的信心。

（4）规律治疗能有效控制或减少暴力冲动行为的发生。对严重精神障碍危险分级3级及以上的患者，定期进行随访，指导患者规律治疗，指导其家属加强服药监督，社区人员本着对患者利益最大化的出发点，与患者建立良好的医患关系。

（三）暴力冲动行为的急救处理

（1）注意求助，及时控制暴力冲动行为患者，一旦其发生冲动、伤人或破坏周围环境行为时，及时寻求帮助，保持与患者的安全距离，从背后或侧面阻止患者，以保证患者及其他人员的安全。

（2）若患者持有危险物品，应努力安抚患者，对患者进行心理疏导，从患者自身安全的角度劝说，劝导患者放下危险物品，转移患者的注意力，寻求多人帮助，乘其不备时夺取危险物品，并予保护性约束。

（3）对患者实施保护性约束时，严格执行保护性约束护理常规，确保患者在保护性约束下的安全与舒适。

（4）暴力冲动行为得到处置后，需要对此次行为进行评估分析，评估暴力冲动行为发生与激发情景的关系，评估患者的治疗效果如药物的使用是否规律，必要时调整药物的剂量及治疗方案。

（5）协助患者制订一些缓解情绪的计划，如根据社会功能的情况可指导其就业、参与社区活动等，帮助其建立良好的人际关系，教授其应对情绪爆发的技巧。

四、外走行为的防范与急救处理

外走行为是指患者在没有告知的情况下突然离开的行为，掌握应对精神疾病患者的外走行为防范和护理的方法，筛查有外走风险的高危患者，可有效预防患者外走及发生意外。

（一）常见外走原因

（1）精神疾病患者由于出现幻觉、妄想，认为被迫害或怀疑家人不忠，外出跟踪而出走。

（2）严重自杀倾向患者为寻求自杀机会而外走。

（3）缺乏家属照看，产生不满情绪而外走。

（二）出走的征兆评估

（1）病史中有无外走经历。

（2）患者精神症状恢复情况，是否仍有幻觉、妄想，对疾病是否有自知力。

（3）有无轻生观念。

（三）外走行为防范

（1）社区人员定期随访，观察患者的精神症状及情绪变化，与患者建立治疗性的信任关系，对患者出现的心理问题及时予以疏导，结合患者的情况做好疾病相关的健康教育工作。

（2）指导患者的家属关心、爱护患者，与患者建立良好的关系，营造温暖的家庭环境，妥善帮助患者解决生活上的矛盾和问题，引导正性行为，增强患者治病的信心。

（3）创造舒适的家庭环境，鼓励患者多参加活动，加强陪伴，消除患者孤独、恐惧、疑虑的情绪，并监督服药，避免漏服、藏药行为。

（四）外走行为的急救处理

发现患者外走后，应立即组织人员寻找，分析判断外出原因及可能会去的地方，必要时报警；找到患者后要做好与患者的沟通，了解其外走的原因，尽可能地消除患者的顾虑和恐惧，避免再次发生外走行为。

五、中重度抑郁的社区管理与干预

目前，抑郁障碍的治疗包括药物治疗、心理治疗和物理治疗三种，可使大部分患者的抑郁障碍症状缓解或显著减轻，但仍有15%的患者达不到临床治愈，即使患者坚持治疗，仍有20%的复发率，而停止治疗的患者其复发率高达85%。因此，加强中重度抑郁患者的社区管理与干预，对于降低复燃率有重要意义。

中重度抑郁的社区管理与干预的主要内容有：①疾病健康教育。协助患者及其家属有效应对疾病，指导患者进行疾病的自我管理，包括指导患者自我用药，帮助患者正确使用药物、了解药物的疗效和症状的自我管理，指导其识别复发的先兆并及时就诊。②家庭干预。采取社区多个家庭集体治疗的方式，以主要承担照料任务的家属参加为宜，教授其疾病相关知识，不同家庭相互交流，以利于减轻其无助感和孤立感，可获得较好的干预效应。研究表明，家庭干预能显著改善抑郁障碍患者的整体健康状况、情绪稳定性、生活和劳动能力、服药依从性，并降低自残率、自杀率及复发率，对患者全面康复可产生积极影响。③组建支持性心理小组，以个案支持治疗的方式进行心理支持，促进疾病的康复。

第二节　精神疾病患者的社区康复训练

社区康复训练是通过社会专业组织对精神疾病患者进行生活、学习、职业等技能的训练，帮助精神疾病患者提高日常生活能力，减少疾病造成的社会功能影响。

一、生活行为的康复训练

（一）生活技能训练

慢性重性精神疾病患者受疾病影响，其基本日常生活技能（如个人卫生、穿衣、食、住、行）明显下降，给家庭带来沉重的负担，如在社区开展多种提高生活技能的康复项目，能提高患者的社会功能，大大减轻患者家属的负担，同时减轻社会压力。生活技能训练内容包括个人卫生和生活自理能力,如洗漱、洗衣服、穿衣服、整理内务等。

生活技能训练的注意事项有:

(1) 每 4 周可运用日常生活能力量表对患者的情况进行评估,高分者进行日常生活能力培训。

(2) 日常生活技能训练需要一个项目、一个技能的逐一训练,使患者简捷、轻松地学习,在练习中详细告诉患者操作方法,增强患者的学习信心。

(3) 训练过程中需要注意个人安全,尊重患者。

(4) 对于懒散的患者应加强监督,可采用激励的办法提高患者的学习积极性。

(二) 文体娱乐活动训练

文体娱乐活动训练适用于精神疾病慢性期患者,在患者无明显的躯体疾病且日常生活能自理的情况下进行。文体娱乐活动能稳定患者的情绪,分散患者对病情的过分关注,促进患者的集体合作观念,促进患者对生活的愉悦感及满足感。文体娱乐活动训练可以为其以后的职业训练奠定基础,是对精神疾病患者在康复期广泛使用的一种辅助治疗手段,常作为其他康复治疗的前驱阶段。文体娱乐活动训练包括看书、看电视、打球、绘画、书法、唱歌、跳舞、音乐演奏等。训练过程注意事项有:

(1) 文体娱乐活动以患者的兴趣爱好为主导,训练前先进行调查,了解患者的兴趣爱好、特长和需求,先进行其熟悉、擅长的活动,以增强其参加活动的信心,提高其参与度。

(2) 在活动中可发掘患者的特长,鼓励其带领、帮助他人,促进互动,做好团队建设。

(3) 活动前做好活动计划,如时间的安排、每次参加的人数、参加人员的特点,为活动的顺利进行做好铺垫。

(4) 制定活动规则,说明活动的要点及注意事项,保证患者的安全。

(三) 社交技能训练

社交技能是指一个人的行为符合社会规范,如衣着得当,谈吐符合身份,表达情绪恰当,交往保持适当距离,不同的场合行为得当。严重精神疾病患者由于患病时间长,社会功能受损,长时间无法进行工作、学习,导致其长期脱离社会交往,极大降低甚至彻底丧失社交能力。社交技能训练能培养患者对社交的兴趣,改善患者的生活质量。社交技能训练包括与他人的基本交谈技巧、解决冲突的技巧、对他人表达正性情感、与他人交往、维持亲密的人际关系等。训练过程中的注意事项:

(1) 评估患者的合作程度,使用相应的社交技能评定量表对患者的社交能力进行评估,根据情况设定训练的场景。

(2) 制订社交技能训练的评分表,以评定训练结果。

(3) 在训练过程中对患者抱积极的态度,对患者提出的观点积极倾听、积极回应,不随意打断患者的谈话,对其出现的错误委婉地予以纠正。

二、学习行为的康复训练

学习行为的康复训练是训练患者学会善于处理、应付日常生活常见问题，能掌握独立生活的基本技能。学习行为的康复训练包括：①一般性教育活动，如卫生常识教育、科技知识教育，以提高患者的常识水平，培养其学习习惯，以免其过分脱离社会现实。②家庭生活技能训练，包括保洁、整理杂物、采购、做饭、钱财管理等。③文化知识及互联网知识的学习，使患者掌握实用的文化知识及互联网的使用，以协助患者适应社会变化，避免脱离社会。④药物治疗自我管理技能训练，可使患者了解使用精神疾病药物的意义、精神疾病药物的副作用及应对方法、药物的日常保管注意事项，提高其药物治疗的依从性，减少药物不良反应的发生。⑤处理突发自然灾害、安全事故的应急能力。

训练过程的注意事项：①训练前做好分组，选择文化程度相对一致、有共同需求的患者为一组。②制定课堂纪律并严格遵守，同时注意观察患者的病情变化，保证其安全。③上课内容应通俗易懂，训练形式多样，调动患者的学习积极性，积极启发鼓励患者发言、提问，并给予其激励性的评价。

三、工作行为的康复训练

工作行为的康复训练指劳动作业与职业活动方面的技能训练。主要内容包括以下三方面：

（1）工作的基本技能训练：准时上下班，个人卫生及职业着装，正确利用工作中的休息时间，正确接受工作中的表扬与批评，听从具体的指令，具有完成工作的责任感，以及帮助同事及求助于同事的能力，遵守工作中的规则与纪律。

（2）简单劳动作业：又称"工疗"，一般集体进行，工种较简单易做，如贴信封、糊纸袋、拆纱团、参加病房卫生工作、帮助开膳等。

（3）工艺制作活动：①编织，如织毛衣、织网袋、编篮筐等；②艺术活动，如绘画、书法、摄影、雕刻等；③制作布制或木制玩具，如模型制作、制作置物架或收纳袋等。上述活动应根据不同病程及患者要求指导其参加训练。

案例拓展

患者1年前无明显诱因出现敏感多疑，疑被人害，夜间把灯全部打开，觉得有人监视自己，无故觉得自己冒犯了佛祖，不能坚持工作，不愿和家人在一起吃饭。曾至医院就诊，诊断考虑"精神障碍查因"，予"利培酮、喹硫平、阿普唑仑"治疗。患者服药后症状有所改善，遂自行停药。停药后患者症状时有波动，偶有乱语，未及时就医。3天前患者可能因与妻子争吵而出现言行紊乱，易发脾气，疑人害己，在家威胁妻子，大喊大叫，打砸家中物品。

（1）该患者可能发生了什么情况？
（2）作为一名社区医生，若出诊，应该怎样应对该患者出现的情况？

（方晓娟）

参考文献

［1］关艳华，夏志春. 精神科常用护理技能规范培训手册［M］. 北京：人民卫生出版社，2016：61-81.

［2］郭静. 自杀风险评估量表（NGASR-CN）的重译及信效度检验［D］. 济南：山东大学，2018.

［3］郝伟，陆林. 精神病学［M］. 8版. 北京：人民卫生出版社，2018：7.

［4］刘哲宁. 精神科护理学［M］. 北京：人民卫生出版社，2017：51-58.

［5］陆林，沈渔邨. 精神病学［M］. 北京：人民卫生出版社，2018：932-937.

［6］许冬梅，马莉. 精神卫生专科护理［M］. 北京：人民卫生出版社，2018：2.

［7］许冬梅. 精神科护士规范操作指南［M］. 北京：中国医药科技出版社，2016：66-102.

［8］ANN D，KAREN R F，KRISTY M. How can non-clinical case management complement clinical support for people with chronic mental illness residing in the community?［J］. Psychology, health & medicine，2013，18（4）：482-489.

［9］KRAUS S W，STEIN C H. Recovery-oriented services for individuals with mental illness and case managers' experience of professional burnout［J］. Community mental health journal，2013，49（1）：11-19.

［10］LIEM S K，LEE C C. Effectiveness of assertive community treatment in Hong Kong among patients with frequent hospital admissions［J］. Psychiatric services：a journal of the American Psychiatric Association，2013，64（11）：351-359.

第九章

终末期患者的社区护理

学习目标：
- 掌握临终关怀的内容及基本原则。
- 正确评估终末期患者及其家属对临终关怀的需求。
- 掌握终末期患者及其家属的临终关怀措施。
- 了解不同文化背景下的终末期患者的习俗，正确对待文化差异下的临终关怀。

第一节 终末期患者及其家庭的特点

一、终末期患者的心理与症状特点

（一）终末期患者的心理

随着环境、年龄与疾病谱的变化，癌症已成为严重威胁我国人民生命健康的主要疾病，很多患者就诊时已处于疾病晚期。伴随疾病的进展及死亡的临近，患者及其照顾者普遍会出现不同程度的心理应激——预感性悲伤。预感性悲伤是指个人感知到有可能失去对自己有意义、有价值的人或事物时，在改变自我概念过程中所出现的理智和情感的反应与行为。研究表明，预感性悲伤受不同年龄、文化程度、性格、家庭经济水平、疾病诊断、获知疾病诊断的时间等因素的影响。对于不同的诊断，患者产生的情绪不同，特别在面对胃癌、肝癌等消化系统的肿瘤时，其悲伤情绪更为明显。不同年龄阶段的患者对死亡的理解也不尽相同，大部分老年癌症患者能够接受死亡这个事实；而中青年癌症患者面对死亡会产生更强烈的恐惧心理，有明显的悲伤、愤怒情绪。女性患者时常关注自己的情绪，容易向他人宣泄；而男性患者受到社会观念的影响会更多地隐藏自己的情绪，特别在临终阶段显示悲伤较少。文化程度较低（高中或以下）、家庭收入水平及社会福利较低、生活压力较大的患者，面对重大疾病相对不理智而更易产生悲伤的情绪。这种悲伤会一直伴随着患者，在获知诊断的早期及临终阶段表现得尤为严重。

（二）终末期患者（濒死期）的症状特点

1. 循环系统的变化

由于循环系统功能减退、心肌收缩无力、心脏灌注减少，濒死期患者会出现循环衰竭的表现。常见表现为皮肤苍白、皮温湿冷（四肢冰凉）、汗腺扩张从而大量出汗，四肢发绀、出现蓝紫色斑点，脉搏快而弱、不规则或测不出，血压下降或测不出，最后心脏停搏即心跳消失。

2. 呼吸系统的变化

由于呼吸中枢因麻痹受到抑制，呼吸肌收缩作用减弱，分泌物在支气管中潴留（痰液）、咳喘无力，因此呼吸困难是濒死期患者常见的症状之一，表现为呼吸频率由快变慢、呼吸深度由深变浅，呈现出不规律的呼吸形态，如出现鼻翼呼吸（鼻翼煽动）、潮式呼吸（也称陈－施呼吸）、张口呼吸、点头呼吸等，最终呼吸停止。

3. 消化系统改变

患者由于长时间食欲不佳、消化功能差或不进食，胃肠蠕动逐渐减弱，气体积聚于胃肠（腹胀、胀气等），极易引起食欲减退、腹胀、恶心、呕吐、便秘、脱水、口干等。

4. 肌肉运动系统改变

濒死期患者肌肉失去张力、全身肌肉呈软瘫状，可表现为大小便失禁、进行性吞咽困难、无法维持良好的功能体位（如站立、行走等）、肢体软弱无力，极易出现全身疲乏无力的状态。

5. 面容、感知觉及语言改变

濒死期患者常为希氏面容，表现为面肌消瘦、面部呈铅灰色或灰色、眼眶凹陷，因脸部肌肉松弛出现双眼半睁、下颌下垂、嘴微张等症状。临终前患者语言、对话逐渐困难及混乱（出现嗜睡、谵妄、昏迷等），但其听力往往存在，因听力是最后消失的，患者能听到周围的声音，只是无法回应。视觉逐渐减退，目光呆滞，眼神涣散，睁眼或闭眼时眼睛无法完全开合，双眼上吊；有时还可能出现巩膜水肿、眼睑无法闭合的状态。

6. 神经系统改变

濒死期患者在疾病没有侵犯神经系统的情况下，可以始终处于神志或意识的清醒状态。当病变累及中枢神经系统时则可出现意识模糊（如嗜睡、浅昏迷、深昏迷等），最终各种反射（如瞳孔对光反射、吞咽反射等）完全消失。常见临终前意识或神志状态可分为三期：①昏睡期。对周围事物（如呼喊、光线等刺激）无反应，强刺激（如疼痛刺激）可暂时苏醒，随即又转入睡眠状态。②木僵期。是一种可唤醒的无意识状态，对周围事物无反应，表现为言语、动作和行为的抑制。③昏迷期。意识完全丧失，呼唤和其他刺激（如拍打、疼痛等刺激）均不能使患者转醒。

二、终末期患者家属及家庭的护理需求

一个家庭中有人身患终末疾病，这对一个家庭来说是巨大的创伤应激事件。患者及其家属日常的生活、心理状况、家庭角色、家庭计划、个人收入及家庭经济都会受到很大的影响。患者需要忍受巨大的身心痛苦，其家属也容易出现身心问题。整个家庭的成

员在生理、心理、社会的层面都会面临巨大的压力和护理需求。具体表现在以下四方面。

(一) 疲乏

家庭成员由于照顾终末期患者而经常感到疲乏，因照顾需要付出大量的体力劳动，如给患者更衣、换床单、翻身、洗澡、协助如厕等；若患者因患病而导致进一步的残障，照顾患者的事情则会更多，家庭成员对长期的照顾工作会产生厌恶感；年纪大的照顾者，因年龄原因，其自身健康在长期的精神压力和休息不足的情况下也容易出现问题，更会感到心力交瘁。在长期的照顾中，照顾者极容易出现失眠、关节疼痛、头痛、背痛、血压升高、上呼吸道感染、食欲下降等现象，严重者还会引起或加重心血管疾病及其他慢性病的发生发展。

(二) 心理耗竭感

随着患者的病情加重、身体逐渐衰弱等，家庭成员照顾的时间会更长，劳动强度会更大。面对死亡的临近，患者家属一方面要照护患者，帮助患者安排生活，减少其孤独感与恐惧感，另一方面自己也要面对亲人离世的悲伤与失落。在这种长期精神压力状态下，家庭成员极易出现心理上的问题，如悲观、恐惧、害怕、焦虑、抑郁、失去控制、无助、无力感等，有时还会出现注意力不集中、记忆力差、理解判断能力下降等。部分责任感较强的家属，对自己要求过高，更容易被患者的病情所牵动，出现自责、内疚等负面情绪，从而出现心理耗竭感。

(三) 角色冲突

患者的家庭成员同时扮演多重角色，而这些角色时常产生冲突和混乱：治疗经费带来的经济负担是家庭成员要背负的一座大山；巨大的照顾压力，以及学习各种照顾方法和知识、参加各种疾病讲座等，也让家庭成员疲于应对；对于患者的爱与照顾有时还不被理解和接受，使照顾者备感委屈，甚至家庭关系陷入紧张状态。

(四) 持久哀伤与自我复原

丧亲者的哀伤反应受人口学、社会文化、个性特质等因素的影响。丧亲者从哀伤状态恢复到正常生活状态需要较长时间，一般约1年。在这个发展过程中，给丧亲者提供哀伤抚慰，帮助其缓解或摆脱失去亲人的痛苦是医护人员需要做到的。失去亲人的痛苦通常不会完全消失，甚至伴随终生。丧亲者在逝者去世后很长一段时间内仍偶尔会触景生情，再度思念失去的亲人，并表现出悲伤情绪，但此时的悲伤和对新生活的向往融合在一起，情绪可以共同存在。

三、告知的艺术

在临床实践中，病情告知是一种科学的工作方法，也是一门艺术，是临终关怀工作中的一个至关重要的环节，具有非常重要的意义。医护人员应根据患者不同的性别、年龄、职业、身份、学历、性格特点、情感类型、承受能力、疾病的情况（如癌症的不同类型、病情与转归）、不同的经济状况和特定的文化背景需求，运用简单易懂的语言，在适宜的时间，安静、安全及不被打扰的环境下，保持冷静，有计划、循序渐进地告知患者及其家属所患疾病的实际情况，面对患者及其家属的否认不要争论，不要摧毁一切希望，彼此坦诚，实事求是地针对疾病的治疗、预后及未来计划进行有效沟通。这样可以让患者及其家属感到被尊重和重视，同时患者对自己的疾病也有一个明确的认识，从而能做好下一步的规划，完成自己未尽事宜，减少遗憾。

第二节　临终关怀（安宁疗护）护理

一、临终关怀（安宁疗护）的定义

临终关怀（hospice care，HC），又称安宁疗护，是近代医学领域新兴的一门边缘性交叉学科，也是现代社会发展和人类文明进步的标志。临终关怀以终末期患者及其家属为中心，以多学科协作模式进行实践。它的概念分为狭义和广义两类：狭义的临终关怀是医疗机构提供的一种特殊服务，是为现代医学无法治愈的临终患者及其家属提供的一种全面照护，目的在于减少临终患者的痛苦，提高其生存质量，同时照护患者家属的身心健康。广义的临终关怀是近代医学领域新兴的一门边缘性交叉学科，通过观察、研究临终患者及其家属的生理、心理发展规律，为临终患者及其家属提供生物—心理—社会全面的照护，特别是为他们提供法律、经济、情感和精神上的支持性咨询。

2017年，国家卫生和计划生育委员会颁布的《安宁疗护实践指南（试行）》采用了"安宁疗护"一词。采用"安宁疗护"一词可回避传统文化和生死观中的"临终"和"死亡"等。本文以下亦采用"安宁疗护"一词。

二、安宁疗护的基本原则

（一）照护为主的原则

在目前临床常规诊疗过程中，以医学治疗为主、医护合作是最常见的医学治疗模式。对于终末期患者而言，安宁疗护主要以提高患者生命末期的生命质量为目的，尽量按患者及其家属的意愿来照护；医护人员要从以治疗为主的医学模式的限制中摆脱出来，转向以个体护理为主，给予患者更多的人文关怀，把减轻病痛、保持舒适作为临终医护救治的直接及最终目的，不增加过多医学治疗，不加重患者痛苦。

（二）人道主义的原则

临终患者的基本需求主要有三方面：①维持生命；②解除痛苦；③无痛苦地死去。临终患者在无法避免死亡时，其最重要的需求是解除痛苦并无痛苦地死去，临终患者不希望有过多的医学干涉和治疗，只想减轻身体的痛苦。但从我国目前的国情和家属的个人情感来看，完全放弃治疗并不能被家庭和社会所接受。相比一味地施以徒劳且加剧患者痛苦的各种抢救措施，遵循适度治疗的原则，以控制症状、减轻或解除痛苦为目的的支持性、综合性姑息治疗措施，更符合人道主义医疗救助行为准则。

（三）注重心理支持的原则

临终患者面临疾病的折磨，身心承受多重压力，其认知、行为、情绪复杂多变。医护人员应给予适当的心理治疗，协助患者家属帮助患者逐步理清内心的压力来源，接受不可避免且即将到来的死亡现实。

（四）伦理关怀的原则

随着生物医学技术的发展，现代医学已经可以通过运用各种仪器维持部分临终患者的生理生命，甚至使其长久地处于植物性生存状态，但这未必是临终患者本人想要达到的状态。此时临终患者生命质量极差，生命已经失去了本质的意义，在已知生命无法延续的情况下，临终患者更想得到的是符合生命伦理原则的关怀与照顾。

（五）社会化原则

安宁疗护是一个社会化的系统分工，它是社会文明的标志，需要全社会的共同参与和配合。首先，必须开展知识的普及和宣传教育，让人们了解生命的意义及临终的状态，以科学的态度正确对待死亡。其次，安宁疗护涉及医院、社区、家庭多系统，需要医护人员、社区人员、志愿者及患者家属的多方合作，才能得到全方位实施。

三、安宁疗护的服务内涵

安宁疗护的服务内涵主要体现在全人照护、全家照护、全程照护、全队照护、全社区照护五个方面。

（一）全人照护

终末期患者生命的最后阶段一般会出现疼痛、呼吸困难、食欲减退、腹胀、恶心、呕吐、便秘、水肿等不适症状，同时其因对生命长度的不确定性而时常觉得生命缺乏意义，出现悲观、恐惧、害怕、焦虑、抑郁、失去控制、无助等感觉。因此，对临终患者的照护需要提供身体、心理、社会、精神等多维度的照护。

（二）全家照护

终末期的患者正走向死亡，一个家庭乃至家族发生死亡事件是一件大事，家庭的每一位成员在身体、心理、社会、精神上也经历了创伤，会出现很多的问题。因此，除了照护好患者之外，患者家属也需要被照护。

（三）全程照护

根据病情与患者及其家属的意愿（选择权），在病情稳定时选择居家的安宁疗护，当病情加重时尊重患者的意愿选择在医院进行病房的安宁疗护。直至患者生命终结，安宁疗护团队的工作人员应进行全程管理。

（四）全队照护

安宁疗护团队是一个多学科的团队，包括医生、护士、药师、康复师、社工、志愿者、义工、营养师、宗教人员、心理咨询师等，每一位成员都要负责终末期患者照护的一部分，互相配合，彼此沟通，相互衔接。

（五）全社区照护

安宁疗护不仅是医疗机构、养老院的事，也是全社区的责任，作为安宁疗护团队的工作者，可以积极寻找和联结社会资源，动员全社会的力量（媒体等），全面救助贫困的终末期患者。

四、终末期患者的护理

（一）终末期体征变化的处理

1. 循环系统

（1）密切监测患者生命体征（如心率、血压变化）、末梢循环（四肢浅动脉搏动、皮温情况）及尿量变化，并及时做好记录。

（2）注意维持患者体温，四肢加盖衣被保暖，必要时应用热水袋、电热毯等。

（3）做好抢救药品和物品的准备。

2. 呼吸系统

（1）保持室内空气新鲜，定期消毒，及时通风换气。

（2）视病情给予舒适体位，如平卧或半坐卧位，神志或意识不清的患者应采取仰卧位且将头偏向一侧，或采取侧卧位。

（3）有效开放气道，保持呼吸道通畅。痰液堵塞（窒息）、呼吸困难是终末期患者的常见症状，床旁应常备负压吸引器，及时清理痰液和口腔分泌物，保持呼吸道通畅。

（4）给氧。判断呼吸困难程度，关注血氧情况，及时有效给氧。

3. 消化系统

（1）加强口腔护理。协助患者做好口腔清洁卫生，保持口腔清洁湿润，口干者也可用湿棉签湿润口唇。

（2）营养支持。终末期患者往往进食减少，甚至滴水不进，为保证其营养，应尽量满足患者的饮食需求。如果患者感觉恶心不适，可遵医嘱给予止呕镇吐药、助消化药、护胃药等，并给予流质饮食或半流质饮食，必要时采用人工方法，如插胃管或全胃肠外营养等，以补充营养和水分。

（3）保持大便通畅。便秘者可给予缓泻剂、灌肠或其他通便措施。

4. 泌尿系统

尿潴留患者可留置导尿（便秘者可给予灌肠或其他通便措施），做好会阴部皮肤清洁护理，以减轻患者躯体及精神上的痛苦，维护患者生理安全的需要（最基本的需要）。

5. 皮肤护理

终末期患者由于肌张力下降、呼吸、循环衰竭（机体虚弱），长期卧床，或因躯体疼痛而长期采取被迫卧位，极易导致压力性损伤发生。应帮助患者维持舒适的姿势，勤翻身（勤更换体位），局部进行除压处理（用平滑的手套或相关护理用物捋顺患者衣物），使用静压床垫或气垫床，预防压力性损伤。

6. 静脉血栓栓塞症预防

终末期患者由于活动减少、长时间卧床及血液处于高凝状态，是下肢深静脉血栓的高危人群，应协助患者进行下肢主动及被动运动，使用气压泵、局部按摩等物理方法预防血栓的发生。

7. **感官的护理**

（1）提供舒适、安静、整洁的病室环境，光线应适合患者的具体情况，避免临终患者因视物模糊而加剧恐惧心理。

（2）及时清洁患者眼部的分泌物，如患者眼睑不能闭合，可酌情局部用药，或用凡士林纱布覆盖双眼，维持眼睛湿润，加强对角膜的保护，防止其因干燥而发生溃疡或结膜炎。

8. **濒死患者的一般护理**

（1）给予临终患者足够的告别时间：临终患者处于濒死期时，实际上已经无法治疗和挽救，这时给予的抢救措施往往也无法挽回其生命。因此，在濒死期阶段，医护人员的任何抢救措施都是无效的，不但占用了患者和其家属的最后告别时间，有时反而会因为治疗增加临终患者的痛苦。对于医护人员来说，此时应给予患者与其家属充足的告别时间，同时配合科学的临终护理。如患者有宗教信仰，应尊重其宗教信仰。有宗教信仰的照护者也往往选择放弃抢救，以不惊扰患者。

（2）保持良好的离别环境：病房应有合适的光线，保持清洁，空气流通。临终患者听觉是最后消失的，医护人员和家属应注意言辞，避免给患者造成临终的不良刺激。给予温和舒适的离别环境，原则是保持患者的自尊和尊严，减轻其痛苦，使患者尽量感到舒适和满足，安宁地离开人世。

（3）临终护理操作：在原有的临终期护理的基础上，应做到尽力满足患者的要求，做好必要的清洁护理。在患者呼吸和心跳停止时（或者血压、血氧逐渐降低时），应该立即征求和尊重患者家属的意见，如是否进行积极的抢救措施，是否签署知情同意书；如果患者家属自愿放弃抢救，应做好患者及其家属的心理护理；若经抢救无效，医生宣告患者临床死亡，护士应准确记录死亡时间，撤除各种管道和治疗用物，准备遗体护理。

（二）遗体护理

1. **意义**

遗体护理是指患者死亡后，护士对遗体进行清洁，保持遗体无渗血、渗液，维持一个良好的姿势（尸僵后难以更改姿势），尊重死者，让死者安详离去所进行的一系列的护理程序。它不仅是一种必要的护理措施，更涉及多方面、多层次（如死者、家庭、亲属、医院，以及心理学、社会学、宗教学、民俗学等）的问题。遗体护理是对死者的尊重，也是对生者的支持和安慰，充分体现了人道主义精神和崇高的护理职业道德。

2. **准备工作**

患者被宣告临床死亡后，医生应立即填写死亡通知单。护理人员进行准备工作，包括环境准备和用物准备，此时应劝导死者家属暂时压抑心中的哀痛，协助护理人员料理遗体，与患者进行最后的相处，顺利度过这一艰难的时光。

3. **过程**

（1）填写好尸体识别卡，备齐用物（如弯盘、棉球、血管钳、剪刀、中单、衣物、梳子、绷带、屏风等）至床边。（居家的按本土风俗进行。）

（2）关门窗，撤去治疗用物，如输液用物（留置针、深静脉管道等）、吸氧管、其他各种管道（胃管、气管插管、尿管及各种引流管等）、心电监护仪等。

（3）将遗体摆成平卧位姿势（安详状态），头下垫一枕，双臂放于身体两侧，用大单遮盖，避免因头部位置过低（如头低脚高位）致面部充血发绀及胃内容物流出。

（4）清洁面部，使眼睑闭合；若不能闭合可用毛巾湿敷眼睑，使其下垂闭合。如有义齿应装上（维持面部大致形状）。用不脱脂棉球填塞口、鼻、耳、肛门、阴道、尿道等孔道，若有消化道出血或肺部疾病者应填塞咽喉部，以免液体外溢；严禁堵塞孔道用的棉球外露，必要时用四头带托起下颌。

（5）脱去衣裤，依次清洁上肢、胸、腹、背及下肢，必要时用液体石蜡或清水擦净胶布痕迹。

（6）为逝者穿衣（或寿衣）、梳头。系尸体识别卡于死者手腕部。

（7）用尸单覆盖包裹遗体，并用绷带固定躯干部分（如胸部、腰部及踝部），尸单上别一张尸体识别卡。盖上大单，通知太平间，送遗体于太平间。停尸屉外放一张尸体识别卡。

（8）清洁、消毒床单位。传染病患者遗体应严格消毒处理（如阳光下照射、紫外线照射等）。

（9）整理病例，准确填写死亡时间，死亡时间应与医嘱一致。

（10）与逝者家属共同清点患者在院期间的遗物，做好交接；逝者家属不在时，可双人清点后列贵重物品清单交护士长或科室专管人员保存，过后（在逝者家属办理出院等手续时）交还逝者家属或逝者工作单位。

（三）丧亲者的关怀措施

医护人员应认识到丧亲者的心理创伤比逝者所经历的心理历程更为漫长和痛苦（经历患者被确诊疾病、病情进展、求医治疗，最后仍不能挽救生命、失去亲人的痛苦等）。逝者死亡后丧亲者的悲伤会大量涌现，长期的思想抑郁和痛苦折磨，必将累及丧亲者的身体健康、家庭生活和社交状态，此时医护人员应对丧亲者报以同情、理解和抚慰，进行情绪的支持和心理的疏导，缓解他们的身心痛苦。

（1）陪伴与聆听。获知亲人死亡后，丧亲者最初的反应是麻木和不知所措，此时应鼓励丧亲者尽情宣泄他们悲痛的情绪，表达他们内心的哀伤，不能用一些表面"善意"实则冒犯丧亲者的语言，如"你不要再想这件事了""别人的情况比你更糟"，这些评判性和控制性的语言往往会使丧亲者的情绪更加激动，可以陪伴、抚慰和认真聆听的方式，引导丧亲者宣泄内心的痛苦。

（2）协助表达悲痛情绪。哭泣是悲伤者最常见的情感表达形式，此时的哭泣是一种很好的发泄内心悲伤情绪的方式。医护人员应给予丧亲者一定的时间、一定的场所，给予其支持（如拥抱、倾听等），使丧亲者能够通过哭泣发泄情绪。一些丧亲者会同时产生对命运的抱怨，此时应协助他们表达愤怒情绪。

（3）协助办理丧事。根据死者的遗愿和丧亲者的要求，帮助办好追悼会或遗体告别仪式，肯定逝者在社会中的地位和影响力，帮助丧亲者接受"死者已逝"的事实，给予丧亲者表达对死者尊敬和哀悼的机会。也可聚集死者的亲朋好友，向丧亲者表达关怀与爱，在情感上表达共鸣，提供支持与帮助。

（4）促进适应新生活：①鼓励丧亲者在亲人逝去后鼓起勇气进行正式告别，接受现实，继续勇敢地生活下去，远离悲伤和痛苦，重建生活的信心。②鼓励丧亲者建立新的人际关系，调动丧亲者的重要社会关系（如朋友）作为支持性资源，并指导他们如何给予丧亲者有效的帮助，协助丧亲者将悲伤慢慢放下，适应新的生活，逐步与他人形成新的人际关系。③鼓励丧亲者培养新的兴趣、参加多姿多彩的社会活动，协助丧亲者重新建立新的生活方式，如与新的朋友、兴趣爱好相同者共同建立关系网，诉说与倾听，与志同道合的人一起怀念过往，展望未来，去开始人生新的旅程。

（5）必要时需要给予积极治疗。过度的哀痛、忧郁和悲伤可能造成丧亲者精神上的创伤和心理障碍，甚至会诱发躯体其他疾病，需要给予必要的医疗援助。

（6）建立丧亲者随访制度。在国外，安宁疗护机构通过如下三个方面实施临终关怀随访工作：①时间。在患者去世后2周、2个月或6个月甚至1年内对丧亲者进行随访。②方式。通过信件、电话等随访方式与丧亲者保持联系。③内容。了解丧亲者的现状和心理状态，了解其是否需要救助，提供及时护理，为症状管理提供帮助等。

五、社区安宁疗护

（一）目的

社区安宁疗护是为终末期患者及其家属提供专业团队的服务，使患者的症状得到早期的控制，缓解疼痛及其他窘迫症状；同时给予患者及其家属心理支持，减轻患者及其家属的心理压力，使其逐渐接受临终的事实；维护患者尊严、缓解家属痛苦，陪伴患者有尊严地走完人生，也让家属能无遗憾地面对患者的死亡，达到生死两相安。

（二）意义

1. 社区安宁疗护的建设是为满足民众的需求

社区安宁疗护可惠及社区的每一个家庭，是一项重要的民生工程。社区覆盖范围广，辐射服务对象多，社区医疗卫生服务中心能够就近为终末期患者提供安宁疗护的服务，满足终末期患者的生理和心理需求，它符合中国传统人道主义，也满足了终末期患者"落叶归根"的期望。逐步建立并完善符合我国国情的社区安宁疗护体系，将最大限度地支持和慰藉更多终末期患者，从而达到善终的目标。

2. 社区安宁疗护的建设是便民利民的举措

终末期患者常出现疼痛、气喘等症状，机体脏器功能、生活自理能力每况愈下，心理也出现很多困扰，需要接受医疗护理服务。居家患者不方便就医，而社区安宁疗护团队能及时、精准、便利地提供安宁疗护服务。

3. 规范社区安宁疗护，整合医疗资源

双向转诊的实行将医疗机构与居家模式相结合，让控制症状、照护、心理干预等多种服务无缝对接，使终末期患者可以得到系统规范的治疗与护理，这不仅包括药物上的护理，也涉及伦理及缓解痛苦的措施。社区安宁疗护既能满足终末期患者及其家属的服务需求，也能缓解大型医院资源紧张的压力，减少患者的医疗费用，从而减少终末期患者家庭经济的支出。

4. 社区安宁疗护的建设是顺应时代需求

我国人口老龄化问题日趋严重，癌症的发病率不断增高，老年人的护理特别是安宁疗护服务已经成为一个重要的社会问题。临终老人自理能力低下，需要悉心照顾，"四二一"特有的家庭结构及巨大的生存压力使得家庭照护难以顾及，因此建设社区安宁疗护是顺应时代需求。

（三）服务模式

社区安宁疗护中心开展安宁疗护服务，须在本地区卫生健康局办理登记手续，为终末期患者及其家属提供住院、门诊、家庭病床基本服务，满足患者及其家属在身体、心理、社会及精神方面的需求。

1. 病区服务模式

设置标准参照国家卫生和计划生育委员会2017年1月25日发布的《安宁疗护中心基本标准和管理规范（试行）》（国卫医发〔2017〕7号）或《上海市社区卫生服务中心舒缓疗护（临终关怀）科设置标准》（沪卫基层〔2012〕020号）标准执行，具体可根据地区情况，按照当地卫生健康管理部门要求和指引设置。

2. 工作职责

（1）社区卫生服务中心应建立各项规章制度，明确工作人员岗位职责，落实管控措施，规范技术及操作流程，确保医疗护理的质量与患者安全。

（2）社区卫生服务中心应结合自己的规模、诊疗水平、统筹能力开展相应的基本医疗与基本公共卫生服务，满足本辖区居民对安宁疗护服务的需要。

（3）社区卫生服务中心可发挥独特的优势，与综合医院紧密联结，共同发展和壮大安宁疗护人才队伍。

（4）社区卫生服务中心可联合民政机构、红十字会、妇联等对贫困家庭人员或者终末期妇儿患者的镇痛药物自费部分进行减免，并为他们提供心理援助。不定期举办知识讲座帮助社区居民建立安宁疗护理念。

（5）按国家卫生健康委员会要求，综合医院与各社区卫生服务中心组成联盟单位，建立合理的转诊机制，让患者得到妥当的救治及舒适的安宁疗护护理。

3. 服务方式

建立以社区为主导、以门诊为依托、以病区或居家（家庭病床）为核心保障的四位一体化服务体系，满足患者及其家属的心理、精神及社会方面的需求。

4. 服务原则

遵循"全人、全家、全队、全程、全社区"的照顾原则。

5. 服务对象

凡诊断明确且病情不断恶化、现代医学不能治愈、属不可逆转的慢性疾病终末期、预期存活期小于6个月的患者，根据当地对社区的临终关怀准入标准执行。

6. 服务流程

社区安宁疗护中心病区服务流程见图9-1。

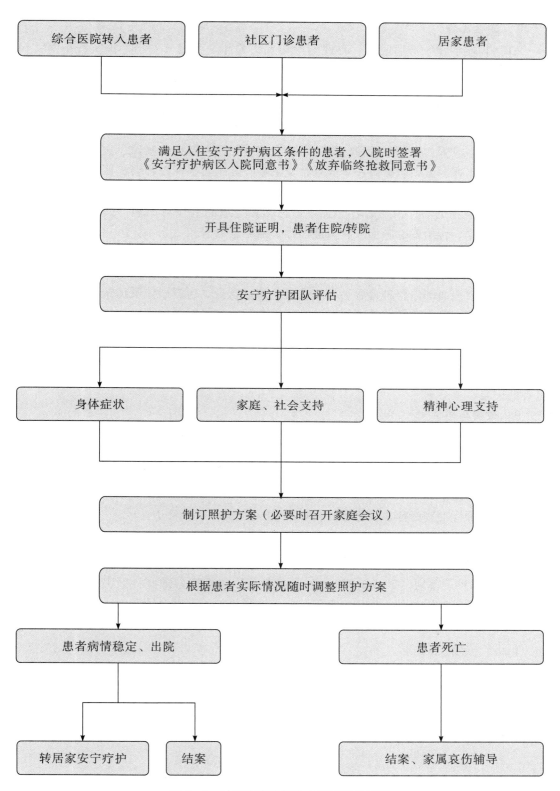

图 9-1 社区安宁疗护中心病区服务流程

7. 服务内容

（1）控制症状、舒适照护、心理支持和人文关怀。参照《安宁疗护实践指南（试行）》相关内容执行。

（2）日间临终关怀。社区卫生服务中心可设日间临终关怀活动室，活动室内有安宁疗护书刊、视听资料、娱乐器具（如乐器、棋类用具、书法用具、绘画用具、艺术拼图）等娱乐资源。工作人员可根据患者病情有计划地安排组织住院患者、居家患者及其家属到活动室或到户外参加八段锦锻炼、病友聚会、病友互助、联谊、出游、插花、园艺、讲故事比赛、健康教育讲座等娱乐社交活动，让患者在回归社会、回归家庭、回归自然的氛围中获得专业心理辅导及患者彼此之间的情感支持。

（3）其他辅助治疗。随患者的意愿进行相关舒适的治疗与护理，如中医缓释、香薰、物理治疗、音乐或绘画治疗、机能治疗、营养辅导等。

（4）濒死症状评估、死亡准备、遗体护理及丧葬准备。对濒死症状的评估能更准确地预估患者死亡时日，以利于患者及其家属做死亡准备。遗体护理包括撤去一切治疗护理用品、清洁面部、整理遗容、填塞孔道、清洁全身、包裹遗体及运送遗体等。在遗体护理过程中，尊重逝者及其家属，允许家属参与，满足家属的需求。协助办理丧葬手续、联系殡仪馆等。采用适合的悼念仪式让逝者家属接受现实，合理与逝者真挚告别。

8. 病历书写

建立安宁疗护专科评估表，按照《临床护理文书书写规范》准确、规范、及时、客观地记录。

9. 教育与培训

定期开展人员培训，确保每一个工作人员都能参与在职或继续教育课程的培训。课程包含社区卫生服务中心的制度、岗位职责、社区安宁疗护理念、概念、操作流程、技能与沟通能力，以及相关伦理、法律知识等内容。

10. 服务评价

服务评价标准同医疗机构服务评价标准。

（四）门诊服务

安宁疗护的门诊规模可参照《上海市社区卫生服务中心舒缓疗护（临终关怀）科设置标准》（沪卫基层〔2012〕020号）标准执行，或根据各地区社区卫生服务中心的规模设置，要求布局合理、保护患者隐私、无障碍设计，并符合国家卫生学标准，制定服务流程，并配备门诊服务需要的设备。

（五）居家服务

多学科团队根据患者的需要定期上门开展服务，并保证必要的交通工具及通信联络设备。

第三节　居家安宁疗护

一、目的

居家安宁疗护是在家庭环境下，为满足终末期患者在家中接受照护和离世的愿望，从生理、心理等方面为他们提供更好的医疗服务和人文关怀，最大限度帮助患者走完人生"最后一程"，使其在平和、温暖中实现人生的"谢幕"；同时，帮助患者家属减缓失去亲人的痛苦，积极面对生活，最终提高患者及其家属在各个阶段的生活质量。

二、意义

（一）体现医学的进步、社会文明的发展及对生命尊严和价值的重视

安宁疗护起源于英国，1967年，西西里·桑德斯博士在英国伦敦创立了世界上第一所临终关怀医院即圣克里斯托弗临终关怀医院（St. Christopher's Hospice），随后考虑到患者希望能在家中接受后续治疗的心愿，于1968年成立居家安宁照护小组，此后居家安宁疗护不断发展并推广到全世界，体现了医学的进步、社会文明的发展及对生命尊严和价值的重视。

（二）有助于减轻患者躯体不适症状

终末期患者常伴有较多的躯体不适症状，伴随焦虑、恐惧、绝望、抑郁等心理障碍，患者在安全、熟悉的家庭环境中更容易接受对疼痛等不适症状的控制、舒适护理、心理疏导等服务。居家安宁疗护将有助于缓解患者躯体不适症状及心理压力，改善患者日常生活自理能力，提高其生活质量。

（三）有助于患者更好地面对死亡

对于终末期患者来说，家是自己最热爱和熟悉的环境。患者在熟悉的环境中，能够维持常态的生活。有了居家安宁疗护服务，亲人们可轮流照顾患者，邻居友人可方便探视、慰问患者，可减少患者患病期间的孤独无助、失落感等，让患者获得更多的安慰与力量，患者带着温暖的亲情和挚爱，平静安详地离开这个世界，得到"善终"。

（四）有助于患者与其家属的沟通和告别

在家中送别亲人，可以进一步升华患者与其家属的关系。以前的误会、隔阂如果可以及时消除，以及以前没能说出口的爱意与关怀如果可以及时表达，不仅可以令逝者安心离去，也可令生者放下心结。这种"善别"对于终末期患者和其家属的心理都具有重要意义。

（五）有助于逝者家属尽快摆脱哀伤，投入新的生活

患者在家中离世的过程，对家属来说是一次最好的生死教育课程。当亲人离世

时，人们总是怀念他（她）对家庭和社会做出的贡献，肯定其人生的价值和意义。活着的人将更加珍惜生命，努力实现生命的价值。另外，居家安宁疗护服务可以为去世者家属提供哀伤辅导，帮助其减轻失去亲人的痛苦，接受"善生"的观念。

（六）有助于优化医疗资源配置

患者在家中接受安宁疗护服务，既可保持照护的连续性，缓解医院床位紧张的状况，又可减少医疗费用支出，这有利于优化医疗资源配置，节约国家卫生费用支出。

三、服务模式

提供居家安宁疗护的医护人员可来自医院、宁养院、安宁疗护中心或社区卫生服务中心等服务机构，为终末期患者及其家属提供居家照护服务，满足患者及其家属心理、社会及精神方面的需求。

（一）人员配备

组建多学科合作团队，包括医学、护理、药学、康复、心理、营养等方面的相关人员，以及社会工作者、志愿者等，若条件允许，可另配备内勤人员、司机。

（二）工作职责

（1）制定探视制度、首次出诊制度、复诊制度、不同形式的探访流程，依照探访规定，合理安排探访。

（2）团队成员服从安排，不私下更换探访时间，若有特殊情况，需要按程序进行上报。

（3）家访时要诚实守信、准时，若家访时间有变化，应及时通知被访患者及其家属。

（4）首诊时要严谨细致，仔细了解患者的病史及治疗史，耐心倾听患者的主诉，认真做好相应的体格检查。

（5）再次探访患者应适时、及时、认真，确保足够的复诊时间。

（6）明确诊断后应及时采取可能的治疗措施或提出医疗建议，并依据患者的具体情况做好相应的心理疏导和护理指导。

（7）病历书写应按规定完成，及时、完整、如实、准确地记录。

（8）注意保护患者及其家庭的隐私，确保患者及医护人员双方的安全。

（三）服务方式

（1）居家探访。

（2）电话或互联网咨询。

（四）服务原则

居家安宁疗护的服务原则是以终末期患者及其家属为中心，为其提供"全人、全家、全队、全程、全社区"的照顾。

（五）服务对象

居家安宁疗护的服务对象是愿意接受居家安宁疗护的终末期患者。

（六）服务流程

1. **居家探访患者的流程**

首次居家探访患者由安宁疗护团队登记后安排到患者家中探访，根据患者及其家属的情况和存在问题定期进行复诊，包括对其身体、心理、社会、精神方面等的服务。首次居家探访患者的流程见图9-2。复诊患者居家探访流程同首次居家探访流程。

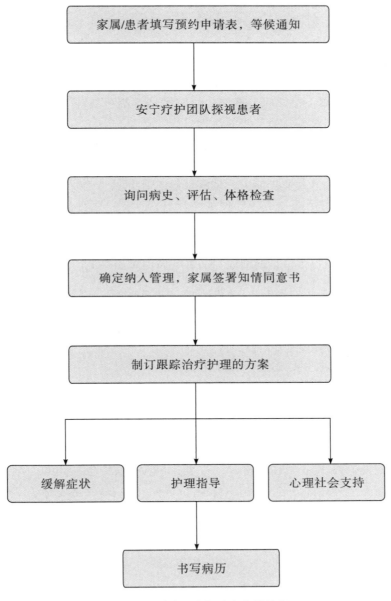

图9-2 首次居家探访患者的流程

2. **电话或互联网咨询服务流程**

（1）对复诊患者应定期进行电话或互联网咨询，在患者服药后或调整医嘱后，未对患者或其家属进行面对面交流患者病情的,应进行电话咨询。

(2)电话或互联网咨询的内容较丰富,包括医生的疼痛控制咨询、症状处理指导、舒缓护理指导、社工对社会—心理—精神方面个案的电话辅导、哀伤个案的电话哀伤辅导及社工为患者及其家属寻求社会资源的电话咨询等,制订电话咨询患者服务流程。

(七)服务内容

(1)家庭环境的评估:创造适宜的休养环境,提供预防跌倒等居家安全指导。

(2)症状控制、舒适照护、心理支持和人文关怀:参照《安宁疗护实践指南(试行)》相关内容执行。

(3)药物管理:指导药物服用的方法。

(4)指导各种管道(如导尿管、胃管、腹膜透析管、引流管等)护理。

(5)日常生活照顾:指导床上擦浴、口腔护理、翻身技巧、更换体位、个人卫生护理、饮食护理、叩击震颤排痰、吸痰法等。

(6)社会支持:根据患者家属的需求定期开展家属团体活动,主题包括患者护理、沟通、经验支持、压力舒缓、爱的表达、精神照护等,使患者家属获得照护患者身体、心理、精神的方法,提升其照护能力,缓解其焦虑情绪。

(7)濒死前出现的征兆、遗体处理须知及哀伤辅导:指导患者家属识别濒死前症状,做好患者死亡准备。尊重逝者的意愿和当地习俗,做好尸体料理,办理丧葬手续,联系殡仪馆。可采用"哀伤评估及跟进服务记录"(表9-1)对逝者家属的哀伤程度进行评估,根据评估结果提供电话访问或与逝者家属面对面交流。

表9-1 哀伤评估及跟进服务记录

死亡时间:			死亡地点:		
家属哀伤危机程度(请在相应的选项前打"√")					
L1:正常的哀伤,不需要特别的跟进服务即可预期复原					
L2:基本上不需要特别跟进服务也可逐渐恢复					
L3:可能需要特别跟进服务					
L4:需要安宁疗护团队紧急支援,或者需要转介给其他专业机构紧急支援					
请按照相应的哀伤危机程度在团队成员已经提供的服务内容上画"√",并标明服务日期、服务执行人姓名,涂黑表示该程度不需要此服务,"±"表示该服务需要决定是否提供					
危机程度	首次评估面谈/电话(逝世后6周内)	慰问卡和宣教单张当面呈送或邮寄	电话联系(首次评估后2周)	跟进电话关怀(首次评估后4~6周)	家居探访(首次评估后4周)	转介(有需要时)
---	---	---	---	---	---	---
L1						±
L2						±
L3					±	±
L4			紧急电话联络		紧急:首次评估2周内	±

续表 9-1

以下内容仅在危机程度为 L3、L4 的情况下填写

需要特别跟进服务的遗嘱的一般资料
姓名：　　　　　　　性别：　　　　年龄：　　　　与患者关系：
职业：　　　　　　　　　　　　　　宗教信仰：
联系方式：

需要特别跟进服务的遗嘱的呈现问题：

转介人员签字：　　　　　　　社工人员签字：
时间：

（续页，危机程度为 L3、L4 需要）

患者姓名：	性别：	年龄：

哀伤患者支持系统
家属：　　　　　　　　关系如何：
亲戚：　　　　　　　　关系如何：
朋友：　　　　　　　　关系如何：
工作伙伴：　　　　　　关系如何：
宗教团体：　　　　　　关系如何：
其他人：　　　　　　　关系如何：

工作及有意义的活动
工作性质：　　　　　　对哀伤者之意义：
工作地点：　　　　　　工作时之情绪：
与同事的关系：　　　　对工作之期待：
其他有意义的活动：

身体状况
睡眠：　　　　　无变化　　　有变化　　　有明显变化，建议：
饮食：　　　　　无变化　　　有变化　　　有明显变化，建议：
外观：　　　　　无变化　　　有变化　　　有明显变化，建议：
身体疾病：　　　无变化　　　有变化　　　有明显变化，建议：
体重：　　　　　无变化　　　有变化　　　有明显变化，建议：
其他身体变化：

续表 9-1

情绪行为表现
忧郁　　罪恶感　　愤怒　　退缩　　否认　　麻木　　哭泣
焦虑不安　　烦躁　　多言（喋喋不休）　　　其他_____

认知：
行为反应：
自杀意图：　　有　　　　无　　　建议：
酗酒、安眠药使用或其他行为改变：

其他压力来源：

经济状况：　良好　　尚可　　不好　　有很大困难
居住状况：　无改变　　有变化　　未决定
最近发生的其他重大挫折事件：

服务跟进记录

日期与时间	问题说明	描述处置过程及哀伤者反应

结案摘要：

　　工作人员：　　　　　　　　　　结案时间：

资料来源：吴欣娟. 安宁疗护专科护理［M］. 北京：人民卫生出版社，2020：54-69.

（8）转介服务：当患者需要入院接受安宁疗护时，主动提供转介服务，协助及安排其入住安宁疗护病房等。

（八）病历

建立居家安宁疗护的服务病历（表9-2）。

表9-2　居家安宁疗护的服务病历包含的项目及内容

基本信息	个人及家庭基本情况、患者的家系图
疾病信息	既往史、现病史
系统回顾	一般情况、消化系统、呼吸系统、循环系统、泌尿生殖系统、运动系统、神经系统等

续表 9-2

体格检查	一般情况、皮肤黏膜、淋巴结、头颈部、胸部、腹部、脊柱四肢、神经系统等
疼痛评估	常用疼痛强度评估方法有：数字分级法、程度分级法、视觉模拟法、Wong-Baker 脸谱法
活动能力生活质量评估	日常生活活动能力（activity of daily living，ADL）评分、卡氏评分（Karnofsky performance status，KPS）、生命质量（quality of life，QOL）评估等
记录表	居家安宁疗护服务病程记录表、居家安宁疗护服务医嘱表、居家安宁疗护服务护理单、居家安宁疗护服务哀伤支持评估及跟进服务记录等
知情同意书	居家安宁疗护服务知情同意书，麻醉药品、第一类精神药使用知情同意书等

资料来源：吴欣娟. 安宁疗护专科护理［M］. 北京：人民卫生出版社，2020：54-69.

（九）教育与培训

给居家安宁疗护的护士提供定期培训，使工作人员具备安宁疗护居家护理的相关知识，不断提高其实践技能。

（十）以患者满意度与家属满意度作为服务评价指标

服务评价指标详见医疗机构服务评价标准。

在安宁疗护的过程中，不仅需要医疗团队的专业技术和指导，也需要患者及其家属的主动参与和配合。安宁疗护是一门专科性、实践性很强的专科，由于服务对象的特殊性，其临床实践具有很大的挑战性，只有多学科（包括医学、人文学、哲学、社会学、法学等）合作，从政策、管理、模式上不断探索、总结经验，才能让患者及其家属得到更好的照护。

案例拓展

岳女士，女，60岁，本科学历，公务员，已婚，有一女（在外地工作），是某街道居民。全身皮肤巩膜黄染3个月，腹胀、食欲下降、乏力1月余，偶有疼痛，影响睡眠，在某三甲医院诊治后转入社区安宁疗护病房，患者及其家属均能接受安宁疗护服务，但家属提出尽量给予最积极治疗的要求。主诉：腹部肿瘤术后3年余，腹胀、腹痛加重3天。现病史：患者3年前在某三甲医院手术，其病理诊断是结肠癌肝脏多发转移。查体：体温36.8 ℃，脉搏102次/分，呼吸25次/分，血压118/70 mmHg，疼痛3分，神志清，对答切题，皮肤、巩膜黄染，轻度瘙痒，食欲低下，腹部膨隆，偶有恶心、呕吐，双下肢水肿，疲乏，睡眠差，小便量少、浓茶样，大便干、量少。检验：血红蛋白、白蛋白、总蛋白、血钾、血钙均低于正常值。患者及其家属签署《安宁疗护入院同意书》及《放弃临终抢救知情同意书》。患者及其家属清楚病情，已接受现实状况。

（1）如何评估岳女士安宁疗护的需求？

（2）社区卫生服务中心的安宁疗护团队如何满足岳女士及其家属对安宁疗护的需求？

（3）岳女士符合入住社区安宁疗护病房的条件吗？

（4）安宁疗护服务的三大角色即缓和医疗、舒适照护、人文关怀的任务分别是什么？如何合作定位？

（谢蓉芝　陶红梅）

参考文献

[1] 陈英梅，陆美玲. 优质护理服务应用于晚期肿瘤患者临终关怀中的效果分析［J］. 中外医学研究，2018，16（30）：122-124.

[2] 黎晓艳，童莺歌，邱文波. 美国姑息照护指南、专家共识解读及其对我国开展姑息照护的启示［J］. 护理研究，2016，30（35）：4422-4425.

[3] 刘瑾，徐春艳. 肿瘤医院护士对临终照护的态度及影响因素分析［J］. 中国社会医学杂志，2018，35（5）：502-504.

[4] 强万敏，姜永亲. 肿瘤护理学［M］. 天津：天津科技翻译出版有限公司，2016：466-482.

[5] 强万敏. 终末期癌症患者尊严照护的研究进展［J］. 中国护理管理，2018，18（3）：320-325.

[6] 王京娥，康宗林. 居家安宁疗护实践经验——以宁养院模式为例［J］. 中国护理管理，2019，19（6）：815-819.

[7] 王梦莹，王宪. 国内外安宁疗护的发展现状及建议［J］. 护理管理杂志，2018，18（12）：878-882.

[8] 王务萍，林海燕，钱媛媛，等. 安宁疗护在结肠癌晚期患者中的应用研究［J］. 医院管理论坛，2018，35（11）：35-38.

[9] 吴欣娟. 安宁疗护专科护理［M］. 北京：人民卫生出版社，2020：54-69.

[10] 谢金芹，江锦芳. 乳腺癌患者姑息照护研究进展［J］. 护理研究，2018，32（2）：179-182.

[11] 于文华，陆宇晗，路潜，等. 癌症患者主要照顾者预期性悲伤的研究进展［J］. 中华护理杂志，2018，53（6）：730-735.

[12] CHOCHINOV H M. 尊严疗法：临终寄语［M］. 天津：天津科技翻译出版有限公司，2018：7-53.

[13] CAMPBELL C S, BLACK M A. Dignity, death, and dilemmas: a study of Washington hospices and physician-assisted death［J］. Journal of pain and symptom management, 2014, 47（1）: 137-153.

[14] LAMMI U K, KOSUNEN E, KELLOKUMPU-LEHTINEN P. Palliative cancer care in two health centres and one hospice in Finland［J］. Supportive care in cancer: official journal of the multinational association of supportive care in cancer, 2001, 9（1）: 25-31.

[15] OLVER I, KEEFE D, HERRSTEDT J, et al. Supportive care in cancer—a MASCC perspective［J］. Supportive care in cancer: official journal of the multinational association of supportive care in cancer, 2020, 28（8）: 3467-3475.

第十章 中医护理学在社区中的应用

学习目标：
- 掌握社区常用的中医护理技术操作方法及注意事项。
- 熟悉中医护理基础理论在中医护理学中的应用。
- 了解中医护理的基本原则。

第一节 中医护理学概述

中医学是我国的传统医学，是中国古代劳动人民在长期医疗实践过程中的宝贵经验集成，是中华传统文明的重要组成部分。中医学伴随着中华民族的发展而发展，为中华民族的生命健康保驾护航，时至今日，中医学的理念仍在临床、护理、康复、预防保健等卫生领域发挥着重要作用。

中医护理学是一门新兴的学科，是在以整体观、辨证施护为核心理念的中医药理论指导下，结合现代护理技术，广泛运用于临床护理、疾病康复、预防保健等方面，是中医药学的重要组成学科之一。

中医护理的基本特点为：整体观念、辨证施护。

（1）**整体观念**：中医学整体观念认为，人体是一个有机的整体，人与自然、社会环境亦构成一个整体，且它们之间具有统一性和完整性；人体的五脏六腑在生理功能上相互协调，在病理上也相互影响；因此在护理过程中应注意整体护理。

（2）**辨证施护**：辨证施护就是在中医学理论指导下，从整体观出发，通过望、闻、问、切四诊以收集患者的各种症状和体征，再进行综合分析，辨明疾病的病位、病因、病机、病势，从而得出某种性质的证候，然后依据辨证的结果确立针对性的护理措施。辨证施护是一项动态的工作，而不是一成不变的。中医重视个体差异及环境对人体的影响，故而强调医护人员对疾病的诊治和护理需要因时、因地、因人而异。

第二节　中医的基础理论

中医学理论的形成与古代哲学思想密切相关，其主要内容有阴阳学说、五行学说、藏象学说、气血津液、病因病机、护治原则等。

一、阴阳学说

古代哲学认为自然界中具有相互对立、统一两面性质的事物和现象均可以用"阴阳"来指代。阴阳类似于矛盾，但内涵比矛盾丰富，外延较矛盾小。万物均可分阴阳，阴阳属性具有普遍性、相关性及相对性。阴阳不是一成不变的，在特定的条件下可以相互转化，故有"重阴必阳、重阳必阴""寒极生热、热极生寒"之说。阴阳之中亦可再分阴阳，如中医学根据阴阳的盛衰关系可将疾病证型分为阳明、少阳、太阳、太阴、少阴、厥阴，以指导临床疾病分期。

（一）阴阳学说的基本内容

（1）阴阳的相互对立制约：是指事物的矛盾两个方面在统一体中相互牵制、相互斗争，此消彼长，从而表现出对立统一的动态平衡。

（2）阴阳互根互用：是指阴阳相互依存，互为根本，并相互促进，所谓"孤阴难存，独阳不长"。

（3）阴阳的相互消长：是指事物的阴阳盛衰不是静止不变的，而是始终处于运动变化的状态，"阴阳平衡""阴消阳长""阳消阴长""阴阳俱损"均可能出现，并处于动态变化中。

（4）阴阳相互转化：是指阴阳对立的两面在某些特定的条件下可相互转化，临床上可表现为病势由虚转实或由实转虚、病位由表入里及由里出表等变化。

（二）阴阳学说在中医护理学中的应用

（1）说明人体的组织结构：从人体的部位、结构看，在上为阳，在下为阴。例如，胸腹关系中，胸在上属阳，腹在下而属阴；背为阳，腹为阴；体表为阳，体内为阴；脏腑中六腑为阳，五脏为阴。阴阳的属性不是绝对的，而是相对的，阴阳可随划分条件的变化而变化。

（2）说明人体的生理功能：中医学认为，人体的健康取决于阴阳维持对立统一的动态平衡。人体的生命活动以物质为基础，物质的本质属阴，其发挥的功能属阳。阳在外，可以起到抵御外来邪气的作用；阴在内，可以为阳不断地储备和补充能量，是阳的物质基础，如五脏主藏精气，六腑主消化、传导饮食水谷。对于人体阴阳而言主要强调其动态平衡与协调，脏腑的功能与物质亦是阴阳相互依存、相互消长的关系。

（3）说明人体的病理变化：中医学认为，人体健康是阴阳维持相对平衡的结果，若阴阳的平衡关系受到破坏则会导致疾病的产生。疾病的发生、发展取决于正气与邪气相互斗争的结果，可以用阴阳失衡的关系来概括说明，因此，疾病可表现为阳盛阴虚、阴盛阳衰、阴阳两虚等。

（4）用于疾病的诊断和临床治疗用药：机体阴阳失衡是疾病发生、发展的根本原因，因此，临床病证均可用阴阳变化的基本规律来加以分析和辨别。中医学常用望、闻、问、切四诊来收集资料，再加以综合分析，其中最重要的是要分清阴阳并纠正阴阳失衡状态。如望诊中，一般色泽鲜明者为阳，色泽晦暗者则为阴；又如闻诊中，声音响亮者多为阳，声音微弱者多为阴。

（5）用于指导养生防病与护理：养生防病最重要的是要调和阴阳，包括维持人体阴阳平衡及人与自然的和谐统一。中医注重顺应四时变化来调和阴阳，从而增强防病保健的能力，"春夏养阳，秋冬养阴"正是顺应四时的体现。与此相反，如果机体违背四时变化的规律，则不能达到调和阴阳的目的，容易致病生变。

二、五行学说

五行是指金、水、木、火、土这五种元素的运动变化的规律。中国古代哲学认为这五种元素是构成万物的基本元素，但它们不是固定不变的，而是处于相生相克的动态演变中。正是由于它们的相生相克，才有了世间万物各具特点而又紧密相连的动态平衡。

（一）五行学说的基本内容

1. 五行的各自特性

"金曰从革"指凡具有肃杀、沉降、收敛等金属类特性的事物均可归类为"金"；"木曰曲直"指凡具有升发、生长、条达等植物特性的事物都可归类为"木"；"水曰润下"指凡有下行、寒凉、滋润、闭藏等流水特性的事物均可归类为"水"；"火曰炎上"指凡具有向上、繁茂、温热等特性的事物均可归类为"火"；"土爱稼穑"指凡具有受纳、储藏、化生万物等特性的事物均归类为"土"。

2. 五行的相生与相克、相乘与相侮

五行学说的核心是以五行元素间的相生与相克演变来表述事物间的变化演变。五行的生克乘侮巧妙地说明了事物发展过程中相互联系与相互制约的规律及根源。

五行的生克制化：五行相生是指分属五行的各事物之间具有相互资生、助长及促进的作用，"生我者为母，我生者为子"；五行相克是指事物间除了相互促进外，还有相互制约的关系，以防无序或无限生长，"我克者为所胜，克我者为所不胜"。五行相生与相克次序见图10-1。

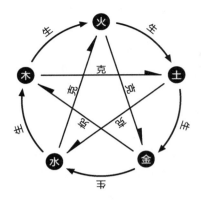

图 10 - 1　五行生克关系

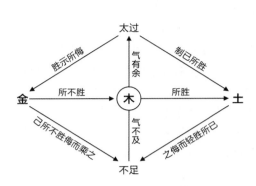

图 10 - 2　五行乘侮示意

五行的相乘与相侮：五行相乘是指五行中的某一"行"对其所胜（也就是"我克者"）的另一"行"的制约或克制太过，次序与相克相同，区别在于程度不一样；五行相侮是指五行中的某一"行"对其所不胜（也就是"克我者"）的另一"行"进行反克、反制。相克与相乘都是五行平衡关系失调的表现，都是病态的现象。五行相乘与相侮见图 10 - 2。

（二）五行学说在中医护理学中的应用

（1）用于解释人体组织结构：人体以五脏为中心，配合六腑，支配五体，开窍于所主的五官，外荣于体表组织，形成以五脏为中心的脏腑组织结构系统。五脏系统可用五行学说的内容进行分类。

（2）说明五脏的生理特点：五脏系统运用五行分类的方法为取类比象，主要根据五脏生理特点与五行特性的相近性而分类。

（3）说明五脏之间的生理联系：五脏对应五行分类，并可通过五行的生克、制化演变的关系对脏腑的生理功能及病理现象加以说明理解。

（4）说明五脏病变的相互影响：人体是一个有机整体，脏腑相关，各内脏之间功能既相互协调促进又相互制约。因而，各脏腑在病理上也必然相互影响。运用五行学说来说明五脏之间病理变化，可用五行的生克（母子相及）与乘侮规律来阐述，见图 10 - 3。《伤害杂病论》有云："见肝之病，知肝传脾。"肝属木，脾属土，木克土，故肝的病变往往易影响到脾，临床常见肝气郁结者多合并食欲不振。

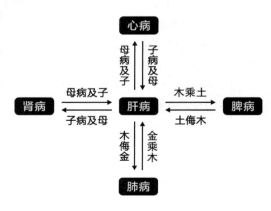

图 10 - 3　脏腑的五行乘侮示意

（5）用于治疗疾病与护理：人体是一个有机整体，脏器发生病变时，其功能活动的异常变化会直接体现在体表相应的组织器官上，表现出色泽、声音、形态或脉象等各方面的异常。通过四诊收集信息，再依据五行生克乘侮的制化规律进行分析，从而制订出保健防病、治疗的方案。同时，五行学说对于情志疗法也有一定的指导意义，情志生于五脏，七情亦可归分五行系统，临床上可根据情志的生克关系来调理脏腑功能。

三、藏象学说

藏又称"脏"，含不可见之义，指内在的脏腑；象指表象，是表现在外的病理及生理表象，是外在的概念。藏象学说是研究人体的脏腑内在及外在的生理、病理特点，涉及津、血、精、气等物质的变化。

藏象学说中最重要的部分为脏腑。每个脏腑及其附属的生理功能构成了藏象学说的组成单元。脏腑是"五脏、六腑以及奇恒之腑"三类内脏的总称。五脏即为"心、肝、脾、肺、肾"，其特点是"藏精气而不泻，满而不能实"；六腑为"胃、胆、小肠、大肠、膀胱、三焦"，其特点是"传化物而不藏，实而不能满"；既具有类似六腑的形态，又具类似五脏功能的"脑、骨、髓、脉、胆及女子胞"即"奇恒之腑"。

四、气、血、津液

中医学认为，气、血、津液是构成人体及维持正常生命活动的精微物质，是脏腑实现功能活动的物质载体及传导媒介，其相互之间可转化。

（一）气

1. 气的生成与作用

气是宇宙中构成万物的基本单元，是不可见、不可触，但确确实实存在的精微物质，人体的生命活动需要依靠运动不息的"气"维持。

人体生命之"气"的来源有二：一是"元气"，指继承、禀受于父母的"先天之精气"，闭藏之于肾；二是闭藏于胸中的"宗气"，是通过呼吸而吸收自然界的清气与饮食水谷后化生的精气结合于肺中而成。

2. 气的病证

气始源于肾，有赖后天脾土的供养，升降于肺，疏泄于肝，化血于心。气与五脏的关系非常密切，不同的气的病证是相应脏器发病的直接或间接反映。临床上常见气的病证主要为气滞、气虚、气陷、气逆。

（二）血

1. 血的生成与作用

血是循环于脉管中，由水谷精微及肾中精气化生而成，营养丰富，是维系生命活动的重要精微物质。

2. 血的病证

血的主要功能是滋润、营养全身。血液在心气的推动下不断在脉管中循行，并受肝脏调节，接受脾的统摄。血的病证与心、肝、脾脏密切相关，临床常见血的病理变化是血虚、出血、血瘀。

(三) 津液

1. 津液的生成与作用

津液由饮食水谷所化生，一部分分布于体表、皮肤、肌肉等组织，具有润泽、温养皮肤和肌肉的作用；另一部分则在相应器官中转化为涕、唾、涎、汗，发挥滋养脏腑、补益脑髓、润滑关节等作用。

2. 津液的病证

津液的生化、输布、调节等都与脾、肺、肾、三焦、膀胱等脏腑功能有密切关系，各脏腑功能中任何一项失常，将影响津液的输送与分布，从而导致病变。

(四) 气、血、津液相互间的关系

(1) 血和气的关系：两者相互依存、相互资生；气为血之帅，血为气之母；气血的病证常是互相影响的。

(2) 气和津液的关系：两者均由水谷精微化生而成，在生成与输送过程中有密切的关系；气属阳，津液属阴。

(3) 血和津液的关系：两者均为液态物质，均有濡养、滋润的作用；两者关系非常密切，如津液进入脉管中就成为血液的组成部分，血液渗出脉外部分可成为津液。

五、病因与病机

中医学历来重视病因在疾病的发生、发展变化过程中的作用，认为任何临床症状和体征的出现，皆是因某种病因的影响和作用导致机体阴阳平衡失调而产生的一种异常反应。病机是疾病发生的本质，囊括病性、病势、病位、病因等信息，是处方用药、辨证护理的依据。

(一) 病因

病因是指导致病症发生的原因，即破坏人体阴阳平衡而引起疾病的原因。任何证候都是在某种病因的影响下患病机体产生的一种异常反应，最终导致机体正气不足、邪气侵犯而发病。病因可分为以下六类。

(1) 外感病因：即外感风、寒、暑、湿、燥、火六种病邪，又称"六淫"。致病的共同特点：具有兼杂性、外来性、季节性、转换性及地域性。

(2) 疠气：是具有强烈的致病性和流行性特点的病邪的统称。致病特点：发病急骤、传变迅速、症状相似、传染性强、人群普遍易感。其流行因素与气候、环境、预防隔离及社会因素相关。

(3) 内伤病因：主要与喜、怒、忧、思、悲、恐、惊七种情志的变化有关。七情内伤可直接伤及脏腑，从而影响脏腑气血运行。

(4) 饮食失宜与劳逸过度：食物不洁、饮食不节、饮食偏嗜，劳力或劳神过度，或体力、脑力过逸均可导致病症的发生。

(5) 继发病因：包括痰饮、瘀血。

(6) 其他病因：包括外伤、寄生虫感染、遗传等。

(二) 病机

病机是指在疾病发生、发展过程中病理变化的一般规律及其基本原理。

尽管疾病的种类繁多，但各种疾病及证候都离不开正邪相争，正邪盛衰与病邪出入，阴阳失调，气、血、津液失常等。

六、护治原则

（一）预防为主

预防是指采取一定的治疗或护理措施而防止疾病的发生和发展。未病先防、既病防变，强调了预防疾病的重要性。

未病先防：是指在发病前采取一定措施预防此疾病的发生；强调人体应顺应季节、顺应昼夜晨昏之自然变化，注意调节情志、生活规律、劳逸适度、合理安排饮食、注重强身健体等，加强调养，防止疾病的发生。

既病防变：是指在疾病发生后要积极地早诊断、早治疗，防止疾病的进一步发展与传变。既病防变对控制疾病的发展、减轻疾病的进展与恶化具有重要的意义。

（二）扶正祛邪

疾病的发生和发展是正邪双方矛盾与斗争的过程，正邪斗争的胜负结果将直接决定疾病的发生、发展与转归。若正气充沛，则机体抗病能力强，较少患病或病情较轻；若正气不足，机体虚弱，疾病就会发生和发展。因此，治疗的关键在于扶助正气、祛除邪气。

（三）调整阴阳

调整阴阳是指在疾病发生、发展过程中及时调节、纠正机体阴阳的偏盛或偏衰，损其有余，补其不足，促使机体达到阴阳平衡。

（四）护病求本

（1）标与本："标"和"本"是一个相对的概念，是互相对立的两个方面，可以说明疾病传变过程中各种矛盾的主次关系。标，即现象；本，即本质。标与本的治疗原则是：急则治标、缓则护本、标本同护。

（2）正护与反护：是根据护理方法与病证现象之间的逆从关系提出的两种护理疾病的原则。

正护：是针对疾病本质，逆其证候性质而选择护理措施的一种常用护理原则。

反护：一般是在特殊情况下针对疾病出现的假象而进行护理的一种护理方法。如里寒盛极证患者，出现头面潮热的假热证时，需要做好全身保暖及升温的护理，才能使假热退、里寒消。

（五）三因制宜

三因制宜是指治疗疾病必须根据不同季节的气候特点、不同地区的地理环境特点，以及人体各方面如性别、年龄、体质不同而制订不同的护理措施。人与自然界息息相关，疾病的发生、发展亦受气候和地域的影响；人体自身的因素也决定了疾病的发生和发展，如年龄、体质、性情、饮食调摄不同，疾病的发生、发展皆不同。

第三节　社区中医护理

一、病情观察

病情观察是指医护人员通过望诊、闻诊、问诊、切诊等方法，并借助医疗仪器设备等，进行有目的、有计划地全面收集患者的病情资料，对病情进行辨证分析，做出判断的动态过程。

（一）病情观察的目的

（1）社区医护人员可通过细致的病情观察，为疾病的诊断、治疗和护理提供科学的依据。

（2）通过动态病情观察，判断疾病的发展与转归，确定是否需要修改治疗、护理方案。

（3）通过医护人员的观察，及时发现病情变化、识别重症患者，及时予转诊治疗和处理。

（4）观察用药疗效，了解用药不良反应，及时反馈并适当调整医疗护理措施。

（二）病情观察内容

（1）一般状况：包括观察患者形态、精神、情志、体温、脉搏、呼吸、血压、睡眠、饮食、活动、二便等情况，了解疾病的发生、发展和变化。

（2）主要症状：包括观察有无咳嗽、胸闷、恶心、呕吐、腹泻、疼痛等症状，并注意其发生时间、部位、疼痛性质、诱因及伴随症状。

（3）观察舌象：观察舌质情况可知正气盛衰，观察舌苔情况可知正邪之出入。如舌质红润为气血旺盛；舌质淡白为气血虚弱。舌苔薄白而润为胃气旺盛，多为疾病初期，病位在表；舌苔厚腻为病位较深；胃气衰败或胃阴枯竭多表现为舌光而无苔；黄苔多主热邪，白苔多主寒邪，黄腻苔则为湿热等。通过舌苔与舌质的判断，可动态了解病情的进展。

（4）观察脉象：脉象可用于判断病位深浅，浮脉病多在表，沉脉病多在里；脉象亦可用于推断疾病性质，热证多为数脉，寒证多表现为迟脉；脉象还可用于推断疾病预后，久病脉搏缓和，而脉急并烦躁者，可为病进。

二、居家生活起居护理

居家生活起居护理是指医护人员针对患者个体情况、病情，为患者及其家属提供家庭生活环境的合理指导，为患者家属提供对患者生活护理照料的技能，并给予关于疾病的专业指导。

良好的生活起居护理可以促进患者机体元气恢复，增强机体抵御外邪的能力，调整机体内外阴阳的平衡，有利于机体恢复和保养正气，为疾病的治疗、护理、康复、中医养生创造良好的条件。要保持身体健康，必须懂得自然发展规律，顺应四时、平衡阴阳、环境适宜、慎避时邪、饮食有节、起居有常、劳逸适度、形神共养。

（一）居家生活起居护理的原则

（1）顺应四时，平衡阴阳：人与自然界是密切相关的，人体的生理活动与自然界的周期变化完全相同，人的生活起居、活动须顺应昼夜与四季的变化规律。

（2）环境适宜，慎避时邪：中医学认为，人与自然界是一个有机整体，人类生活的自然环境的优劣，将直接影响人寿命的长短。

（3）起居有常，劳逸适度：遵循科学的生活作息规律，起卧作息合乎自然界和人体的生理规律，劳逸适度，不宜过于疲劳，保持适度的休息与活动，促进气血流畅，坚实筋骨，提神爽气，增强机体抗御外邪的能力，有利于疾病的康复。

（二）居家生活起居护理的内容

（1）居家环境护理：保持室内环境的安静、整洁、舒适，有助于患者休养。噪声的刺激常使患者烦躁不安，特别是心气虚弱患者会感到心悸不适，居住环境应设法消除噪声，保证患者有良好的休养环境。每日开门窗通风换气，保持室内空气清新。根据四季气候和不同证型调节室内温度与湿度，一般室内以温度 18～22 ℃、湿度 50%～60% 为宜。室内应确保光线适宜，房间阳光充足可使人感到舒适愉快。

（2）睡眠护理：顺应四时阴阳变化规律调整睡眠时间表，制订合理的睡眠作息时间，保证充足的睡眠，以利于机体尽快恢复，达到防治疾病、养生保健、延年益寿的目的。如遵循春季早卧晚起、夏季宜晚睡早起、入秋后早睡早起、冬季早睡晚起的规律调整睡眠时间。

（3）注意口腔与皮肤护理：若居家患者生活不能自理，评估并指导患者家属协助患者保持口腔清洁卫生，促进口腔健康，预防口腔溃疡，避免口腔异味，促进患者食欲和增强患者治疗疾病的信心；保持皮肤清洁，避免局部皮肤长时间受压，预防皮肤、黏膜产生压力性损伤。

（4）衣着与二便护理：根据四时阴阳、气候变化适时增减衣服，避免受凉；通过饮食、运动及日常生活习惯调节胃肠功能，保持二便正常。

（5）活动与休息护理：避免久视、久立、久行、久卧、久坐，进行适当的活动和锻炼，注意脑力劳动与体力劳动相结合，注意多休息，培育正气，以利脏腑功能的恢复，适当运动，以不感到疲劳为原则，注意动静结合，达到早日康复或养生保健的目的。

三、情志护理

情志护理是指在护理工作中注意观察和了解患者的情志变化，运用中医护理的方法预防和消除不良情绪，以利于疾病的预防、治疗和康复的方法。

（1）热情诚恳，消除患者顾虑：人在患病后，依赖性会增强，会产生寂寞、恐惧、焦虑、紧张、苦闷、忧愁、悲哀等不良情绪，迫切需要家属或医护人员的关心和照顾。因此，家属及医护人员要安抚患者，同情患者的痛苦感受，注意自己的语言、态度，主动介绍其病情、治疗方法等以减轻患者的焦虑情绪，使患者感受到温暖、舒适，以尽快安心接受治疗和护理。

（2）因人而异，做到有的放矢：患者的年龄、性格、生活习惯、喜好、文化层次、经济情况及病症各不相同，会产生不同的情绪，对待患者要做到一视同仁，在全面了解病情的基础上，做到有的放矢地进行情志护理。

（3）情志的自我调护：清静养神，心无杂念，保持心态平和；修身养性，保持阴阳平衡；怡情快志，保持积极乐观态度和愉快舒畅的心情；平和七情，思虑有度，喜怒有节，慎避惊恐，以耐养性，以静制动，以宣消郁。

四、中医治疗的居家健康教育

健康教育是医护工作者的重要工作内容之一，需要根据因人、因时、因地制宜的原则，在生活起居、环境管理、运动保健、情志调节、饮食调理、用药护理等方面，根据患者个体情况进行有针对性的健康教育指导。

（一）居家生活起居

生活起居有规律，劳逸结合，避免久坐少动，勿过度劳累；注意四时气候变化，适当增减衣服，注意防寒保暖，不可汗出当风，防止寒邪入侵；养成合理作息、规律睡眠的习惯；改善生活环境，避免居住于阴寒之地，家庭环境保持静谧、舒适，避免噪声刺激，定时开门窗通风换气，保持空气新鲜、温湿度适宜。

（二）居家运动保健

加强户外有氧运动，积极进行体育锻炼，增强体质，以抵御外邪入侵。应根据自身体质选择合适的运动项目，如慢跑、快步走、游泳、散步、呼吸操、太极拳、八段锦、五禽戏等，以疏通经络、增强体质、防御外邪；亦可根据自身体质进行冬泳，坚持冷水洗脸、冷水或温水洗澡，坚持穴位按摩等，提高机体抵抗力。

（三）居家情志调节

保持心情舒畅，避免忧思、郁怒、紧张、焦虑、抑郁、恐惧、过度兴奋等不良情绪。鼓励患者多进行社交活动，多沟通，保持心情愉快、精神乐观。对疼痛患者或焦虑患者，可指导其适当转移注意力，通过听音乐、谈心释放情绪，做自己喜欢的事，放松身心，适当参加社交活动，保持心情愉快，缓解疼痛或焦虑情绪。

（四）居家饮食调理

饮食有节、温凉适度，宜清淡易消化、营养丰富、低盐、低脂食物，忌生冷、肥腻、煎炸、辛辣刺激性食物，规律饮食，戒烟、戒酒。例如，心血管疾病、水肿患者，饮食宜清淡易消化、营养丰富、低盐、低脂，规律饮食；便秘患者应养成定时排便习惯，多进食含粗纤维丰富的新鲜蔬菜、水果，促进排便。

（五）居家用药护理

根据药物的性质及适应证，一般中药分上午和下午两次服用，两次服药时间间隔6小时左右。助消化、滋补药宜饭前半小时服用；养血补气药、镇静安神药应在睡前半小时服用；清热解毒、对胃肠道有刺激性的药物宜饭后半小时至1小时服用。治疗寒证、虚证、关节痛、溃疡病的汤剂宜热服；发汗解表药、温补药、治疗热证等药物宜温服；

清热解毒类汤剂宜冷服。服药后注意避风寒,观察用药后效果。慢性疾病患者按医嘱服药,勿自行加减药物剂量或自行停药。

(六) 居家中医保健技术

感冒者可每天按摩迎香穴、太阳穴、风池穴等穴位;咳嗽、哮喘者可用耳穴贴压、刮痧、穴位贴敷等;失眠者可用耳穴贴压、头部经络刮痧、穴位按摩、足浴等改善血液循环,促进睡眠;高血压、糖尿病、头晕、胃肠道症状患者可行相应穴位按摩、耳穴贴压、刮痧、拔罐、毫针刺法等缓解症状。

(七) 其他

积极治疗原发疾病,如高血压、冠心病、高脂血症、糖尿病、脑缺血等疾病。居家注意坚持康复训练,增强自理能力,争取早日回归社会。训练强度应循序渐进,肢体训练从被动运动过渡到主动运动、从卧床到坐立行走,语言、吞咽功能训练等均应循序渐进。

第四节 社区常用中医护理技术

一、中药内服

中药内服指将中药汤剂、丸剂、散剂、膏、露、酒等药物经口、鼻投服的方法。中药内服法适用范围较广。

(一) 煎药用具

煎煮中药以砂锅、陶器、瓦罐为宜,不宜用铝锅、铁锅、铜锅等煎煮药物。煎药时一般加水不宜过多,超过药面 2~3 cm 即可。煎药火候分"武火""文火"两种。

先将药物浸泡 20~30 分钟,然后加盖先用武火煎煮,再用文火煎煮。须先煎的药物,多为有毒或矿物类中药,如附子需要与生姜先煎沸 30 分钟以上,生龙骨、生牡蛎等药物也需要先煎 30 分钟;需要后下的药物,多气味芳香,为避免药物气味挥发而影响药效,需要在其他药物即将煎好的 5~10 分钟前加入,如薄荷、冰片、麝香等;贵重滋补中药需要另煎,如人参、西洋参、阿胶、鹿角胶、鹿茸等,此类药物放入炖盅加适量水,炖盅隔水炖 45~60 分钟,后将炖盅内药物兑入其他煎好的药液中,混合均匀内服;需要包煎者,多为矿石、粉剂、含刺激物等中药,如滑石、赭石、夜明砂、旋覆花、钩藤等。

(二) 服法

中药汤剂一般每剂煎两次,煎出药液 200~250 mL,可先后服用两次药液,亦可两次煎好后混匀,分早、晚两次服用。汤剂多温服,治疗内热疾患可冷服,汤剂多在饭后或饭前 1~2 小时服用。按中医理论,中药汤剂治疗上焦疾病的,多在饭后服用;治疗下焦疾病的,多在饭前服用。

(三) 禁忌证

(1) 服药期间,一般应忌食刺激性食物,如生冷、油腻、煎炸、烧烤、辛辣食物等,脾胃虚弱者尤应注意避免食用生冷、寒凉、瓜果类食物,如冷饮、苦瓜、西瓜、螃蟹等。

(2) 服用清热凉血、解毒消肿、滋阴等汤剂时,忌同食辛温、辛热之品,如酒、咖啡、花椒、羊肉、狗肉等。

(3) 服用治疗皮肤病的药物,忌食"发物",如海鲜、羊肉、狗肉、气味腥臭类食物。水肿患者应控制钠盐的摄入。

(4) 禁忌随意加减服药量。

(5) 服用发汗解表药应多喝温热水,盖被以助药力,促使汗出,同时忌饮冷水或冷饮。

(6) 服人参时禁忌进食萝卜或中药莱菔子等。

(四) 注意事项

(1) 注意观察服药后的效果。例如,服用驱虫药后注意观察是否有虫体排出体外;服用利尿消肿药后注意观察尿量、体重、皮肤变化;服用泻药后注意观察大便次数、性状、颜色等。

(2) 禁忌乱服、滥用药物。

二、耳穴贴压疗法

耳穴贴压疗法是指用王不留行籽、小药丸、菜籽、谷物等具有一定硬度的光滑小圆物置于粘贴胶布上,贴于耳穴反应点(图10-4、图10-5),用手指施予一定力按压、捏、揉等刺激,以疏通经络,调节脏腑气血功能,调节机体阴阳平衡,从而达到防治疾病目的的一种操作方法。

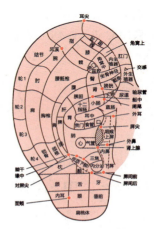

图 10-4 耳穴示意

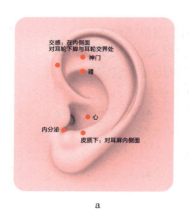
a

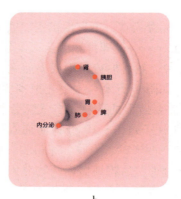
b

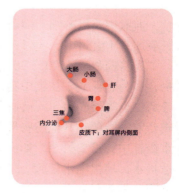
c

a. 失眠组穴;b. 糖尿病组穴;c. 消化疾病组穴:肝、脾、胃、皮质下 + 大肠、小肠(腹泻时),三焦、内分泌(消化不良时)。

图 10-5 常见疾病相关耳穴

(一) 适应证

(1) 各种急慢性疼痛、功能性疼痛疾病。

(2) 各种炎症性疾病。

(3) 过敏及变态反应性疾病。
(4) 内分泌系统、泌尿系统、生殖系统相关疾病。
(5) 其他内科、外科、妇科、儿科疾病。

（二）禁忌证

(1) 严重心脏病患者慎用耳穴贴压疗法。
(2) 有习惯性流产史者、孕妇等不宜使用耳穴贴压疗法。
(3) 儿童患者、年老体弱者、神经衰弱者需要用耳穴贴压疗法时宜选择轻刺激法。
(4) 耳郭有明显炎症或病变者不宜采用耳穴贴压疗法。

（三）操作流程与注意事项

耳穴贴压操作流程与注意事项见图10-6。

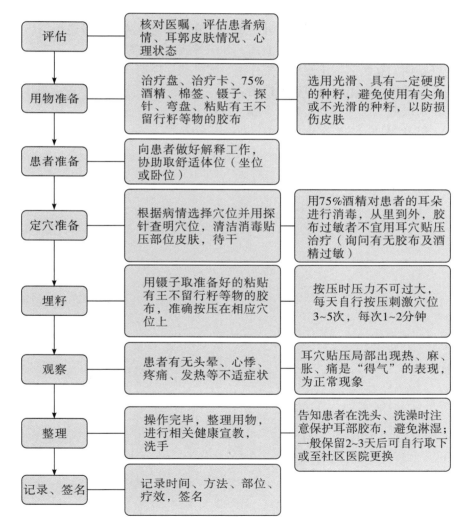

图10-6　耳穴贴压操作流程与注意事项

三、热熨疗法

热熨疗法是将药包、水或其他物品加热后，在人体相应穴位、经络处来回移动，利用热力作用达到温经通络、活血化瘀、消肿、止痛、缓解疲劳等作用的一种治疗方法。

（一）适应证

（1）颈椎病、腰椎间盘突出症、腰肌劳损等慢性疼痛。

（2）肩周炎、骨关节炎反复疼痛性疾患。

（3）胃胀、腹部胀痛等消化系统疾病。

（4）痛经、滑囊炎、肋软骨炎、狭窄性腱鞘炎、强直性脊柱炎、跌打损伤引起的局部瘀血、肿痛、尿潴留等。

（二）禁忌证

（1）昏迷患者禁用热熨疗法，各种实热证、麻醉未完全清醒患者避免用热熨疗法。

（2）对该药物过敏者，局部皮肤溃疡、肿瘤等病变部位禁用。

（3）妊娠期妇女腹部禁止使用热熨疗法，哺乳期、经期妇女慎用热熨疗法。

（4）不明肿块、有出血倾向患者慎用。

（5）扭伤早期（急性期内）禁止热敷。

（三）操作流程与注意事项

热熨疗法操作流程与注意事项见图10-7。

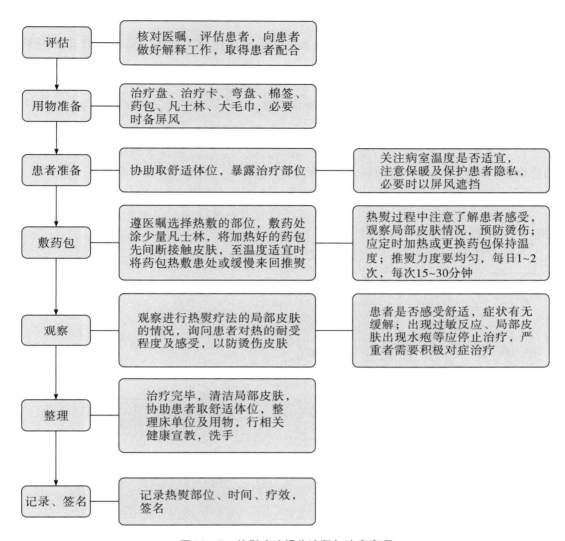

图 10-7 热熨疗法操作流程与注意事项

四、熏洗疗法

熏洗疗法是利用药物煎煮后产生的蒸汽来熏蒸机体局部或全身，以达到治疗疾病或养生保健效果的一种治疗方法，又叫蒸汽治疗法或汽浴治疗法。

（一）适应证

（1）可祛风除湿、散寒止痛、活血化瘀，用于头痛、颈椎疼痛、腰椎疼痛、关节疼痛，以及风湿骨伤、肿胀、感冒、咳嗽等疾病。

（2）促进肛肠疾患的伤口愈合，用于内痔或外痔的脱垂或肿痛、肛周湿疹等外科疾病。

（3）治疗妇女会阴部瘙痒、外阴疾患、盆腔炎等妇科疾病。

（4）治疗皮肤科疾病，如湿疹、荨麻疹、银屑病等。

（二）禁忌证

（1）急性传染性疾病、重症心脑血管疾病患者禁用熏洗疗法，高血压患者血压未得到有效控制前禁用熏洗法治疗。

（2）月经期和妊娠期妇女禁用熏洗疗法和坐浴疗法。

（3）痔疮大出血患者未处理前禁用熏洗疗法。

（三）操作流程与注意事项

（1）在伤口包扎部位进行熏洗时，应先揭去敷料，按无菌技术操作方法进行熏洗，熏洗操作完毕后，更换消毒敷料，预防感染。

（2）所有物品、用具应一人一用一消毒，避免交叉感染。

（3）熏洗前适量饮水，不宜在过饥或过饱时进行熏洗治疗，年老体弱者、儿童熏洗治疗时需要专人密切观察。

熏洗疗法的操作流程与注意事项见图10-8。

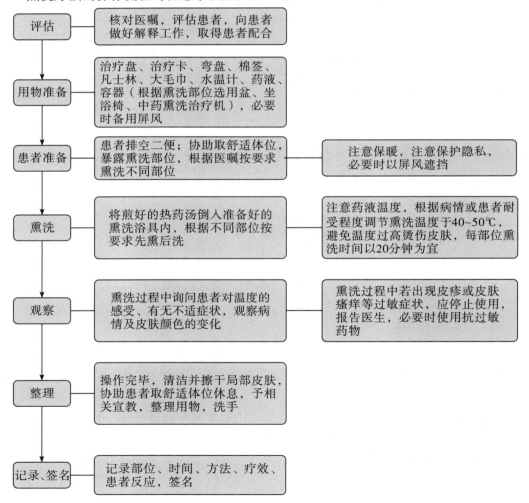

图10-8　熏洗疗法操作流程与注意事项

五、艾灸疗法

艾灸疗法是指采用燃烧的艾绒、艾条、艾炷在体表的某些特定穴位上施灸,以达到温通经络、养脏腑、调和气血、祛湿散寒、扶正祛邪等目的,从而治疗疾病、预防保健、强身健体的一种方法,见图10-9。

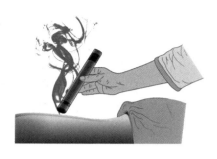

图10-9 艾灸疗法

(一) 适应证

艾灸疗法的适用范围较广,可用于慢性病和阳气不足的疾病。

(1) 艾灸疗法可温经散寒、行气活血,用于风寒湿痹或寒邪所致关节肿痛、类风湿关节炎、颈椎病、腰椎间盘突出等。

(2) 艾灸疗法可扶正祛邪、扶阳固脱,用于中焦虚寒症如胃脘痛、腹痛、呕吐、泄泻、痢疾、四肢冷等,寒邪直中及肾阳虚引起的小便清长、性欲冷淡、痛经等,阳气下陷引起的脱肛、子宫脱垂、胃下垂等,中气不足、阳气虚脱引起的冷汗淋漓、昏厥等各种疾病。

(3) 艾灸疗法可健脾胃,用于腹部胀满、消化不良等。

(二) 禁忌证

(1) 实热证者、阴虚发热者、邪热内炽者不宜施灸或慎用艾灸。

(2) 一般面部、胸前区及孕妇的腹部等部位不宜施灸。

(3) 中暑高热、高血压危象、大咯血等患者不宜施灸。

(4) 过饥或过饱、酗酒后、极度疲劳等人群均不宜施灸。

(三) 操作流程与注意事项

艾灸疗法操作流程与注意事项见图10-10。

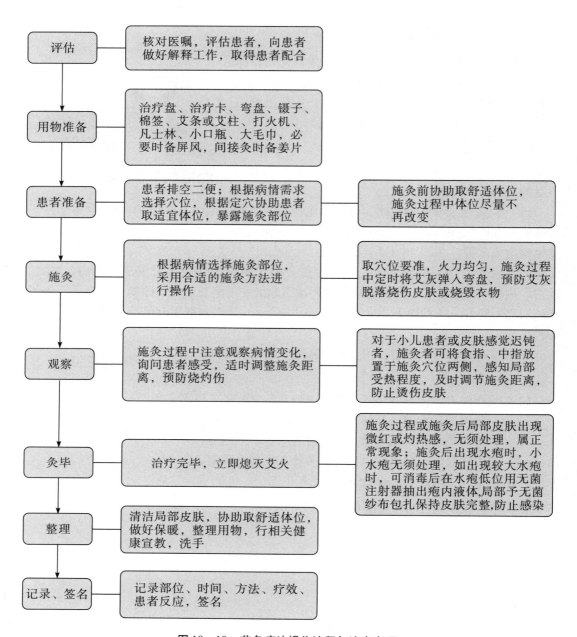

图 10-10 艾灸疗法操作流程与注意事项

六、拔罐疗法

拔罐疗法是一种以罐为工具,利用燃烧、抽气、蒸气等使罐内空气排出,致罐内形成负压,使之吸附于体表腧穴而产生刺激,使罐内皮肤充血或瘀血,从而达到防治疾病、强身健体的目的的一种治疗、保健方法。

(一)适应证

拔罐疗法适用范围较广,具有疏通筋络、行气活血、祛湿散寒等作用。

(1)用于急慢性疼痛,如头痛、胃脘痛、肩颈疼痛、腰酸腿痛、关节痛、痛经等。

(2)用于感冒、咳嗽、哮喘、眩晕、消化不良、月经失调等脏腑功能紊乱的病症。

(二)禁忌证

(1)严重皮肤过敏性疾病、水肿或局部皮肤溃疡者不宜拔罐。

(2)心肾功能不全、呼吸衰竭、重度神经质患者,不配合者,以及过度饥饱、过度劳累者均不宜拔罐。

(3)高热抽搐期、有凝血功能障碍或血液系统疾病者不宜拔罐。

(4)经期妇女及妊娠期妇女的腹部、腰骶部不宜拔罐。

(5)活动性结核患者,以及皮肤肿瘤部位、皮肤溃烂部位、外伤骨折、疥疮、传染病者等不宜拔罐。

(三)操作流程与注意事项

拔罐疗法的操作流程与注意事项见图10-11。

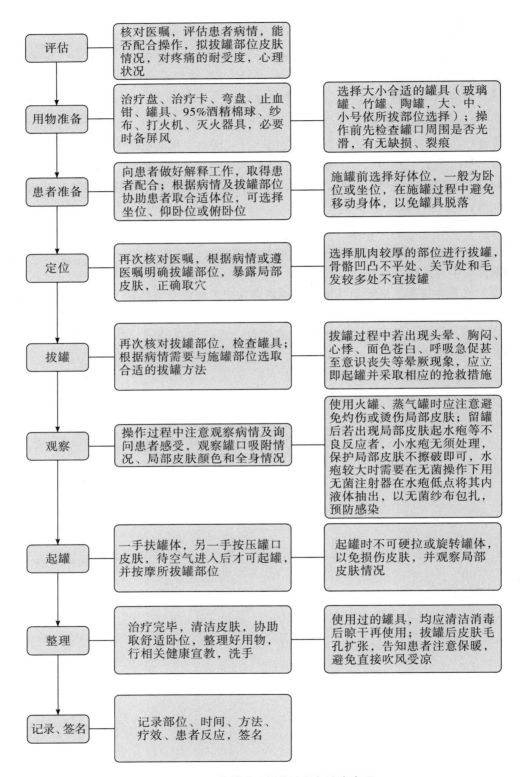

图 10-11　拔罐疗法操作流程与注意事项

七、刮痧疗法

刮痧疗法是指采用边缘光滑的特制刮痧工具在患者体表经络、腧穴部位从上到下、从内到外进行反复刮动，使皮肤局部出现细小出血点，促使全身气血通畅、邪气外透于体表，达到治疗、保健的目的的一种方法。该疗法常用于缓解外感时邪所致高热头痛、颈椎病，胃肠消化系统疾病如恶心、呕吐、腹痛、腹泻等症状。

（一）适应证

刮痧疗法的适应证非常广泛，临床上可用于呼吸系统和消化系统等的疾病，包括发热、中暑、胸闷、感冒、咳嗽、头晕、头痛、恶心、呕吐、腹痛、食欲不振、疼痛性疾病、小儿疳积等，对失眠、健忘、疲劳等也有一定的作用。不同病症选择不同的刮痧部位以进行治疗、保健。

（二）禁忌证

（1）病危病重患者、严重心肾功能不全者、身体瘦弱者、孕妇等禁止刮痧。

（2）有皮肤高度过敏、皮肤病、皮肤肿瘤部位、皮肤溃疡、皮肤急性传染性疾病患者禁止刮痧。

（3）皮肤有感染、瘢痕处、大血管显现处及新鲜骨折处禁止刮痧。

（4）有出血倾向性疾病，如白血病、血友病、血小板减少症等血液系统疾病患者禁止刮痧。

（三）操作流程与注意事项

刮痧疗法的操作流程与注意事项见图10-12。

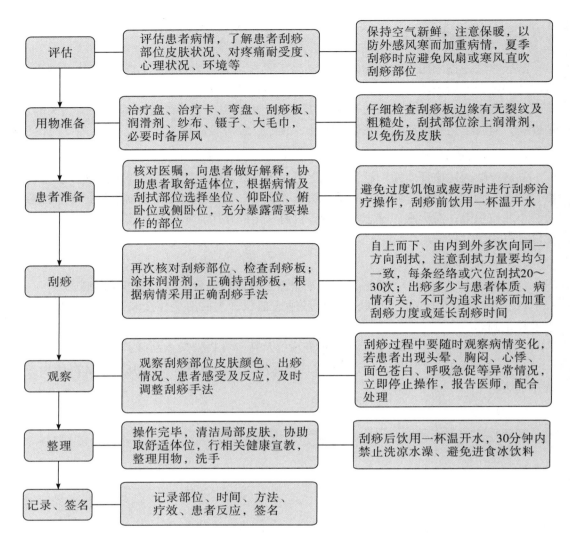

图 10-12 刮痧疗法操作流程与注意事项

案例拓展

患者王某，女，52岁，职员，已婚。2020年5月16日就诊。自述间歇性头痛、胸闷、心烦不寐2月余。患者月经量少，经期不规律，最近常觉烦躁不安，性格内向。体查可见患者精神萎靡，面色暗黄，舌质红，舌苔黄而少苔，脉弦细。

（1）根据所学中医护理知识，如何对该患者进行护理？
（2）试述哪些中医护理技术操作可缓解该患者病情？

（姚冬英）

参考文献

[1] 池建淮. 中医护理学基础［M］. 北京：人民卫生出版社，2014：42-63，103-132.
[2] 高鹏翔. 中医学［M］. 北京：人民卫生出版社，2018：27-62.
[3] 刘革新. 中医护理学［M］. 北京：人民卫生出版社，2010：41-54，105-114.
[4] 吕立江，邰先桃. 中医养生保健学［M］. 北京：中国中医药出版社，2016：105-126.
[5] 孙秋华. 中医临床护理学［M］. 北京：中国中医药出版社，2016：2-7，59-67.
[6] 徐桂华，胡慧. 中医护理学基础［M］. 北京：中国中医药出版社，2017：261-267，491-513.
[7] 张伯礼，吴勉华. 中医内科学［M］. 北京：中国中医药出版社，2018：8-13.

第十一章 社区护理质量管理与评价

学习目标：
- 掌握社区护士的岗位职责。
- 掌握社区护理的质量管理与评价方法。
- 熟悉社区卫生服务中心的环境要求。
- 熟悉社区卫生服务中心的人员配置标准。

第一节 社区护理管理基本要求

一、社区卫生服务中心的环境要求

社区卫生服务中心是为社区居民服务的卫生医疗机构，社区卫生服务中心的环境应符合以下要求：

（1）护理站的面积应不少于 30 m^2，要有基本的操作空间，区域划分合理，治疗室、处置室相对隔开，区域划分符合医院感染管理的要求。

（2）有必要的办公设备及文件柜等，满足护士日常工作需求，护理文书等要保存 3 年以上。

（3）配备必要的通信联络及网络设备，与上级医疗单位、主管部门、社区服务对象等能保持正常的工作联系，满足工作需求。

（4）有开展护理工作所必需的护理用具，一次性使用医疗用品及消毒灭菌物品的管理与使用应符合国家医院感染管理规范要求。

（5）有基本的护理办公用具、设备等，能满足社区护理工作开展的基本需求。

二、社区卫生服务中心人力资源管理

（一）社区卫生服务中心人员配置标准

1. 社区卫生服务中心医师配置

原则上按每万名居民配备 2～3 名全科医师、1 名公共卫生医师。每个社区卫生服务中心在医师总编制内配备一定比例的中医类别执业医师。从事社区卫生服务的卫生技术人员必须经过全科医学知识与相应岗位培训，具有上岗合格证。

2. 社区卫生服务中心护士配置

护士与全科医师的比例按 1∶1 的标准配备，配备至少 3 名以上护士，结合社区人口数量、慢性病患者的人数、需要入户提供护理的人数等，适当增加配置人数；参加主管部门指定的培训并取得社区护士上岗证书。

社区卫生服务中心人员除社区护士外，还可以配置康复治疗人员、护理员等，共同组成护理团队。

（二）社区护士执业准入的基本条件

（1）须接受全日制护理等专业课程学习及临床实习取得毕业证书，学历经过认证。通过护士执业资格考试，取得执业证书，并在注册有效期内。

（2）社区护士必须参加主管部门指定的培训，考核合格并取得社区护士上岗证书。

（3）掌握护理基础理论及有关基础医学知识。

（4）社区护士要为居家患者提供上门护理服务，需要具有一定工作能力及操作技能，应具有 5 年以上临床护理工作经历。

第二节　社区护士任职资格与岗位职责

一、社区护士长（或护理组长）任职资格与岗位职责

（一）任职资格

（1）具备完成本岗位职责的能力。

（2）本科及以上学历，主管护师以上专业技术职称的注册护士。

（3）参加主管部门指定的培训，考核合格并取得社区护士上岗证书。

（4）掌握护理基础理论知识，熟练掌握各种护理操作。

（5）具备护理专科知识及专业能力，能准确判断和处理本专业护理问题；能制订工作计划并组织实施；能根据社区护理工作特点组织开展工作。

（6）具备 5 年以上临床护理工作经历。

（二）岗位职责

（1）在社区卫生服务中心负责人的领导下开展工作，接受卫生主管部门或医疗机

构的监督管理。

（2）制定社区护理管理制度、工作制度、技术规范、质量标准等。

（3）制定各级岗位人员工作职责。

（4）负责社区卫生服务中心的日常护理工作安排及质量督查。

（5）组织开展社区儿童计划免疫工作，建立社区儿童计划免疫档案。

（6）建立家庭病床服务规范和指引，制定服务内容和服务范畴。

（7）安排护士上门为家庭病床患者提供护理服务，规范护理病历书写，为家庭病床患者建立健康档案。

（8）为居家护理疑难患者制订护理计划并组织实施，对护理成效进行追踪。

（9）组织开展社区健康教育活动，为社区慢性疾病患者建立健康档案。

（10）负责新入职社区护士的岗前培训与考核。

（11）对影响社区人群健康的不良因素进行监测，为卫生主管部门提供社区人群健康的基础数据，提供决策参考。

（12）做好社区患者护理管理，开展新业务、新技术。

（13）建立社区护理质量监测指标并开展监测。

（14）执行国家医院感染管理规范。

（15）配合上级部门做好突发疫情的防控工作，制定预检分诊工作制度并组织实施。

（16）参加社区日常护理工作。

二、家庭病床护士任职资格与岗位职责

（一）任职资格

（1）具备完成本岗位职责的能力。

（2）本科、大专或中专毕业学历，取得注册护士资格。

（3）参加主管部门指定的培训，考核合格并取得社区护士上岗证书。

（4）掌握护理基础理论知识，熟练掌握各项护理技术操作，能解决专科护理问题。

（5）能解决社区护理常见的护理问题及疑难护理问题。

（6）具备5年以上临床护理工作经历。

（二）岗位职责

（1）在社区护士长（或护理组长）领导下进行工作。

（2）严格执行查对制度、落实消毒与隔离制度等，预防社区感染。

（3）为家庭病床患者提供居家护理服务，独自从事家庭访视工作时，需要严格按服务规范和指引开展工作，严密观察患者的病情，落实安全告知，正确执行护理技术操作，如实、实时书写护理记录，对患者病情持续跟踪。

（4）参与社区护理工作，为患者或其家属提供居家护理技术指导与健康教育服务。

（5）为临终患者提供居家临终关怀护理服务。

（6）配合社区医师完成各项诊疗工作，为社区就诊患者提供护理服务。

（7）为社区儿童提供计划免疫及保健服务。

（8）开展社区健康教育活动。

（9）为社区慢性疾病患者建立健康档案。

（10）为社区人群提供传染病防治知识，参与社区传染病预防与控制工作。突发疫情时严格执行传染病防控措施，做好预检分诊及消毒隔离工作。

（11）指导低年资护士和护理员工作。

三、社区护士任职资格与岗位职责

（一）任职资格

（1）具备完成本岗位职责的能力。

（2）本科、大专或中专毕业学历，取得注册护士资格。

（3）参加主管部门指定的培训，考核合格并取得社区护士上岗证书。

（4）掌握护理基础理论知识，熟练掌握各项护理技术操作。

（5）能解决社区护理常见的护理问题。

（二）岗位职责

（1）在社区护士长（或护理组长）领导及家庭病床护士指导下进行工作。

（2）严格执行查对制度、落实消毒与隔离制度等，预防社区感染。

（3）配合社区医师完成各项诊疗工作，为社区就诊患者提供护理服务。

（4）为社区儿童提供计划免疫及保健服务。

（5）开展社区健康教育活动。

（6）为社区慢性疾病患者建立健康档案。

（7）参与社区护理工作，为患者或其家属提供居家护理技术指导与健康教育服务。

（8）为社区人群提供传染病防治知识，参与社区传染病预防与控制工作。突发疫情时严格执行传染病防控措施，做好预检分诊及消毒隔离工作。

（9）指导护理员工作。

四、社区护理员任职资格与岗位职责

（一）任职资格

（1）热爱本职工作，具备完成本岗位职责的能力。

（2）初中及以上学历。

（3）参加护理员岗位培训成绩合格。

（二）岗位职责

（1）在社区护士指导下工作，从事生活护理及非技术性护理工作。

（2）负责居家患者的基础护理工作，如协助患者起床、洗脸、漱口、如厕、洗澡或擦浴、洗头等，保持患者清洁。

（3）协助患者进餐、饮水，满足患者生活上的需要。

（4）协助患者离床活动、进行功能锻炼等。

（5）对于卧床患者，每1～2小时协助患者翻身，给受压部位进行减压，给患者摆好功能位，预防并发症。

（6）负责卫生服务中心清洁、整理工作，协助整理健康教育资料等。

第三节　社区护理质量管理与评价

社区护理要立足于患者安全，以促进患者康复为目标，要符合管理制度、技术规范、行业指南等要求。社区护理质量要围绕标准建设、人员培训与考核、工作规范的执行、护理结局等进行管理，从制度建设、标准建设、培训、考核、监督、结果评价等方面开展工作。

一、社区卫生服务中心护理管理

护理工作包括护理管理、护理服务、护理技术和护理教育四个部分。护理管理要围绕制度建设、人力资源管理、护理质量管理等方面开展工作。社区护理管理要遵循国家及行业管理规范要求进行管理。

（1）每个社区卫生服务中心护理站设 1 名护士长或护理组长，负责社区卫生服务中心护理管理，组织开展日常工作。

（2）社区卫生服务中心护士配置人数及资质符合要求，建立社区卫生服务中心护士人力资源管理档案，及时变更执业地点，做到依法执业。

（3）可以设置若干名护理员，护理员按要求在指定地点参加培训并考核合格，定期接受培训。

（4）有护理管理制度、工作制度、技术规范、质量标准、评价方法、护理会诊制度等。

（5）对新入职人员进行岗前培训，对社区护理服务、技术操作等进行培训与考核。

（6）有各级人员任职资格及岗位职责。

（7）组织社区护士参加学术交流活动与培训；安排护士到医院进修学习，提高其专科知识及业务能力。

（8）规范上门访视服务。护理人员仪表端庄，佩戴胸牌，统一着装。

（9）对家庭病床患者及行动不便需要入户行居家服务的患者进行评估，评估患者病情及入户安全，落实安全告知。运用网络技术对护士入户工作进行追踪，保障患者安全及护士安全。

（10）运用护理程序开展护理工作。对服务对象进行评估，评估病情、患者的经济情况、家庭支持情况、照顾者的文化水平及接受能力等，制订适宜患者及照顾者执行的方案并教会患者或照顾者，保证护理措施得到有效落实，并对实施成效进行评价。

（11）及时正确书写护理记录。护理记录符合规范要求，做到实时、如实记录，为患者建立康复护理档案并妥善保管。

（12）有护理会诊及转诊制度。疑难护理患者及时请上级医院专科护士会诊，必要时转往上级医院进行治疗，实现上级专科护士与基层社区护士上下联动。

（13）对护理服务过程质量进行监管，对护理结果进行监测，运用"PDCA"循环（plan——计划、do——执行、check——检查、action——处理）、归因分析法等管理工具进行持续质量改进。

（14）落实医疗安全核心制度，有护理意外事件应急预案，主动报告医疗安全（不良）事件。

（15）落实传染病管理和报告制度。

（16）开展护理新业务、新技术及中医护理。

（17）有社区护理质量评价指标，开展监测，对监测数据有分析、整改，达到持续质量改进。

二、风险管理与安全告知

（1）社区护士通常是一人入户提供居家护理服务，要建立风险管理与安全告知制度。

（2）对于居家护理个性化需求服务项目，社区卫生服务中心应与服务对象签署服务协议。

（3）护理人员应明确告知患者、患者家属或监护人服务项目的性质和内容，服务项目可能存在的安全风险、预防及相关处置方法，签署知情同意书。

（4）护理人员要严格执行护理技术操作规范，要具有职业慎独精神和意识，做到依法执业、依规做事。

（5）护理服务过程中如果发生意外事件，应立即启动护理意外事件处理应急预案，同时进行现场救治。

（6）建立社区护理服务体系。社区卫生服务中心与上级医疗机构建立护理联合团队，疑难护理请上级医疗机构专科护士进行技术指导。

（7）护理员不能从事技术性操作。

三、社区卫生服务中心感染预防与控制

社区卫生服务中心作为基层医疗单位，是社区感染控制的重要部门，应建立感染管理小组，每年至少召开两次工作会议。社区卫生服务中心负责人为第一责任人，配备感染管理专（兼）职人员，承担社区医疗机构感染管理和业务技术咨询、指导工作。依照国家感染控制管理条例、指南等制定符合社区医疗机构实际的社区感染管理规章制度，负责对全体职员开展医院感染管理知识培训及监测。

（一）布局与设施

（1）布局流程应遵循洁污分开的原则，诊疗区、治疗室、污物处理区、生活区等布局合理，洁污分区明确，标识清楚，通风良好。没有与室外直接通风条件的房间应安装空气净化装置。

（2）配备手卫生设施，包括洗手池、清洁剂、干手设施（如干手纸）、速干手消毒剂等，设施位置应方便医务人员、患者或其家属使用。要有正确的手卫生标识，包括洗手流程图或洗手图示等。

(3) 床间距应大于 0.8 m，床单元之间可设置隔帘。

（二）清洁与消毒

(1) 保持诊区内环境整洁、干燥，无卫生死角。护士长或感控护士每月对社区卫生服务中心卫生情况进行检查。

(2) 执行消毒工作技术规范，所使用物品应达到以下要求：

A. 进入人体无菌组织、器官、腔隙，或接触人体破损皮肤、破损黏膜及组织的诊疗器械、器具和物品应进行灭菌。

B. 接触完整皮肤、完整黏膜的诊疗器械、器具和物品应进行消毒。

C. 各种用于注射、穿刺、采血等有创操作的医疗器具应一用一灭菌。

D. 使用的消毒药械、一次性医疗器械和器具应符合国家有关规定。

E. 一次性使用的医疗器械、器具应一次性使用。

(3) 诊疗用品的清洁与消毒：

A. 重复使用的器械、器具和物品如弯盘、治疗碗等，送消毒供应中心集中进行清洗、消毒或灭菌；接触完整皮肤的医疗器械、器具及物品如监护仪导联、血压计袖带等应保持清洁，若被污染应及时清洁与消毒。听诊器使用后用快速手消毒剂擦拭消毒；血压计、病历夹每周用 500 mg/L 有效氯消毒液擦拭消毒；血压计袖带每周用 500 mg/L 有效氯消毒液浸泡 30 分钟后清洗、晾干备用。

B. 重复使用的湿化瓶、止血带等送消毒供应中心集中清洁、消毒。

C. 体温计"一人一用一消毒"，腋表用 75% 酒精浸泡消毒 30 分钟，擦干置于清洁干燥容器中备用，酒精每周更换 2 次；传染病患者的体温计专人专用；红外线体温计不直接接触人体，采取清洁或定期擦拭消毒方式（或按说明书采用相应的消毒方式）；电子耳温计配备专用一次性耳温套。

D. 一般医疗用品：使用中的湿化瓶每天更换，湿化液用灭菌注射用水，患者用的雾化吸入器等做到"一人一用一消毒"或"一人一用一更换"。

E. 使用中的吸引器瓶要随时倾倒污物，并在其中放置 1 000 mg/L 有效氯消毒液 200 mL 后使用，备用中的吸引器瓶用 1 000 mg/L 有效氯消毒液消毒清洗后干燥放置。

F. 器械使用后用冷水冲洗，放入污染器械盒内，特殊感染患者（如感染朊病毒、气性坏疽、突发原因不明的传染病病原体感染患者）使用后的器械直接放入双层黄色袋扎紧，并标明"感染名称"字样，装入污染器械盒内，通知消毒供应中心立即回收并单独处理。

G. 治疗车上物品摆放有序，上层放置清洁与无菌物品，下层放置使用后物品；治疗车应配备速干手消毒剂，每天进行清洁与消毒，遇污染随时进行清洁与消毒。

(4) 患者的生活卫生用品如毛巾、面盆、痰盂（杯）、便器、餐饮具等，应保持清洁，个人专用。

(5) 传染病患者及其用物须按照传染病管理的相关规定，采取相应的消毒、隔离和管理措施。

(6) 床单位的清洁与消毒：

A. 床单位包括病床及床上用品、床头柜、床边治疗带等。

B. 床单元每天由清洁工湿式清洁擦拭，每周消毒 1 次，"一床一巾一消毒"。

C. 输液架、三气带、诊室房门把手等由清洁工每日湿式清洁擦拭 1 次，每周用 500 mg/L 有效氯消毒液擦拭 1 遍。

D. 床单、被套、枕套等直接接触患者的床上用品，应"一人一换"；遇污染随时更换，更换后的用品应及时清洗与消毒。

E. 甲类传染病及按照甲类传染病管理的乙类传染病患者、不明原因病原体感染的患者，尽可能使用一次性用品，使用后物品使用双层黄色垃圾袋装好并按感染性废物处理。

（7）物体表面、地面清洁与消毒：

A. 工作台面、治疗车、治疗盘操作前保持清洁，操作后用 500 mg/L 有效氯消毒液擦拭，10 分钟后再用清水擦拭，最后用干毛巾抹干。每周对诊区所有物体表面进行终末消毒。

B. 物体表面、地面每日湿式清洁 2 次，每周用 500 mg/L 有效氯消毒液终末消毒。有污物时要及时清理、消毒。

C. 擦拭物体表面的布巾，不同洁污区域之间的应更换。擦拭地面的地巾，不同诊室及区域之间的应更换，用后集中清洗、消毒、干燥保存。

D. 洗手间、污物间等分别设置专用扫把、拖把，标记明确，每日用 500 mg/L 有效氯消毒液浸泡 30 分钟后清洗干净，悬挂晾干备用。

E. 医务人员工作服保持清洁。

（三）隔离

（1）根据疾病传播途径的不同，采取接触隔离、飞沫隔离或空气隔离措施，标识正确、醒目。

（2）隔离的确诊或疑似传染病患者、隔离的非传染病患者（如多重耐药菌感染患者）尽可能安置在单人隔离房间，确诊同种病原体感染患者可以安置在同一个房间。

（3）隔离患者物品应专人专用，每周消毒 2 次，患者转诊、死亡后应进行终末消毒。

（4）接触隔离患者的工作人员，应按照隔离要求，穿戴相应的隔离防护用品，如穿隔离衣、戴医用外科口罩、手套等，并进行手卫生。

（四）无菌物品与消毒物品管理

（1）无菌物品须按灭菌日期依次放入无菌柜，过期重新灭菌。无菌物品必须"一人一用一灭菌"。一次性无菌物品使用应符合要求。

（2）无菌棉球、纱布的灭菌包装一经打开，使用时间不应超过 24 小时；干罐储存无菌持物钳使用时间不应超过 4 小时。

（3）消毒剂使用管理：碘伏、复合碘消毒剂、季铵盐类、氯己定类、碘酊、醇类皮肤消毒剂应注明使用有效期。开瓶后的有效期应遵循厂家的使用说明，无明确规定使用期限的应根据使用频次、环境温湿度等因素确定使用期限，连续使用最长时间不宜超过 7 天。性能不稳定的消毒剂如含氯消毒剂，应现配现用，配制后使用时间不应超过 24 小时，并在每次配制后进行浓度监测，符合要求后方可使用。盛放消毒剂进行消毒与灭菌的容器，应达到相应的消毒与灭菌水平。

（五）手卫生

（1）手卫生为洗手、卫生手消毒和外科手消毒的总称。

（2）医务人员在从事医疗工作中手上不能戴饰物，不能佩戴假指甲，指甲应及时修剪。

（3）医务人员应掌握手卫生知识和正确洗手方法，认真揉搓掌心、手背、指缝、手指关节、指尖、拇指，必要时清洗腕部，要求揉搓手时间不少于 15 秒。

（4）瓶装洗手液宜一次性使用，重复使用时应清洁容器后添加，不能直接添加。

（5）配备干手设施，宜使用一次性干手纸。

（6）使用干手机时每个月要清洁机身的风网 1 次。

（7）正确使用各类手套，戴手套不能代替洗手。

（8）医务人员进行医疗活动时要做到卫生手消毒。

（9）加强对清洁工、护理员的手卫生指导和监督工作。

（10）进行手卫生效果监测。

（11）院感人员检查手卫生执行情况，并调查使用手消毒剂消耗情况。

（六）安全注射

（1）进行注射操作前半小时应停止清扫地面等工作，避免不必要的人员活动。严禁在非清洁区域进行注射准备等工作。

（2）进行配药、皮试、胰岛素注射、免疫接种等操作时，应严格执行注射器"一人一针一管一用"。

（3）尽可能使用单剂量注射用药。多剂量用药无法避免时，应保证"一人一针一管一用"，严禁用使用过的针头及注射器再次抽取药液。

（4）参照药品说明书配置药液，抽出的药液、开启的静脉输入用无菌液体须注明开启日期和时间，放置时间超过 2 小时后不得使用；启封抽吸的各种溶媒超过 24 小时不得使用。灭菌物品（如棉球、纱布等）一经打开，使用时间不得超过 24 小时，提倡使用小包装。

（5）一次性小包装的瓶装碘酒、酒精，启封后使用时间不超过 7 天。

（6）药品保存应遵循厂家的建议，不得保存在与患者密切接触的区域，疑有污染时应立即停止使用并按要求处置。

（七）医疗废物管理

（1）做好医疗废物的分类。

（2）遵照《医院废物管理条例》等要求正确分类与收集，感染性医疗废物置于黄色垃圾袋，损伤性医疗废物置于锐器盒内。

（3）隔离的（疑似）传染病患者或隔离的非传染病患者产生的医疗废物应使用双层黄色包装物包装，并及时密封。

（4）医疗废物容器应符合要求，不溢洒；应使用有效的封口方式，封闭包装物或者容器的封口。医疗废物不应超过包装物或容器容量的 3/4，医疗废物封装后应贴上标识并存放在污区。已封闭的医疗废物不得露天存放，防止二次污染。

（5）做好医疗废物储存管理，与转运医疗废物运送人员做好交接登记并双签字，记录应保存3年。

（6）患者的引流液、体液、排泄物可直接排入污水处理系统。

（八）职业防护

（1）应遵循标准预防的原则，在工作中执行标准预防的具体措施。

（2）存在职业暴露风险者，若无免疫史并有相关疫苗可供使用，宜接种相关疫苗。

（3）发生职业暴露后，应及时进行局部处理，并进行报告处置。

（九）中医及康复类感染控制管理

（1）诊疗床保持清洁，床单、被套、枕套等应"一人一更换"，或使用一次性中单。

（2）进行针灸穿刺操作时应严格执行无菌技术操作规程，正确进行穿刺部位的皮肤消毒；针灸针具做到"一人一针一用一灭菌"。

（3）进行拔罐、刮痧、中药足浴等操作时应严格执行无菌技术操作规程，必要时进行操作部位的皮肤消毒；相关器具和物品做到"一人一用一消毒"或"一人一用一灭菌"。

（4）一次性针灸针具、中药足浴一次性塑料袋、足浴液严禁重复使用，针灸针具使用后按损伤性医疗废物处理，可重复使用的针灸针具及拔罐、刮痧、中药足浴器具、物品使用后按规定进行清洗、消毒或灭菌。

四、社区护理质量管理与评价

（一）社区护理质量管理

（1）区域卫生主管部门负责对社区卫生服务中心进行监督与管理。

（2）所属区域卫生主管部门或医疗机构定期到社区卫生服务中心进行巡查、指导，及时发现问题与隐患并给予纠正。

（3）依法执业，严禁超范围服务等违法违规行为。

（4）有条件的社区卫生服务中心运用信息平台进行护理质量管理，通过平台预约服务并对服务质量进行评价，对服务结果进行追踪。

（5）监测社区护理质量指标，对指标进行分析，及时发现问题并进行改善。

（6）建立层级质量管理体系及质量标准，护士长或主管护士根据护士层级及工作能力，合理安排工作，做到能级对应，保障安全。开展优质护理，家庭病床患者有固定的管床护士，保证护理服务的延续性和有效性。

（7）护士长或主管护士落实日常护理工作质量检查，确保严格执行标准。

（8）护士严格执行工作规范及技术操作规范，自觉遵守各种职业准则。

（9）护理员在医务人员指导下工作，严格依照岗位工作职责进行工作。

（二）社区护理质量评价

"没有测量就没有改善"，现代管理要求用数据表达护理质量。社区护理管理者要建立护理质量监测指标，并开展监测。护理质量监测指标应围绕结构指标、过程指标和结果指标三个方面进行构建。结构和过程是实现结果的前提,社区护理质量在关注护理工作结果的同时,应关注能够影响结果的结构指标和过程指标。

1. 结构质量指标

结构质量指标是护理质量的根本,是护理质量管理的起点,结构质量的建设关系到过程质量及结果质量,例如,护士人数、学历、工作年限、职称,护理单元的设施、环境、设备等,社区护士的培训与考核,护士的继续教育,制度、规范、指引的建立等。护理质量管理者首先要进行结构质量建设。

2. 过程质量指标

过程质量指标是评价护理过程中各个环节的工作质量指标。过程是指实施过程,如查对制度落实情况、社区儿童疫苗预防接种人次数、开展健康教育活动次数及参加人数、为家庭病床患者及行动不便患者提供入户服务人次数、护理会诊例次数、社区患者双向转诊例数等。过程指标是终末质量得以实现的关键步骤,是护理工作的重要环节,没有实施就没有结果。

3. 结果质量指标

结果质量指标是评价患者所得到的护理服务的效果指标。结果指标是评价工作质量的敏感指标,社区护理管理者要围绕结果指标对护理工作质量开展监控,如卧床患者压力性损伤的发生率、失禁性皮炎的发生率、管理人群血压控制率、儿童预防接种率、社区居民健康档案建档率、居民对护理服务满意率、居民对护理服务的投诉等。结果质量反映的是护理的成效与社区人群的健康状况,只有结构质量与过程质量得到保障,才能有良好的结果质量。

社区护理管理人员应围绕结构、过程、结果三个方面建立社区护理质量评价指标(表11-1),借助信息系统对指标开展监测,运用数据表达护理工作的量与质量,通过数据观察可以及时发现问题,管理者针对问题运用PDCA、RCA等质量管理工具进行持续质量改善。

表11-1 社区护理质量三级评价指标

一级指标	二级指标	三级指标
结构指标	人力资源管理	至少配备3名以上护士,护士人数应占卫生技术人员总数的38%,其中1名具有主管护师以上职称
	培训与考核	(1)有社区护士及护理员培训计划,有实施; (2)参加卫生行政部门规定的培训,考核合格并取得社区护士上岗证书
	制度与管理	有护理管理制度、工作制度、技术规范、护理指引、应急预案等
	岗位工作职责	有各级人员岗位工作职责
	环境管理与要求	社区卫生服务中心的面积要不少于30 m^2,区域划分合理,有治疗室、处置室、消毒供应室等区域
	护理质量管理体系	有卫生主管部门(或医疗机构)、社区护士长(或护组长)、社区护士三级质量管理体系

续表 11-1

一级指标	二级指标	三级指标
过程指标	三级质量监查	落实护理质量自查及监督检查，社区护士长（或护理组长）每日自查，卫生主管部门或托管医院定期组织人员进行检查；有记录、有评价、有反馈，对存在问题有整改，护理质量持续改进
	风险管理	（1）有护理风险评估单及护理服务告知书； （2）建立护理会诊制度，有会诊护理记录及护理双向转诊记录
	护理安全	（1）护理工作符合管理要求及技术操作规范要求； （2）护理记录及文件按规定保存； （3）落实医疗安全核心制度
	健康管理	（1）开展健康教育活动次数，有活动记录； （2）辖区儿童疫苗预防接种人次数
	感染控制管理	（1）可重复用器械的清洗、消毒、灭菌、存放等符合规范要求； （2）落实手卫生及无菌技术操作规范； （3）社区卫生服务中心的环境、物体表面、无菌技术操作、垃圾分类及处置等符合医院感染管理办法
	家庭病床管理	（1）开展家庭病床服务人数； （2）为家庭病床患者提供入户服务人次数； （3）为行动不便者提供居家服务人次数； （4）孕产妇访视人次数； （5）开展临终关怀护理服务人数
	不良事件管理	主动报告护理安全（不良）事件，有分析与整改措施，措施有落实
结果指标	培训与考核合格	（1）有培训计划，执行率100%； （2）上岗人员考核合格率100%
	健康管理	社区居民健康档案管理：①健康档案建档率；②健康档案合格率；③适龄儿童预防接种率
	慢性病管理	（1）社区高血压患者健康管理评价指标：①高血压患者健康管理率；②高血压患者规范管理率；③高血压患者管理人群血压控制率。 （2）社区糖尿病患者健康管理评价指标：①糖尿病患者健康管理率；②糖尿病患者 HbA1c 检测率；③2 型糖尿病患者规范管理率；④糖尿病患者管理人群年度血糖控制率

续表 11-1

一级指标	二级指标	三级指标
结果指标	护理工作质量	(1) 社区家庭病床患者压力性损伤发生率； (2) 社区家庭病床失禁患者失禁性皮炎的发生率； (3) 社区患者留置导尿管相关尿路感染发生率； (4) 社区患者中心血管导管相关血流感染发生率
	感染控制管理	(1) 无菌物品管理合格率（100%）； (2) 医务人员手卫生依从率； (3) 医务人员手卫生正确率
	满意度	(1) 社区服务对象及居家患者对护理工作满意度； (2) 社区医生对护士工作满意度； (3) 社区护士对职业环境的满意度
	不良事件	不良事件发生例次数

（三）社区护理敏感指标采集与测量方法

1. 社区居民健康档案管理评价指标

社区医疗机构要为社区居民建立健康档案，及时更新信息并保存档案，保持资料的连续性。要按规范要求记录相关内容，各类检查报告单据和转诊、会诊的相关记录应留存归档。要做好健康档案保管工作，保证健康档案完整、安全。

（1）健康档案建档率 = 建档人数/辖区内常住居民数 × 100%。

（2）健康档案合格率 = 抽查填写合格的档案份数/抽查档案总份数 × 100%。

说明：按照国家《城乡居民健康档案管理服务规范》（2011版），居民健康档案包括四方面内容：①个人基本信息；②健康体检记录；③重点人群健康管理记录；④其他医疗卫生服务记录。

2. 适龄儿童预防接种率

计算公式：适龄儿童预防接种率 = 实际接种人数/应该接种人数 × 100%

分母说明：到本次接种时，在接种单位辖区范围内，常住人口和流动人口中达到免疫程序规定的应接受某疫苗（某剂次）接种的适龄儿童人数，加上次接种时该疫苗（该剂次）应种儿童中漏种者。应按疫苗类别分别统计。

分子说明：指本次接种中，某疫苗（某剂次）实际接种人数。应按疫苗类别分别统计。

3. 社区高血压患者健康管理评价指标

（1）高血压患者健康管理率。

计算公式：高血压患者健康管理率 = 观察期间当年内已管理高血压患者人数/年内辖区内高血压患者总人数 × 100%

分母说明：辖区高血压患者总人数估算为辖区常住成年人口总数 × 成年人高血压患病率。

患病率是通过当地流行病学调查、社区卫生诊断获得，或是选用本省（区、市）或全国近期高血压患病率指标。

（2）高血压患者规范管理率。

计算公式：高血压患者规范管理率＝按要求规范管理的高血压患者人数/观察期间当年内辖区内高血压患者总人数×100%

分子说明：规范管理指建档、定期随访管理（实施分级管理、随访评估和分类干预，其中每年提供至少4次面对面随访和1次较全面的健康体检）和档案填写规范（信息真实，必填项目完整且无逻辑错误）。

（3）高血压患者管理人群血压控制率。

计算公式：高血压患者管理人群血压控制率＝最近一次随访血压达标人数/观察期间当年内管理的高血压患者人数×100%

分子说明：血压达标是指收缩压、舒张压要同时达标，即收缩压不超过140 mmHg和舒张压不超过90 mmHg；65岁及以上高血压患者，其收缩压不超过150 mmHg和舒张压不超过90 mmHg。

4. 社区糖尿病患者健康管理评价指标

（1）糖尿病患者健康管理率。

计算公式：糖尿病患者健康管理率＝观察期间当年内已纳入管理的糖尿病患者人数/观察期间当年内辖区内糖尿病患者总人数×100%

分子说明：已明确诊断并已建档管理的社区糖尿病患者人数。

分母说明：辖区糖尿病患者总人数估算为辖区常住成年人口总数×成年人糖尿病患病率。

患病率是通过当地流行病学调查、社区卫生诊断获得，或是选用本省（区、市）或全国近期糖尿病患病率指标。

（2）2型糖尿病患者HbA1c检测率。指已纳入健康管理的2型糖尿病患者，观察期间当年内至少检测过1次糖化血红蛋白的比例。

计算公式：2型糖尿病患者HbA1c检测率＝观察期间当年内检测过HbA1c的2型糖尿病患者人数/观察期间当年内已管理的2型糖尿病患者人数×100%

（3）2型糖尿病患者规范管理率。指观察期间当年内已纳入健康管理的2型糖尿病患者，观察期间当年内获得符合规范要求服务的患者比例。

计算公式：2型糖尿病患者规范管理率＝按照规范要求进行健康管理的2型糖尿病患者人数/观察期间当年内已管理的2型糖尿病患者人数×100%

分子说明：按照规范要求管理指从年初到统计时间点，按照规范要求进行2型糖尿病患者健康管理的人数。

为已纳入管理的2型糖尿病患者建立健康档案，健康档案要及时更新，档案填写规范，信息真实，项目填写完整且无逻辑错误。

2型糖尿病患者每月监测1次体重、身高、腰围和血压，每月监测空腹及餐后血糖各1次，每年向2型糖尿病患者提供至少1～2次面对面随访，观察期间当年内至少检测1次糖化血红蛋白，每年进行1次糖尿病并发症及合并疾病的筛查。

分母说明：观察期间当年内已管理指建立居民健康档案，并且年内至少面对面随访过1次。

（4）糖尿病患者管理人群年度血糖控制率。

计算公式：糖尿病患者管理人群年度血糖控制率 = 观察期间当年内纳入管理的糖尿病患者血糖控制合格人数/观察期间当年内纳入管理的糖尿病患者人数 ×100%

分子说明：评估血糖控制合格标准为观察期间当年内管理的 2 型糖尿病患者中，最近一次 HbA1c 检测达标。若观察期间当年内未检测 HbA1c，则血糖检测次数中 75% 及以上达标为血糖控制合格。

血糖控制目标：HbA1c＜7.0%（优先）；空腹血糖 4.4～7.0 mmol/L（其次）；非空腹血糖＜10.0 mmol/L（最后）。

分母说明：观察期间当年内纳入管理指建立居民健康档案，并且观察期间当年内至少面对面随访过 1 次。

5. 社区家庭病床患者压力性损伤发生率

压力性损伤是指皮肤和皮下组织的局限性损伤，通常发生在骨隆突处，一般由压力或压力联合剪切力引起。

计算公式：社区家庭病床患者压力性损伤发生率 = 同期社区家庭病床患者压力性损伤新发病例数/统计周期内社区家庭病床患者总数 ×100%

分子说明：家庭病床患者在统计周期内发生 1 处及以上压力性损伤者，计为 1 例。若为出院患者，则为患者出院 24 小时后发生的压力性损伤。

住院发生压力性损伤患者若出院后又发生新部位的压力性损伤计算为 1 例。

排除群体：因动脉阻塞、静脉功能不全、糖尿病相关神经病变，或失禁性皮炎等造成的皮肤损伤；住院期间发生的压力性损伤。

分母说明：社区家庭病床患者总数为统计周期初家庭病床患者数与统计周期内新增的家庭病床患者数之和。

6. 社区家庭病床失禁患者失禁性皮炎的发生率

失禁性皮炎是指皮肤对粪便和（或）尿液暂时性或持续性刺激的炎症反应，可表现为皮肤表面的红斑、水肿；发生严重渗出时可伴有水泡、糜烂或皮肤二次感染。失禁性皮炎发生的部位在会阴部、腹股沟、臀部、肛周、大腿内侧。

计算公式：社区家庭病床失禁患者失禁性皮炎的发生率 = 同期社区家庭病床失禁患者发生失禁性皮炎人数/统计周期内社区家庭病床患者总数 ×1 000‰

分子说明：家庭病床患者在统计周期内新发生的失禁性皮炎患者。

纳入群体：社区家庭病床所有排便失禁患者，特别是失禁性皮炎高风险患者（指 24 小时内出现 3 次以上无法控制水样便的排泄，如腹泻、大便失禁和（或）小便失禁）。

分母说明：社区家庭病床患者总数为统计周期初家庭病床患者数与统计周期内新增家庭病床患者数之和。

7. 社区患者留置导尿管相关尿路感染发生率

导尿管相关尿路感染（catheter-associated urinary tract infection，CAUTI）是指患者留置导尿管后，或者拔除导尿管 48 小时内发生的泌尿系统感染，主要诊断依据临床表现结合病原学检查。

临床诊断：患者出现尿频、尿急、尿痛等尿路刺激症状，或者有下腹触痛、肾区叩痛、肉眼尿液混浊、伴有或不伴有发热，并且尿检白细胞≥5 个/高倍视野（男性）、≥10 个/高倍视野（女性），插导尿管者应当结合尿培养。

病原学诊断：在临床诊断基础上，符合以下条件之一。①清洁中段尿或导尿留取尿液（非留置尿管）培养革兰氏阳性球菌菌落数≥10^4 CFU/mL，革兰氏阴性杆菌菌落数≥10^5 CFU/mL。②在耻骨联合上膀胱穿刺留取尿液培养的细菌菌落数≥10^3 CFU/mL。③新鲜尿液标本经离心应用相差显微镜检查，每 30 个视野中有半数视野见到细菌。

计算公式：社区患者留置导尿管相关尿路感染发生率＝同期留置导尿管患者中尿路感染发生例次数/统计周期内患者导尿管留置总日数×1 000‰（例/千导管日）

分子说明：社区留置导尿管患者中尿路感染发生例次数是指在统计周期内所监测患者发生尿路感染的例次数总和，若该患者在监测期间发生了 2 次及 2 次以上的尿路感染，应计算相应的次数。

分母说明：指在统计周期内社区患者中留置导尿管插管总日数。

社区患者留置导尿管插管总日数是指社区患者导尿管使用跨越零点的次数。

排除群体：患者为一次性导尿状态。

8. 社区患者中心血管导管相关血流感染发生率

中心血管导管相关血流感染是指患者留置中心血管导管期间或拔除中心血管导管 48 小时内发生的原发性且与其他部位感染无关的血流感染，伴有发热（体温＞38 ℃）、寒战或低血压等感染表现，患者除血管导管外没有其他明确的感染源，实验室微生物学检查显示外周静脉血培养细菌或真菌阳性，或者从导管端或外周血培养出相同种类、相同药敏结果的病原体。

中心导管（central line, CL）指导管尖端位于或接近心脏或以下大血管，常见的中心导管有中心静脉导管（central venous catheter, CVC）、经外周静脉置入中心静脉导管（peripherally inserted central catheter, PICC）和完全植入式静脉输液港［totally implantable venous access port, TIVAP，简称输液港（port）］。

计算公式：社区患者中心血管导管相关血流感染发生率＝同期社区患者中心导管相关血流感染例次数/统计周期内社区患者中心导管留置总日数×1 000‰（例/千导管日）

分子说明：社区患者中心导管相关血流感染例次数是指在统计周期内所监测患者发生中心导管相关血流感染的例次数总和，若该患者在监测期间发生了 2 次及 2 次以上的中心导管相关血流感染，应计算相应的次数。

排除群体：动脉造瘘等动脉导管，留置针等外周静脉导管；拔除中心血管导管 48 小时后发生的感染；不符合相关诊断者。

分母说明：社区患者中心导管留置总日数是指统计周期内每日零点时社区患者中心血管导管使用人数之和。

9. 无菌物品管理合格率

计算公式：无菌物品管理合格率＝抽查无菌物品合格件数/抽查无菌物品件数×100%

达标要求：100%。

10. 手卫生评价指标

（1）医务人员手卫生依从率：指受调查的医务人员实际实施手卫生次数占同期调查中应实施手卫生次数的比例。

计算公式：医务人员手卫生依从率＝受调查的医务人员实际实施手卫生次数/同期调查中应实施手卫生次数×100%

（2）医务人员手卫生正确率。

计算公式：医务人员手卫生正确率＝受调查的医务人员正确的手卫生次数/同期调查中实际进行的手卫生次数×100%

案例拓展

1. 社区卫生服务中心计划招聘 1 名护士，小张是护理学院刚毕业的大专生，已取得毕业证书，未注册。

（1）社区卫生服务中心可以聘用小张为社区护士吗？

（2）社区护士需要具备什么条件？

2. 何某某，男性，69 岁，直肠癌行根治术加结肠造瘘术出院后居家护理，约请社区护士到家里指导并更换造口袋。

（1）当日值班护士小李已工作 6 年，可以上门提供居家护理吗？

（2）社区卫生服务中心和护士应如何落实风险管理和安全告知？

（郑凯兰）

参考文献

[1] 广东省卫生健康委员会. 广东省医院临床护理质量管理与控制指标（2014 年版）[EB/OL]. http://wsjkw.gd.gov.cn/attachments/2019/01/24/d0ac41db859fc3d9d0847dace0be1748.doc，2015－01－28.

[2] 贾伟平. 国家基层糖尿病防治管理手册（2019）[J]. 中华内科杂志，2019，10（58）：713－735.

[3] 么莉，冯志仙，朱宗蓝，等. 护理敏感质量指标实用手册（2016 版）[M]. 北京：人民卫生出版社，2016：1－7.

[4] 尚文涵，张海燕，么莉，等. 护理专业医疗质量控制指标（2020 年版）的构建[J]. 中国卫生质量管理，2021，28（6）：66－69.

[5] 中华人民共和国国家卫生健康委员会. 病区医院感染管理规范[EB/OL]. [2022－06－10]. http://www.nhc.gov.cn/wjw/s9496/201701/d98872b367644755a5be80a69f5faf36.shtml，2017－01－17.

[6] 中华人民共和国国家卫生健康委员会. 关于印发《城市社区卫生服务机构设置和编制标准指导意见》的通知[EB/OL]. [2022－06－10]. http://www.nhc.gov.cn/wjw/gfxwj/201304/8dbdd03c968c4a88bc9419a3075eb603.shtml，2006－08－18.

[7] 中华人民共和国国家卫生健康委员会. 关于印发《促进护理服务业改革与发展指导意见》的通知

[EB/OL]. [2022 - 06 - 10]. http://www.nhc.gov.cn/cms - search/xxgk/getManuscriptXxgk.htm? id = 1a71c7bea4a04d5f82d1aea262ab465e, 2018 - 07 - 06.

[8] 中华人民共和国国家卫生健康委员会. 基层医疗机构医院感染管理基本要求[EB/OL]. [2022 - 06 - 10]. http://www.nhc.gov.cn/ewebeditor/uploadfile/2013/12/20131225153516936.doc, 2013 - 12 - 31.

[9] 中华人民共和国国家卫生健康委员会. 消毒管理办法[EB/OL]. [2022 - 06 - 10]. http://www.nhc.gov.cn/cms - search/xxgk/getManuscriptXxgk.htm? id = 047c54980196495ab95856cc4839f3cc, 2018 - 06 - 04.

[10] 中华人民共和国国家卫生健康委员会. 医院感染预防与控制评价规范[EB/OL]. [2022 - 06 - 10]. http://www.nhc.gov.cn/wjw/s9496/201805/702607f40040413093076023603a1caf.shtml, 2018 - 05 - 23.

附录 中英文名词对照表

英文缩写	英文全称	中文全称
ACC	American College of Cardiology	美国心脏病学会
ACEI	angiotensin converting enzyme inhibitor	血管紧张素转化酶抑制剂
ACS	acute coronary syndrome	急性冠状动脉综合征
ADL	Activity of Daily Living Scale	日常生活能力量表
AMI	acute myocardial infarction	急性心肌梗死
ARB	angiotensin Ⅱ receptor blocker	血管紧张素Ⅱ受体阻滞剂
ARNI	angiotensin receptor neprilysin inhibitor	血管紧张素受体脑啡肽酶抑制剂
AIDS	acquired immune deficiency syndrome	艾滋病
BLS	basic life support	基础生命支持
BMI	body-mass index	身体质量指数（体质指数）
BNP	brain natriuretic peptide	脑利钠肽，B 型钠尿肽
BV	bacterial vaginosis	细菌性阴道病
CAT	COPD Assessment Test	慢阻肺评估测试
CCB	calcium channel blocker	钙通道阻滞剂
CCM	chronic care model	慢性病保健模型
CGA	comprehensive geriatric assessment	老年人综合评估
CI	cerebral infarction	脑梗死
CKD	chronic kidney disease	慢性肾脏病
CKD-MBD	chronic kidney disease-mineral and bone disorder	慢性肾脏病矿物质和骨代谢异常
CK-MB	creatine kinase isoenzyme	肌酸激酶同工酶
COPD	chronic obstructive pulmonary disease	慢性阻塞性肺疾病
CPR	cardiopulmonary resuscitation	心肺复苏
CRF	chronic renal failure	慢性肾功能衰竭
CRT	cardiac resynchronization therapy	心脏再同步治疗
CRT-D	cardiac resynchronous therapy wiyh defibrillator	具有心脏转复除颤功能的 CRT

续上表

英文缩写	英文全称	中文全称
cTn	cardiac troponin	心肌肌钙蛋白
CVA	cerebrvascular accident	脑血管意外
CVD	cerebralvascular diseases	脑血管疾病
DBP	diastolic pressure	舒张压
DIC	disseminated intravascular coagulation	弥散性血管内凝血
DKA	diabetic ketoacidosis	糖尿病酮症酸中毒
DM	diabetes mellitus	糖尿病
DVT	deep venous thrombosis	下肢深静脉血栓
eGFR	estimate glomerular filtration rate	估算的肾小球滤过率
EMSS	emergency medical service system	紧急医疗服务系统
EMS	emergency medical system	应急反应系统
EPAP	expiratory positive airway pressure	呼气压力
ESRD	end stage renal disease	终末期肾衰竭
FBAO	foreign body airway obstruction	气道异物梗阻
FEV_1/FVC	percentage of forced expiratory volume in first second to forced vital capacity	第一秒用力呼气量占用力肺活量比值
FIM	function independent measure	功能独立性评定量表
GDM	gestational diabetes mellitus	妊娠期糖尿病
GFR	glomerular filtration rate	肾小球滤过率
GOLD	Global Initiative for Chronic Obstructive Lung Disease	慢性阻塞性肺疾病全球倡议
HAART	highly active anti-retroviral therapy	高效抗反转录病毒治疗
HbA1c	glycosylated hemoglobin	糖化血红蛋白
HC	head circumference	头围
HC	hospice care	临终关怀
HFmrEF	heart failure with mid-range ejection fraction	射血分数中间值的心力衰竭
HFpEF	heart failure with preserved ejection fraction	射血分数保留的心力衰竭
HFrEF	heart failure with reduced ejection fraction	射血分数降低的心力衰竭
HIV	haman immunodeficiency virus	人免疫缺陷病毒

续上表

英文缩写	英文全称	中文全称
IADL	Instrumental Activities of Daily Living Scale	工具性日常生活活动量表
ICCC	innovative care for chronic conditions framework	慢性病创新照护框架
ICD	implantable cardioverter defibrillator	植入式心律转复除颤器
ICF	International Classification of Functioning, Disability and Health	国际功能、残疾和健康分类
ICH	intra cerebral hemorrhage	脑出血
IOF	International Osteoporosis Foundation	国际骨质疏松基金会
IPAP	institute of pure and applied physics	吸气压力
K/DOQI	kidney/disease outcomes quality initiative	肾脏病预后质量指南
LBBB	left bundle-branch block	左束支传导阻滞
LVEF	left ventricular ejection fraction	左心室射血分数
MBI	modified Barthel index	改良巴氏指数
MDI	metered dose inhaler	定量雾化吸入器
mMRC	modified medical research council	改良版英国医学研究学会呼吸困难指数量表
MMT	manual muscle strength test	手法肌力测试
MNT	medical nutrition therapy	医学营养治疗
MODS	multiple organ dysfunction syndrome	多器官功能衰竭
NCD	noninfectious chronic disease	慢性非传染性疾病
NGASR	Nurses' Global Assessment of Suicide Risk	护士用自杀风险评估量表
NSTEMI	non-ST-segment elevation myocardial infarction	急性非ST段抬高心肌梗死
NYHA	New York Heart Association	纽约心脏协会
OA	osteoarthritis	骨关节炎
OP	osteoporosis	骨质疏松症
OSTA	osteoporosis self-assessment tool for Asians	亚洲人骨质疏松自我筛查工具
PAP	positive airway pressure	气道正压通气
PE	pulmonary embolism	肺栓塞
PEW	protein-energy wasting	蛋白质能量消耗
PGDM	pregestational diabetes mellitus	糖尿病合并妊娠
PICC	peripherally inserted central catheter	经外周静脉穿刺的中心静脉导管

续上表

英文缩写	英文全称	中文全称
POP	pelvic organ prolapse	盆腔器官脱垂
PSD	poststroke depression	卒中后抑郁
PSMS	Physical Self-Maintenance Scale	躯体生活自理量表
PTSD	post traumatic stress disorder	创伤后应激障碍
ROM	range of motion	关节活动度
ROSC	return of spontaneous circulation	自主循环
SBW%	percentage of standard body weight	标准体重百分比
SAH	subarachnoid hemorrhage	蛛网膜下腔出血
SAS	Self-Rating Anxiety Scale	焦虑自评量表
SBP	systolic pressure	收缩压
SDS	Self-Rating Depression Scale	抑郁自评量表
SGA	subjective global assessment	主观综合性营养评估
START	simple triage and rapidly treatment	简单分类法
STEMI	ST-segment elevation myocardial infarction	急性ST段抬高心肌梗死
TIA	transient ischemic attack	短暂性脑缺血发作
TV	trichomonal vaginitis	滴虫性阴道炎
UA	unstable angina	不稳定型心绞痛
UAC	upper arm circumference	上臂围
VVC	vulvovaginal candidiasis	外阴阴道假丝酵母菌病
WHO-DASⅡ	WHO Disability Assessment Schedule 2.0	世界卫生组织残疾评定量表（第二版）
	acceptance	康复期
	active immunity	主动免疫
	acute cerebrovascular disease	急性脑血管病
	acute heat illness	急性热致疾病
	anger	愤怒期
	bargaining	接受期
	cardiac tamponade	心脏压塞
	chlamydia	衣原体

续上表

英文缩写	英文全称	中文全称
	community health education	社区健康教育
	community nursing	社区护理
	community nursing procedure	社区护理程序
	denial	否认期
	depression	抑郁期
	dysphagia	吞咽障碍
	family nursing care center	家庭护理服务中心
	fine motor	精细运动
	gastrointestinal bleeding	消化道出血
	gross motor	粗大运动
	heart failure	心力衰竭
	heat cramp	热痉挛
	heat exhaustion	热衰竭
	heatstroke 或 sunstroke	热射病
	Heimlich	海姆立克法
	homans	直腿伸踝试验
	home care nursing	居家护理
	hospital bed at home	家庭病床
	hydrogenions (acidosis)	氢离子(酸中毒)
	hypertension	高血压
	hypoglycemia	低血糖
	hypokalaemia/hyperkalaemia	低钾血症/高钾血症
	hypothermia	体温过低
	hypovolaemia	低血容量
	infectious diseases	传染病
	intravenous	静脉通路
	lower gastrointestinal bleeding	下消化道出血
	nursing procedure	护理程序

续上表

英文缩写	英文全称	中文全称
	outhospital emergency care	院外急救
	passive immunity	被动免疫
	perimenopausal period	围绝经期
	peurperium	产褥期
	port	输液港
	pregnancy period	孕期
	prehospital emergency care	院前急救
	preventive vaccination	预防接种
	primary prevention	一级预防
	prion	朊病毒
	pulmonary tuberculosis	肺结核
	quarantine	隔离
	resident health record	居民健康档案
	rickettsia	立克次体
	secondary prevention	二级预防
	specific	特定的对象
	spriochete	螺旋体
	stroke	脑卒中
	tension pneumothorax	张力性气胸
	tertiary prevention	三级预防
	upper gastrointestinal bleeding	上消化道出血